麻醉技术与
手术麻醉要点

徐青果 等 主编

江西科学技术出版社
江西·南昌

图书在版编目（CIP）数据

麻醉技术与手术麻醉要点 / 徐青果等主编 . -- 南昌 :
江西科学技术出版社 , 2019.12 （2024.1 重印）
ISBN 978-7-5390-7103-9

Ⅰ . ①麻… Ⅱ . ①徐… Ⅲ . ①麻醉学 Ⅳ . ① R614

中国版本图书馆 CIP 数据核字 (2019) 第 284709 号

选题序号：ZK2019294

责任编辑：王凯勋　万圣丹

麻醉技术与手术麻醉要点
MAZUI JISHU YU SHOUSHU MAZUI YAODIAN
徐青果　等　主编

封面设计　卓弘文化
出　　版　江西科学技术出版社
社　　址　南昌市蓼洲街 2 号附 1 号
邮编：330009　电话：（0791）86623491　86639342（传真）
发　　行　全国新华书店
印　　刷　三河市华东印刷有限公司
开　　本　880mm × 1230mm　1/16
字　　数　308 千字
印　　张　9.5
版　　次　2019 年 12 月第 1 版　2024年1月第1版第2次印刷
书　　号　ISBN 978-7-5390-7103-9
定　　价　88.00 元

赣版权登字：-03-2019-433

编委会

主　编　徐青果　曾平雄　牛　洁　贯　璇
喻倩秦　齐小冰　李阿丽　姚　娜

副主编　张　玲　丁建英　高美玲　张子霞　张耀贤
蒋　静　张　萍　徐蓉蓉　郑小平　任广理

编　委（按姓氏笔画排序）

丁建英　太原市中心医院
牛　洁　深圳市龙华区人民医院
齐小冰　内蒙古包钢医院（内蒙古医科大学第三附属医院）
任广理　中国人民解放军联勤保障部队第九八三医院
张子霞　深圳市龙华区中心医院
李阿丽　河南中医药大学第一附属医院
张　玲　荆州市中心医院
张　萍　西南医科大学附属中医医院
张耀贤　深圳市人民医院
（暨南大学第二临床医学院，南方科技大学第一附属医院）
郑小平　荆门市第二人民医院
贯　璇　香港大学深圳医院
姚　娜　河南省洛阳正骨医院（河南省骨科医院）
徐青果　三峡大学第一临床医学院　宜昌市中心人民医院
高美玲　十堰市太和医院（湖北医药学院附属医院）
徐蓉蓉　湖北医药学院附属襄阳市第一人民医院
曾平雄　梅州市人民医院（中山大学附属梅州医院）
蒋　静　西南医科大学附属中医医院
喻倩秦　景德镇市第一人民医院

前　言

麻醉学是研究麻醉、镇痛和复苏的一门专业学科。近年来，医学科技的发展促进了麻醉学基础、麻醉药物、麻醉方法的进步，各类新型麻醉药物、麻醉方法、麻醉技术及相关器械等发展迅速，使麻醉学更加现代化。这就对临床麻醉医师提出了更高的要求，麻醉医师不仅要精通临床麻醉及监测的有关理论和技术，充分掌握各种麻醉药的药性及药效，还要对手术病人的生理状态、病理改变及手术对病人可能产生的各种影响有充分的理解。鉴于此，我们特组织相关专家在总结多年的基础理论知识和临床经验的基础上，参考国内外大量有关文献资料，编写了本书。

本书的编写深入浅出，内容严谨，按照各科手术麻醉进行分类，全书围绕麻醉相关理论展开，主要阐述了临床麻醉范畴、麻醉术前准备、吸入全身麻醉技术以及复合麻醉技术，接着叙述了麻醉学中全身麻醉、局部麻醉、椎管内神经阻滞等基础知识，最后分别介绍了各科手术麻醉等。本书在对内容的选取上，既力求丰富广泛，又突出重点，注重实用；在文字的表达上，力求简明扼要，通俗易懂，便于理解和记忆，望谨以此书为广大麻醉科临床医务人员提供微薄帮助。

由于麻醉学科的发展日新月盛，其进展还有待于同道的共同开拓和探讨，加之编者众多，文笔不一，不足之处在所难免，望广大读者见谅，并给予批评指正，以便日臻完善。

编　者

2019 年 12 月

目　录

第一章

临床麻醉范畴

第一节　临床麻醉

一、概述

临床麻醉的工作场所在手术室内，规模较大、条件较好的麻醉科，可在临床麻醉中建立分支学科（或称为亚科），如产科、心脏外科、脑外科、小儿外科麻醉等。临床麻醉的主要工作内容如下：

1. 为手术顺利进行提供安全、无痛、肌松、合理控制应激以及避免不愉快记忆等基本条件。

2. 提供完成手术所必需的特殊条件，如气管、支气管麻醉，控制性降压，低温，人工通气及体外循环等。

3. 对手术患者的生理功能进行全面、连续和定量的监测，并调控在预定的范围内，以维护患者的生命安全。应当指出，对患者生理功能进行监测与调控已成为临床麻醉的重要内容。这不仅涉及仪器与设备的先进性，更涉及麻醉医师的素质。

4. 预防并早期诊治各种并发症，以利术后顺利康复。

5. 向患者家属交代病情，危重疑难患者及大手术的麻醉处理必须征得家属的同意与签字后才能施行，必要时还需经院医务管理部门批准后实施。

二、麻醉前病情估计与准备

所有麻醉药和麻醉方法都可影响患者生理状态的稳定性；手术创伤和失血可使患者生理功能处于应激状态；外科疾病与并存的内科疾病又有各自不同的病理生理改变，这些因素都将造成机体生理潜能承受巨大负担。为减轻这种负担和提高手术麻醉的安全性，在手术麻醉前对全身情况和重要器官生理功能做出充分估计，并尽可能加以维护和纠正，这是外科手术治疗学中的一个重要环节，也是麻醉医师临床业务工作的主要方面。

全面的麻醉前估计和准备工作应包括以下几个方面：①全面了解患者的全身健康状况和特殊病情；②明确全身状况和器官功能存在哪些不足，麻醉前需要哪些积极准备；③明确器官疾病和特殊病情的危险所在，术中可能发生哪些并发症，需采取哪些防治措施；④估计和评定患者接受麻醉和手术的耐受力；⑤选定麻醉药、麻醉方法和麻醉前用药，拟定具体麻醉实施方案。

三、麻醉前用药

麻醉前用药（也称术前用药）是手术麻醉前的常规措施，主要目的是：①解除焦虑，充分镇静和产生遗忘；②稳定血流动力学；减少麻醉药需求量；③降低误吸胃内容物的危险程度；④提高痛阈，加强镇痛；抑制呼吸道腺体分泌；⑤防止术后恶心、呕吐。针对上述用药目的，临床上常选用五类麻醉前用药：神经安定类药；α_2肾上腺素能激动药；抗组胺药和抗酸药；麻醉性镇痛药；抗胆碱药。

四、吸入全身麻醉

吸入全身麻醉是将麻醉气体或麻醉蒸汽吸入肺内，经肺泡进入血液循环，到达中枢神经系统而产生的全身麻醉。

吸入麻醉药在体内代谢、分解少，大部分以原型从肺排出体外，因此吸入麻醉容易控制，比较安全、有效，是现代麻醉中常用的一种方法。

五、静脉全身麻醉

将全麻药注入静脉，经血液循环作用于中枢神经系统而产生全身麻醉的方法称为静脉全身麻醉。静脉全身麻醉具有对呼吸道无刺激性，诱导迅速，苏醒较快，患者舒适，不燃烧，不爆炸和操作比较简单等优点。但静脉麻醉药多数镇痛不强，肌松差，注入后无法人工排除，一旦过量，只能依靠机体缓慢排泄，为其缺点。因此，使用前应详细了解药理性能，尤其是药代动力学改变，严格掌握用药指征和剂量，以避免发生意外。

六、气管、支气管内插管术

气管、支气管内插管术是临床麻醉中不可缺少的一项重要组成部分，是麻醉医师必须掌握的最基本操作技能，不仅广泛应用于麻醉实施，而且在危重患者呼吸循环的抢救复苏及治疗中也发挥重要作用。

七、局部麻醉

局部麻醉是指患者神志清醒，身体某一部位的感觉神经传导功能暂时被阻断，运动神经保持完好或同时又程度不同的被阻滞状态。这种阻滞应完全可逆，不产生组织损害。

常用的局部麻醉有表面麻醉、局部浸润麻醉、区域阻滞、神经传导阻滞四类。后者又可分为神经干阻滞、硬膜外阻滞及脊麻。静脉局部麻醉是局部麻醉另一种阻滞形式。

八、神经及神经丛阻滞

神经阻滞也称传导阻滞或传导麻醉，是将局麻药注射至神经干旁，暂时阻滞神经的传导功能，达到手术无痛的方法。由于神经是混合性的，不但感觉神经纤维被阻滞，运动神经纤维和交感、副交感神经纤维也同时不同程度地被阻滞。若阻滞成功，麻醉效果优于局部浸润麻醉。

九、椎管内麻醉

椎管内麻醉含蛛网膜下隙阻滞和硬膜外阻滞两种方法，后者还包括骶管阻滞。局麻药注入蛛网膜下隙主要作用于脊神经根所引起的阻滞称为蛛网膜下隙阻滞，统称为脊麻；局麻药在硬膜外间隙作用于脊神经，是感觉和交感神经完全被阻滞，运动神经部分地丧失功能，这种麻醉方法称为硬膜外阻滞。

十、针刺麻醉的方法

针麻创用以来，种类较多，按针刺部位分，有体针、耳针、头针、面针、鼻针、唇针、手针、足针及神经干针等法；按刺激条件分，有手法运针、脉冲电针、激光照射穴位、水针和按压穴位等法。临床上以体针或耳针脉冲电刺激针麻的应用最为普遍。

第二节　急救与复苏

一、急救

（一）严重心律失常

麻醉和手术期间心律失常的发生率为16% ~ 62%不等，心脏病患者可高达60%，而非心脏病患者仅37%。重危患者和各类大手术，以及心脏病患者施行心脏或非心脏手术，严重心律失常是常见的并发症之一。因此，在麻醉手术期间及ICU中应加强心电图监测，以便迅速和正确地做出诊断，明确诱发因素，采取积极有效的防治措施，避免影响手术成功率和患者预后。

（二）急性肺水肿

急性肺水肿是指肺间质（血管外）液体积聚过多并侵入肺泡内。两肺听诊有湿性啰音，咳出泡沫样痰液，表现呼吸困难，可出现严重低氧血症。若不及时处理，后果十分严重。有许多疾病如急性左心衰竭等都能引起急性肺水肿，其发病机制不一，病理生理变化亦各异，研究和了解急性肺水肿形成的机制，将有助于肺水肿的早期诊断和预防，以便采取有效措施，使肺水肿迅速缓解。

（三）心力衰竭

心力衰竭是由多种原因引起的心功能不全综合征。因此，其治疗的关键是纠正基础病因及诱因，特别对非心脏性病因或诱因的控制是相当重要的。但是，对心力衰竭的控制也很重要，特别是急性心力衰竭，如不及时治疗，可危及患者生命。对心力衰竭治疗的基本原则是：①减轻心脏负荷，包括前负荷和后负荷。②增强心肌收缩力，使心输出量增加。③维持心肌供氧与耗氧的平衡，供氧主要取决于血液的氧合状态和冠状动脉血流，耗氧则主要与动脉压、心率、前负荷及心肌收缩性有关。

（四）急性肾功能衰竭

急性肾功能衰竭是由各种原因引起的肾功能急剧减损，导致水潴留、氮质血症、电解质及酸碱平衡紊乱等急性尿毒症的临床综合征。急性肾功能衰竭如能早期诊断、及时抢救和合理治疗，多数病例可逆转，是目前能得到完全恢复的重要器官功能衰竭之一。

二、复苏

在患者心跳呼吸停止时所采取的抢救措施称复苏术，抢救的目的不仅要使患者存活，而且要使患者意识恢复，此称为复苏。心肺脑复苏在临床上大致分为三个既有区别又有联系的阶段：基础生命支持→继续生命支持→长期生命支持。

（一）临床表现

心搏停止的患者表现为突然的心音和大动脉搏动消失，继而呼吸、神智消失。如不及时抢救即出现瞳孔散大、固定、肌肉软瘫、脊髓和基础防御（如咳嗽）反射消失；手术的患者则发生术野渗血停止；枕骨大孔疝的患者则首先表现为呼吸骤停。

经复苏治疗的病例，原发病不严重或初期复苏及时且有效者，呼吸功能和循环功能可逐渐恢复，原发病较重或初期复苏不及时者，循环功能即使基本稳定后，呼吸可能还未恢复或未完全恢复，心、肺、脑、肾等重要器官的病理生理状态不仅未必恢复，而且可能继续恶化。但经复苏后对这些重要器官功能进行严密的观察和必要的处理，部分患者可得以逐步康复。研究表明：4分钟内开展初期复苏，8分钟内后期复苏，患者存活率为43%；8～16分钟内开始后期复苏，存活率仅为10%；8～12分钟内开始初期复苏，16分钟后期复苏，存活率为6%。

（二）检查方法

心搏停止后，心电图可见三种情况：①心电活动消失，心电图呈直线。②室颤。③仍有生物电活动存在，但无有效机械收缩。

（三）诊断标准与诊断

1. 神智突然消失，大动脉搏动触不到。
2. 听不到心音，测不到血压。
3. 呼吸停止或呈叹息样呼吸，面色苍白或灰白。
4. 手术创面血色变紫、渗血或出血停止。
5. 瞳孔散大，无任何反射。应注意脑挫伤、颅骨骨折、颅内出血、儿茶酚胺效应、安眠药中毒或使用阿托品类药物者瞳孔也会散大，应予以鉴别。

诊断：符合A、B与C、D、E即可确诊。在现场复苏时，为不延误抢救时机，据A即可确诊。

（四）复苏治疗效果判定标准

治愈：给予复苏治疗后，自主循环、呼吸恢复，瞳孔对光反射敏感，神志逐步清醒，智力恢复，参加正常工作。

有效：心肺复苏后遗留一定的精神行为或神经障碍，或者仅呈皮质下存活（持续的植物人状态）。

无效：心肺复苏后再度衰竭，在短期内死亡，或给予持续复苏治疗 30 ~ 60 分钟后仍无自主循环、呼吸出现者。

（五）复苏治疗原则

维持通气和换气功能；心脏按压以触及颈动脉或股动脉搏动；利用各种措施诱发心搏；维持循环功能、肾功能；维持水、电解质、酸碱平衡：贯穿始终的脑保护，防止或缓解脑水肿（和脑肿胀）的发展。

复苏可分为三个步骤：初期的通畅气道，恢复呼吸循环功能及实施脑保护；中期的药物治疗，电除颤、纠正内环境及进一步脑保护；后期的脑复苏及循环功能的维持。

（六）复苏治疗中应注意的问题

1. 一旦发现患者神智呼吸及大动脉搏动消失，应立即进行复苏，不应反复听心音或等心电图诊断而延抢救。

2. 口对口人工呼吸的潮气量应为正常呼吸时的 2 ~ 3 倍，形成过度通气，以弥补吹入气氧含量低、二氧化碳含量高的缺陷。

3. 心包填塞、张力性气胸、新鲜肋骨骨折及心瓣膜置换术后的患者不应采用胸外心脏按压，宜开胸胸内挤压。老年人骨质较脆，胸廓缺乏弹性，易发生肋骨骨折，胸外心脏按压时应加倍小心。

4. 电除颤失败时，不宜无限制地增加电能，应纠正其他因素，如心肌缺血、血钾过低、心脏温度过低、高碳酸血症等。

5. 脑复苏中不应用硫喷妥钠，因此药虽可抑制惊厥，但负荷量的硫喷妥钠有明显的负性肌力作用及负性血流动力学作用。

6. 应用甘露醇要防止过度，使血容量不足、血液黏度增加、脑血流减少和电解质紊乱。

第三节　重症监测治疗

ICU 是在麻醉后恢复室（postanesthesia recovery room，PARR）的基础上发展起来的，真正具有现代规范的 ICU 建立于 1958 年美国 Baltimore City Hospital，属麻醉科管辖。ICU 在英国改名为 ITU（intensive-therapy unit）。中文的意思是将患者集中加强监测治疗的单位。因此，国内有些单位称之为“加强医疗病房”，中华医学会麻醉学会则建议称为“重症监测治疗病房”。ICU 的特点有以下几方面：①是医院中对危重患者集中管理的场所。②具有一支对危重病症进行紧急急救与诊治的医师、护士队伍。③配备有先进的监测技术，能进行连续、定量的监测，可为临床诊治提供及时、准确的依据。④具有先进的治疗技术，对重要脏器功能衰竭可进行有效、持久的治疗。ICU 的宗旨是对危重患者提供高水准的医疗护理服务，最大限度地抢救患者。其主要任务是对危重患者进行抢救和实施监测治疗。通过精心地观察护理，对患者内环境及各重要脏器功能的全面监测和及时有效的治疗，从而减少并发症的发生率，降低病死率和提高抢救成功率和治愈率。ICU 的建立促进了危重病医学的崛起。

一、体制

综合来讲，ICU 的建制大致可分为专科 ICU、综合 ICU 和部分综合 ICU 三种形式。

（一）专科 ICU

专科 ICU 是各专科将本专业范围内的危重患者进行集中管理的加强监测治疗病房。例如，心血管内科的 CCU（cardiac care unit），呼吸内科的 RCU（respiratory care unit），儿科的 NCU（neonatal care unit），心胸外科的 TCU（thoracic care unit）等，此外烧伤科、神经科、脏器移植等都可设立自己的 ICU。不同专科的 ICU 有各自的收治范围和治疗特点，留住的时间等方面也不尽相同。专科 ICU 由专科负责管理，通常指派一名高年资的专科医师固定或定时轮转全面负责。专科 ICU 的特点与优势是对患者的原发病、专科处理、病情演变等从理论到实践均有较高的水平或造诣，实际上是专科处理在高水平上的延续。但其不足之处是对专科以外的诊治经验与能力相对不足，因而遇有紧急、危重情况，常需约请其他专科医师协同处理，如气管切开、气管插管、呼吸器治疗、血液透析等。麻醉科是最常被约请协助处理的科室之一。此外，建设 ICU 需要投入大量的财力、物力。因此，即使在经济相当发达国家的医院中，至今仍是根据各医院的优势即重点专科建立相应的专科 ICU。

（二）综合 ICU

是在专科 ICU 的基础上逐渐发展起来的跨科室的全院性综合监护病房（general ICU 或 multidiscipli-nary ICU），以处理多学科危重病症为工作内容。综合 ICU 归属医院直接领导而成为医院中一个独立科室；也可由医院中的某一科室管辖，如麻醉科、内科或外科。综合 ICU 应由有专职医师管理，即从事于危重病医学的专科医师。这样的专职医师需要接受专门的培训和学习，取得资格才能胜任。在 GICU，专职医师全面负责 ICU 的日常工作，包括患者的转入转出，全面监测，治疗方案的制订和监督协助执行。以及与各专科医师的联络和协调等。原专科的床位医师每天应定期查房，负责专科处理。

综合 ICU 的特点与优势是克服了专科分割的缺陷，体现了医学的整体观念，也符合危重病发展的“共同通路”特点，其结果必然是有利于提高抢救成功率与医疗质量。但是，另一方面的难度是，要求一个 ICU 专职医师，对医学领域中如此众多的专科患者的专科特点均能有较深入、全面的了解是相当困难的，因而在这种 ICU 中，与专科医师的结合十分重要。

（三）部分综合 ICU

鉴于上述两种形式的优缺点，部分综合 ICU 的建立有利于扬长避短，部分综合 ICU 系指由多个邻近专科联合建立 ICU，较典型的例子是外科 ICU 或麻醉科 ICU（或麻醉后 ICU，PAICU）。两者主要收治外科各专科的术后危重患者，这些患者除了专科特点，有其外科手术后的共性。因此，综合性 ICU 的成立不应排斥专科 ICU 的建立，特别是术后综合 ICU 的建立具有重要价值，也是现代麻醉学的重要组成部分，本章将以此为重点进行介绍。

二、建设

（一）病房与床位要求

PAICU 的位置应与麻醉科、手术室相靠近，专科 ICU 则设置在专科病区内，在有条件的医院内所有的 ICU 应在同一个区域里，共同组成医院的危重病区域。ICU 病床设置一般按医院总床位数的 1% ~ 2%。每张危重病床应有 15 ~ 18m^2 的面积；除此以外，还要有相同面积的支持区域，作为实验室、办公室、中心监测站、值班室、导管室、家属接待室、设备室、被服净物和污物处理室等。病房应是开放式，一般一大间放置 6 ~ 8 张床位，每张床位之间可安置可移动隔挡，另设一定数量的单人间，病房内设有护士站，稍高出地面，可看到所有病床，中心护士站应设有通讯联络设备和控制室内温度、光线和通气以及管理控制药物柜的操纵装置。每个床位至少要有 8 ~ 10 个 10 ~ 13 安培的电源插座，分布于床位的两边。电源最好来自不同的线路，在一旦发生故障时更换插座仍可使用。所有电源应与自动转换装置连接，电源中断时可自动启用备用系统。每个床位至少要两个氧气头，两个吸引器头，还要有压缩空气、笑气与氧的等量混合气体。

（二）仪器配备

ICU 需购置许多贵重仪器，选择仪器应根据 ICU 的任务，财力及工作人员的情况而定，一般仪器设备包括以下三方面：监测和专项治疗仪器设备；诊断仪器设备；护理设备。

（三）建立科学管理

ICU的医护人员除执行卫生部颁发的有关医院各级人员职责，为了保证工作有秩序地进行，还需要建立和健全自身的各项制度，包括：早会制度、交接班制度、患者出入室制度、抢救工作制度、保护性医疗制度、死亡讨论制度、医疗差错事故报告制度、会诊制度、护理查房制度、药品管理制度、医嘱查对制度、用药查对制度、输血查对制度、仪器保管使用制度、消毒隔离制度、病区清洁卫生制度、财物管理制度、学习进修制度以及家属探视制度。同时还需要建立健全各种常规，包括体外循环术后监护常规、休克监护常规、呼吸器支持呼吸监护常规、气管造口护理常规、各种导管引流管护理常规和基础护理常规等。

三、人员配备

ICU中专职医师的人数视病房的规模和工作量需求而定。不同形式的ICU应有所区别，医师与床位的比例一般为0.5 ～ 1.0。ICU设主任一名（专科ICU可由专科主任兼任），主治医师、住院医师按床位数决定。如隶属于麻醉科等一级科室（如内科、外科、急诊科等）管理，则低年资主治医师和住院医师可轮转，高年资主治医师应相对固定，ICU主任可由一级科室的副主任兼任。ICU的护士是固定的。不论何种ICU，均应设专职护士长1 ～ 2名，护士人数根据对护理量的计算而确定，一般与床位的比例为3.0 ∶ 1。护理量根据患者轻重程度一般分为以下四类：

第Ⅰ类：病危，此类患者至少有一个脏器发生功能衰竭随时有生命危险，每日护理量在24小时甚至更多，即患者床边不能离开人。第Ⅱ类：病重，主要是术后高危、病情较重，有脏器功能不全或随有可能发展成为衰竭的患者，每日护理工作量在8 ～ 16小时，即每24小时至少有1 ～ 2个护士在床边监护。第Ⅲ类：一般，每日护理量在4 ～ 8小时。第Ⅳ类：自理，每日护理量在4小时以下。在以上各类患者中ICU只收治第Ⅰ、Ⅱ类患者，根据各医院ICU收治患者的特点计算所需护士人数，计算方法是：以每个患者每周所需护理工作时间，病房每周所需总护理小时数，除以一个护士每周可能提供的工作时间数按40小时计算，得出所需护士人数。这样的计算结果，加上周末、节假日等，一般ICU的床位与护士之比如前所述约为1 ∶ 3.0。

除医师、护士外，ICU还需要多种专门人才，如呼吸治疗师、管理仪器设备的医学工程师、放射科诊断医师和技术员。营养治疗师、院内感染管理人员、药剂师、实验室技术员、计算机工作人员、护理员、清洁工等。

四、收治对象

ICU的收治对象来自各临床科室的危重患者如呼吸、循环等重要脏器和代谢有严重功能不全或可能发生急性功能衰竭随时可能有生命危险的患者。在ICU收治患者的选择上要明确以下两点：①患者是否有危重病存在或有潜在的危重病或严重的生理扰乱。②患者的危重程度和严重生理紊乱经积极处理后是否有获得成功的可能。

五、日常工作内容

（一）监测

包括呼吸、心血管、氧传递、水电解质和酸碱平衡，血液学和凝血机制、代谢、肝肾功能、胃肠道、神经系统和免疫与感染等。对不同病种的监测应有不同的侧重。

（二）治疗

ICU治疗的重点是脏器功能支持和原发病控制，有以下几个特点。

1. 加强与集中　加强指对患者的监测、治疗等各方面都要强而有力。集中就是集中采用各种可能得到的最先进医疗监测和治疗手段，各专科的诊疗技术和现代医学最新医疗思想和医学工程最新成果。危重患者的病情有自然恶化的趋势，也有好转的可能，只有经过早期强而有力的治疗，才可能阻断恶化的趋势而争取好的可能。

2. 共同特点　病程的危重期，不论原发病来自哪里，患者都可能表现出许多共同特点，称为各种疾病危重期发展的共同道路。这时的患者不但表现各单个脏器的功能障碍，而且还突出地表现为脏器功能间的相互不平衡，表现为互相联系、互相影响和互为因果。因此对多脏器功能的全面支持成为临床上突出的工作内容。这种支持涉及各专科的医疗技术的运用，但不是它们的简单相加，而是要特别注意各脏器功能支持的平衡协调，阻断恶性循环，使患者转危为安，应当指出的是所有的治疗措施都可能会影响机体的平衡，越是强有力的治疗措施对平衡的影响也越大。患者的病情如仍集中在某一个脏器，则在支持这个脏器的基础上兼及其他脏器功能，就抓住了恢复平衡的大方向。如果患者的主要问题已突破了某一脏器的范围，而以多脏器功能损害为临床突出表现时，脏器支持的均衡性就成为十分突出的问题。

3. 整体观念　近代医学的进步使分科越来越细，有利于专科治疗成功率的提高，也带来了完整整体被分割的弊端。ICU 的患者其疾病涉及多个脏器，问题就复杂起来，对各个脏器的治疗原则可能是相互矛盾的。这就要求我们的治疗从整体的观念出发，注意各项脏器支持的相互协调。

4. 确定治疗的先后缓急　根据病情轻重缓急，拟订治疗方案，明确哪些病情需要紧急处理，哪些需要稍次之，在病情的发展中，当一个主要的紧急的问题获得缓解或解决，另一个问题可能会上升为主要矛盾，因此对病情做出动态估计并识别特定病变的病理生理影响在治疗中十分重要，也需有相当的经验和较高的临床判断力。

5. 区分和监测原发性治疗和继发性治疗　原发性治疗指针对原发疾病的处理措施，继发性治疗则对受继发影响的其他生命器官和系统，旨在对这些器官功能进行保护。两者在治疗上是既有紧密联系而又有区别的。

6. 区分支持治疗和替代治疗　支持治疗是针对重要器官系统发生严重功能不全，但尚属可逆性病变，旨在努力恢复重要器官系统自身功能的支持措施。若病变不可逆，重要器官系统功能达到不可恢复的程度，需用替代治疗。两种治疗在一定条件下可以互相转化。

六、与一般治疗病室的关系

1. 危重患者转到 ICU 后，ICU 医师应和原病房医师保持联系，使患者不但得到 ICU 的严密监测和积极治疗，同时也得到原病房医师的治疗意见。

2. 有关治疗的重要医嘱及患者转回原病房的决定，应在每日晨间查房或在急诊时与原病房医师共同商定。

3. 原病房医师每日应定期查房，并提出处理意见，非查房期间，原病房医师需更改医嘱时，应征求值班医师的意见，商讨决定。

4. 除执行会诊商定的医嘱外，ICU 值班医师在病情变化时有权作紧急处理。

第四节　疼痛治疗与研究

一、疼痛诊断的思维方法

临床镇痛的根本目的是消除患者的疼痛，解除患者的疾苦。而有效的疼痛治疗必须建立在明确诊断基础之上，即对疼痛的来源有一个准确的判断。

疼痛是一个主观感觉，目前人们对疼痛的诊断也主要是根据这种主观感觉来进行。

因此，医生必须将收集的全部临床资料（主要来自三个方面，即病史采集、体格检查及辅助检查）进行分析，去粗取精，去伪存真，弄清它们之间的关系。这样，就需要一个适合疼痛诊断特点的思考方法，并且始终贯穿于诊断的全过程中。

在疼痛诊断时首先应明确以下五个方面：

1. 明确病变的原因和性质　即明确引起疼痛的病变是属于损伤、炎症、畸形、肿瘤，对肿瘤还要分清是良性的还是恶性的；炎症要分清是感染（一般、特殊）性的还是无菌性的；损伤要分清是急性外伤还是慢性劳损；畸形属于哪一种。明确病变的性质非常重要。除直接关系疼痛治疗的效果外，还可避免一些医疗意外和纠纷的发生。

2. 明确病变的组织或器官　即明确病变存在于哪个系统，哪个脏器。如软组织、骨关节、神经系统或内脏器官等。在软组织中还要明确是在肌肉、筋膜、韧带或滑囊等。

3. 明确病变的部位和深浅　病变部位是指病变在皮肤表面的投影，深浅是指病变的组织层次。只有对病变作准确地平面定位和立体定位，才能使治疗措施（包括药物）真正在病变局部和病变组织发挥作用，取得好的疗效。

4. 明确病程的急缓发病的急缓，病程的长短　对治疗方法的选择有密切关系。如急性腰扭伤引起的后关节半脱位、滑膜嵌顿，用手法矫治可收到立竿见影的效果。但若已形成慢性病变，则需行神经阻滞、理疗和针刀等疗法。

5. 明确患者体质、重要生命器官的功能　疼痛的诊断始终是围绕临床镇痛的根本目的而进行的。疼痛治疗的一些主要方法如神经阻滞疗法，有一定的危险性。因此，在疼痛的诊断过程中，应始终强调对全身状态即患者体质和重要生命器官功能的判定。年老、体弱、合并重要生命器官功能低下的患者，对阻滞疗法的耐受性差，应严格掌握适应证，控制麻醉药的用量。

在明确了以上五个方面的问题之后，就可以有针对性地选择一些治疗方法，在保证患者安全的前提下，争取最好的治疗效果，从而也就达到了诊断的根本目的。

二、疼痛的分类

由于疼痛涉及临床各个科室，而且千差万别，往往是同症异病或同病异症。许多疼痛既是一组典型的症候群或综合征，又是某些疾病的一组症状，况且疼痛又随着疾病的过程而千变万化，所以疼痛的分类至今尚难统一标准。许多学者多依其论著的主要论点而列及题类。近年，国际头痛学会和头痛分类委员会编著了头、颈、面疼痛的分类和诊断标准，虽具有一定的权威性，但作为统一的分类标准尚需实践的反馈。

三、疼痛治疗的方法

疼痛治疗的目的主要是通过消除或减轻疼痛的感觉和反应，改善血液循环，特别是局部小血管功能和微血管循环，解除骨骼肌或平滑肌痉挛，松解局部挛缩组织，改善神经营养，恢复正常神经功能，改善全身或主要脏器的功能状态，进行精神心理性治疗。

（一）药物治疗

1. 麻醉性镇痛药　最多用药为阿片类如吗啡及哌替啶、芬太尼等药，均有良好的镇痛作用，常用于急性剧烈疼痛，有成瘾性，因此应用受到限制。

2. 解热镇痛药　有水杨酸盐类（如阿司匹林），吡唑酮类（如氨基比林等），有解热消炎镇痛作用，对中等度急慢性疼痛有效，如肌肉痛、关节痛、头痛及风湿性疼痛效果较好，这些药物无成瘾性，但可出现胃肠反应等不良反应。

3. 安定药　如安定、氯丙嗪等药，有抗焦虑、遗忘和镇静作用，和镇痛药合并应用可增强镇痛效果。

（二）神经阻滞

神经阻滞是疼痛治疗广泛应用的一种方法。通过神经阻滞可以达到治疗和诊断的目的，其治疗作用有阻断疼痛的神经传导通路，阻断由于疼痛引起的恶性循环，如解除由于疼痛刺激引起的血管收缩和肌肉痉挛而导致局部缺血、缺氧，进一步使疼痛加重的恶性循环；预防胸腹部手术后由于疼痛患者不敢咳嗽，而引起的肺部并发症；鉴别产生疼痛病变的部位，判断某些治疗措施的效果等。

1. 常用的药物 具体如下：

（1）局麻药：常用的有普鲁卡因、利多卡因和布比卡因等。普鲁卡因一般用 1% ~ 2% 浓度，一次量 10 ~ 30 mL，适用于浅层组织神经阻滞；利多卡因发挥作用快，组织穿透性好，弥散范围广，一般采用 0.5% ~ 1% 浓度 10 ~ 15 mL；布比卡因作用时间长达 2 ~ 4 小时，适于作疼痛治疗神经阻滞，用 0.25% ~ 0.5% 浓度一次量 10 ~ 20 mL。

（2）肾上腺皮质激素：具有明显抗炎减轻炎症反应作用，一般用于慢性炎症性疼痛，常用药物有醋酸可的松、强的松龙、地塞米松等药物，常用混悬液针剂进行局部组织、关节腔内或硬脊膜外腔注射，每次剂量 0.5 ~ 1 mL，每周 1 次，2 ~ 3 次为一疗程，与局麻药混合注射。高血压、糖尿病、溃疡病和急性化脓性炎症忌用。

（3）维生素：适用于周围神经炎、多发性神经炎等症引起的疼痛，常与局麻药、肾上腺皮质激素药合并应用，一般常用维生素 B_6 10 ~ 25 mg，维生素 B_{12} 0.5 ~ 1.0 mg，其疗效如何，尚需深入观察了解。

（4）神经破坏药：注射后主要使神经纤维产生变性，破坏对疼痛的传导，同时也可以引起神经感觉运动功能障碍，只应用于采用一般神经阻滞效果不佳的患者，常用的药物有 10% ~ 20% 生理盐水，95% 以上酒精或 5% ~ 10% 酚甘油，行周围神经阻滞、蛛网膜下隙或硬膜外腔阻滞，临床均应严格应用指征。

2. 神经阻滞方法 根据不同的病情部位，采用不同的神经阻滞。

（1）脑神经阻滞：如头面部三叉神经阻滞、面神经阻滞等。

（2）脊神经阻滞：如枕部神经阻滞、颈丛及臂丛神经阻滞、肩胛上神经阻滞、肋间神经阻滞、椎旁神经阻滞、坐骨神经阻滞、腓神经阻滞等。

（3）椎管内神经阻滞：如蛛网膜下隙阻滞、硬膜外腔阻滞、骶管神经阻滞等。

（4）交感神经阻滞：如星状神经节阻滞、腹腔神经节阻滞、胸部腰部交感神经节阻滞等。

（5）局部神经阻滞：一般在患处找出压痛点，行局部神经阻滞。还有胸膜间镇痛用于术后镇痛。

（三）物理疗法

包括各种物理因素如冷、热、光、电、超声、振荡等物理治疗方法。

（四）外科手术

如三叉神经切断术、经皮脊髓束切断术，经鼻垂体破坏术、丘脑切除术等神经外科手术。

（五）精神心理疗法

如催眠术、松弛术、生物反馈疗法、行为疗法等。

第五节 麻醉门诊及其他任务

一、麻醉科门诊

麻醉科门诊的主要工作范围：

1. 麻醉前检查与准备 为缩短住院周期，保证麻醉前充分准备，凡拟接受择期手术的患者，在入院前应由麻醉医师在门诊按麻醉要求进行必要的检查与准备，然后将检查结果、准备情况、病情估计及麻醉处理意见等填表送到麻醉科病房。这样一来，患者入院后即可安排手术，缩短住院日期，可避免因麻醉前检查不全面而延期手术，麻醉前准备比较充裕，而且在患者入院前麻醉医师已能充分了解到病情及麻醉处理的难度，便于恰当的安排麻醉工作。

2. 出院患者的麻醉后随访 尤其是并发症的诊断与治疗由麻醉医师亲自诊治是十分必要的，因为某些并发症（如腰麻后头痛）由神经内科或其他科室诊治而疗效不够理想，而在麻醉医师不在场的情况下，把大量责任归咎于麻醉医师，也是对医疗及患者不负责任的表现。

3. 接受麻醉前会诊或咨询　如遇特殊病例，手术科室应提前请求会诊，负责麻醉医师应全面了解患者的疾病诊断，拟行手术步骤及要求，患者的全身状况，包括体检和实验室检查结果及主要治疗过程，麻醉史，药物过敏史，以及其他特殊情况等，从而估价患者对手术和麻醉的耐受力；讨论并选定麻醉方法，制定麻醉方案；讨论麻醉中可能发生的问题及相应的处理措施，如发现术前准备不足，应向手术医师建议需补充的术前准备和商讨最佳手术时机。麻醉科也应提前讨论并做必要的术前准备。

4. 麻醉治疗　凡利用麻醉学的理论与技术（包括氧疗及各种慢性肺部疾病患者的辅助呼吸治疗）进行的各种治疗可称麻醉治疗，麻醉治疗是麻醉科门诊的重要内容。

二、麻醉恢复室

麻醉恢复室是手术结束后继续观测病情，预防麻醉后近期并发症，保障患者安全，提高医疗质量的重要场所。此外，可缩短患者在手术室停留时间，提高手术台利用率。床位数与手术台比例约为1∶1.5～1∶2。麻醉恢复室是临床麻醉工作的一部分，在麻醉医师主持指导下由麻醉护士进行管理。

1. 凡麻醉结束后尚未清醒（含嗜睡），或虽已基本清醒但肌张力恢复不满意的患者均应进入麻醉恢复室。

2. 麻醉恢复室收治的患者应与ICU收治的患者各有侧重并互相衔接。

3. 麻醉恢复室应配备专业护士，协助麻醉医师负责病情监测与诊治，护士与床位的比例为1∶2～1∶3，麻醉医师与床位的比例为1∶3～1∶4。

4. 待患者清醒、生命及（或）重要器官功能稳定即可由麻醉恢复室送回病房，但麻醉后访视仍应有原麻醉者负责。

5. 凡遇到患者苏醒意外延长，或呼吸循环等功能不稳定者应及时送入ICU，以免延误病情。

三、麻醉学研究室或实验室

麻醉科实验室一般可附属在麻醉科内。为了科研工作的需要可成立研究室，成立研究室时必须具备以下条件：①要有学术水平较高、治学严谨，具有副教授以上职称的学科或学术带头人；②形成相对稳定的研究方向并有相应的研究课题或经费；③配备有开展研究所必需的专职实验室人员编制及仪器设备；④初步形成一支结构合理的人才梯队。

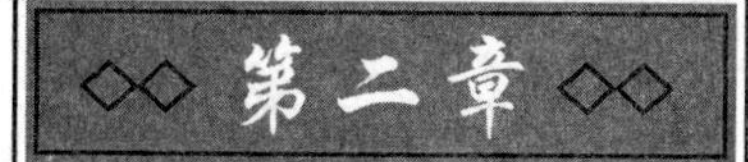

胃肠手术麻醉

第一节 胃切除术麻醉

一、外科要点

1. 概述 全胃切除术最常用于胃癌治疗，可包括网膜切除术、淋巴结切除术和（或）脾切除术，方式取决于肿瘤的发展程度、患者的状况、医生的决定。该手术偶可用于难以控制的Z–E综合征症状，极少的时候可用于控制弥漫性胃炎的出血，甚或用于胃切除后难以控制的症状。

自腹中线入腹腔，将肝左缘牵拉至患者的右侧，暴露食管胃结合部，从结肠揭开网膜只留住与胃大弯相连部。如果脾被癌或淋巴结严重浸润，就要将其切除。胃上的血管各自分离并结扎，胃大弯上的胃短血管较高，难以到达，是一潜在的失血源。切除胃左动脉和腹动脉上的淋巴结，可去除另外潜在的失血源。胃中下1/3的肿瘤，可保留胃上部，多数情况需切除胃窦和幽门，在Treits韧带外分离空肠，远端从结肠系膜的小孔带出，与食管吻合。

部分胃切除的术野与全胃切除术相似，经腹中线或右肋下入腹，将肝左叶的边缘略微向上牵拉，结扎远端胃的血供. 在幽门上结扎十二指肠。如果是癌肿手术，可在癌肿边缘规定切除范围，并切除网膜；如果是良性溃疡，则需切除约50%的远端胃，可吻合于十二指肠（毕Ⅰ式）、空肠（毕Ⅱ式）或行Roux–en–Y重建。胃食管结合处的肿瘤，可为胃源性或食管源性，若与Bar–rett食管有关，需行Ivor Lewis或上提式食管切除术，及颈部的胃食管吻合。Bulley肿瘤包绕胃上部，上提胃做胃食管吻合，会限制食管切除的范围。患者术后疼痛加重，大多数需行硬膜外镇痛。

2. 术前常规诊断 全胃切除术包括胃恶性肿瘤，Z–E综合征，弥漫性胃炎引起的胃出血；胃部分切除术包括胃癌，胃溃疡。

3. 手术规程 见（表2–1）。

表2–1 胃切除手术规程

	部分胃切除术	全胃切除术
体位	仰卧位	仰卧位
切口	腹中线上部或两侧肋下	腹中线上部或两侧肋下
特殊设备	上牵引器或其他自动肋牵引设备	上牵引器或其他自动肋牵引设备
抗生素	头孢唑林1 g，静脉注射	头孢唑林1 g，静脉注射
手术时间	2 ~ 4 h	1.5 ~ 2 h
术毕考虑	肌肉松弛，NG抽吸	肌肉松弛，NG抽吸
EBL	500 mL，或更多，需处理	100 ~ 500 mL
术后护理	PACU → 普通病房	PACU → 普通病房
病死率	0 ~ 22%	0 ~ 1.8%（急诊可 > 10%）

（续　表）

	部分胃切除术	全胃切除术
并发症	肺部并发症：15% 再次手术：0 ~ 5% 食管空肠漏 脓血症 晚期吻合口处狭窄 心脏并发症	心脏并发症 吻合口瘘 切口感染
疼痛评分	7 ~ 8分	7 ~ 8分

二、患病人群特征

1. 年龄范围　大多为老年人。

2. 男女比例　男性较多。

3. 发病率　下降（胃癌和胃溃疡的发病率下降，Z-E综合征的临床治疗水平提高）。

4. 病因　胃癌，胃溃疡与年龄增大、烟酒用量、地理因素等有关。

5. 相关因素　体重下降，贫血，营养不良，Z-E综合征（罕见），若术中需监测胃液pH，则应避免术前使用H_2受体拮抗药。

三、麻醉要点

1. 术前准备

（1）患者经常有潜在的药物问题，应考虑到药物对麻醉的影响。

（2）完善术前检查：常规实验室检查；由病史和体格检查所提示的检查。

①呼吸系统：胸部X线片（CXR）提示胸膜渗出液和肋或脊椎损失，若有呼吸系统损害的体征表现，应该给予氧气、行动脉血气（ABG）检查。如果CXR或ABG结果异常，应该考虑行正电子发射计算机断层显像（PET）检查，这将帮助预测肺功能储备和患者对全身麻醉的耐受。有肺功能损害体征表现的患者，需术后在重症监测治疗病室继续监护。

②循环系统：心电图；超声心动图或多门控采集扫描。化疗药物可导致严重的心肌病，可出现心血管功能失调. 术前必须对心室功能进行评估。

③神经系统：CT/MRI, 由病史和体格检查所提示的检查。乳腺癌通常会转移至中枢神经系统，可表现出灶性神经缺陷，颅内压升高或易变的精神状态。如果患者有精神的改变，应进行快速检查，不能拖延，直至找出原因。

④血液系统：全血细胞计数、分类和血小板计数。患者可由化疗药导致继发性贫血。

（3）术前用药：常规术前用药。

2. 术中麻醉

（1）麻醉方法：气管内插管全身麻醉和喉罩麻醉；区域麻醉（椎管麻醉阻滞）可减少术后恶心呕吐，减少术后疼痛和早日出院。

①全身麻醉

诱导：标准诱导。

维持：标准维持。在腋窝解剖期间使用肌松药，应避免使用神经刺激仪辨认神经或使用电凝设备。苏醒：注意加压敷料对呼吸的影响，术后恶心呕吐（PONV）发生率高，应预防使用止吐药（盐酸甲氧氯普胺10 mg + 格雷司琼100 μg静脉注射）。

②区域麻醉: 单侧多平面的椎旁神经阻滞（PVB）适用于肿块切除术加腋窝淋巴结解剖，需C_2–T_6阻滞。

0.5% 布比卡因或 0.5% 罗哌卡因加 1 ： 300 000 的肾上腺素用于局部麻醉（4 ~ 5 mL/ 节段），镇静药在区域阻滞时和术中持续使用。

禁忌证：患者拒绝；局部麻醉药过敏：椎体解剖变形；注射部位感染。

（2）液体治疗：该手术出血量较少，可输注生理盐水或乳酸林格液 3 ~ 5 mL/（kg・h）。

（3）监测：常规监测，根据患者情况选择特殊监测，血压袖带应在手术位置的对侧。

（4）体位：受压点加垫，眼保护。

（5）手术并发症：气胸。

①深部探查可导致非故意性气胸。

②监测：气道峰压升高，二氧化碳分压下降；血流动力学不稳；不对称呼吸音，叩诊患侧鼓音。

③诊断：胸部 X 线片（CXR）。

④治疗：胸腔引流管；吸纯氧。

（6）椎旁神经阻滞（PVB）并发症：阻滞不完善（10%）；刺破胸膜导致气胸；霍纳综合征；麻醉药意外注入硬膜外。

3. 术后恢复

（1）并发症。①气胸：如果高度怀疑气胸，应维持氧浓度（100% FiO_2）和通气，告知外科医生；血流动力学不稳定（高度怀疑气胸）者，于第 2 肋间隙放入 14 号针，同时外科医生行胸腔闭式引流；血流动力学稳定且无低氧血症者，胸部 X 线片（CXR）辅助诊断。②心理创伤。

（2）疼痛处理：患者自控镇痛（PCA）；口服镇痛药。

（3）检查项目：怀疑气胸，术后胸部 X 线片（CXR）。

第二节　胃或十二指肠穿孔缝合术麻醉

一、外科要点

1. 概述　穿孔修补术往往是急症，患者伴腹膜炎。施行单纯穿孔缝合还是溃疡手术，取决于医生对患者耐受手术能力和溃疡复发风险的评估。十二指肠穿孔的年轻患者，在修补穿孔后可行高选择的迷走神经切断术。胃十二指肠穿孔多由溃疡引起，十二指肠溃疡很少为恶性，胃溃疡多为恶性，术中需行活检。对于全身状况好，无严重腹膜炎的患者可按溃疡行手术，其他只行单纯穿孔缝合术。单纯穿孔缝合术切口最好是右肋下，腹中线上部也经常用。术前放置 NG 管持续抽吸减少胃内容物从穿孔漏出。胃穿孔可行胃大部切除术或溃疡活检后简单缝合，十二指肠穿孔多行缝合修补术。胃十二指肠穿孔的非手术治疗只适用于某些特定患者，但目前没有研究表明其比手术治疗更安全。

2. 术前常规诊断　消化性溃疡。

3. 手术规程　见（表 2–2）。

表 2–2　穿孔修补术手术流程

体位	仰卧位
切口	腹中线
特殊设备	肋牵引器
抗生素	头孢唑林 1 g，静脉注射
手术时间	1 h
术毕考虑	肌肉松弛，NG 抽吸

（续 表）

估计失血量	少量
术后护理	PACU → 普通病房
病死率	5% ~ 15%，取决于患病群体的集中程度
并发症	肺炎，腹腔内脓肿，脓血症，切口感染，再穿孔
疼痛评分	7 分

二、患病人群特征

1. 年龄　成年人随年龄增加而增加，尤其女性。
2. 男女比例　十二指肠溃疡男性多见，胃穿孔发病率 65 岁以上女性增加。
3. 发病率　相当普遍，发病率稳定，但分布有改变，尤多见于老年女性。
4. 病因　消化性溃疡，非类固醇药，恶性疾病（多见于胃）。
5. 相关因素　恶性疾病，使用非类固醇药，类固醇药，尤其冲击疗法，其他化性溃疡的危险因素（如饮酒、抽烟）。

三、麻醉要点

1. 术前准备

（1）患者经常有潜在的药物问题，应考虑到药物对麻醉的影响。

（2）完善术前检查：常规实验室检查；由病史和体格检查所提示的检查。

①呼吸系统：胸部 X 线片（CXR）提示胸膜渗出液和肋或脊椎损失，若有呼吸系统损害的体征表现，应该给予氧气、行动脉血气（ABG）检查。如果 CXR 或 ABG 结果异常，应该考虑行正电子发射计算机断层显像（PET）检查。这将帮助预测肺功能储备和患者对全身麻醉的耐受。有肺功能损害体征表现的患者，需术后在重症监测治疗病室继续监护。

②循环系统：心电图；超声心动图或多门控采集扫描。化疗药物可导致严重的心肌病. 可出现心血管功能失调. 术前必须对心室功能进行评估。

③神经系统：CT/MRI, 由病史和体格检查所提示的检查。乳腺癌通常会转移至中枢神经系统，可表现出灶性神经缺陷，颅内压升高或易变的精神状态。如果患者有精神的改变，应进行快速检查，不能拖延，直至找出原因。

④血液系统：全血细胞计数、分类和血小板计数。患者可由化疗药导致继发性贫血。

（3）术前用药：常规术前用药。

2. 术中麻醉

（1）麻醉方法：气管内插管全身麻醉和喉罩麻醉；区域麻醉（椎管麻醉阻滞）可减少术后恶心呕吐，减少术后疼痛和早日出院。

①全身麻醉

诱导：标准诱导。

维持：标准维持。在腋窝解剖期间使用肌松药，应避免使用神经刺激仪辨认神经或使用电凝设备。

苏醒：注意加压敷料对呼吸的影响. 术后恶心呕吐（PONV）发生率高，应预防使用止吐药（盐酸甲氧氯普胺 10 mg + 格雷司琼 100 μg 静脉注射）。

②区域麻醉: 单侧多平面的椎旁神经阻滞（PVB）适用于肿块切除术加腋窝淋巴结解剖，需 C_2–T_6 阻滞。0.5% 布比卡因或 0.5% 罗哌卡因加 1 ∶ 300 000 的肾上腺素用于局部麻醉（4 ~ 5 mL/ 节段），镇静药在区域阻滞时和术中持续使用。

禁忌证：患者拒绝；局部麻醉药过敏；椎体解剖变形；注射部位感染。

（2）液体治疗：该手术出血量较少，可输注生理盐水或乳酸林格液 3 ~ 5 mL/（kg·h）。

（3）监测：常规监测，根据患者情况选择特殊监测，血压袖带应在手术位置的对侧。

（4）体位：受压点加垫，眼保护。

（5）手术并发症：气胸。

①深部探查可导致非故意性气胸。

②监测：气道峰压升高，二氧化碳分压下降；血流动力学不稳；不对称呼吸音，叩诊患侧鼓音。

③诊断：胸部 X 线片（CXR）。

④治疗：胸腔引流管；吸纯氧。

（6）椎旁神经阻滞（PVB）并发症：阻滞不完善（10%）；刺破胸膜导致气胸；霍纳综合征；麻醉药意外注入硬膜外。

3. 术后恢复

（1）并发症。①气胸：如果高度怀疑气胸，应维持氧浓度（100% FiO_2）和通气，告知外科医生；血流动力学不稳定（高度怀疑气胸）者，于第 2 肋间隙放入 14 号针，同时外科医生行胸腔闭式引流；血流动力学稳定且无低氧血症者，胸部 X 线片（CXR）辅助诊断。②心理创伤。

（2）疼痛处理：患者自控镇痛（PCA）；口服镇痛药。

（3）检查项目：怀疑气胸，术后胸部 X 线片（CXR）。

第三节　消化性溃疡手术麻醉

一、外科要点

1. 概述　消化性溃疡（peptic ulcer disease，PUD）与年龄增长相关，患者常伴发心血管和肺部等其他疾病。近年来胃酸抑制药（甲氰咪胍和雷尼替丁）及质子泵抑制药（proton pump inhibitor，PPI）对幽门螺杆菌的治疗，使PUD成为罕见的外科急症。目前所有的PUD手术都采用上腹部中线或右肋下切口，术式选择取决于：急诊手术还是择期手术；手术原因（出血、穿孔、难治性溃疡或胃排空受阻等）；症状持续时间；患者的基本状况；医生的经验等。

2. 术式

（1）迷走神经切断和胃窦切除术：治疗 PUD 最广泛的术式，一般用于难治其无其他疾病的患者。术中暴露食管裂缝，分离膈食管韧带，在食管裂缝处分离所有迷走神经。胃窦部切除先结扎胃有和胃网膜血管，在结扎胃窦血管，分离肝胃韧带将胃从与横结肠结合的部位提起，切除胃窦，只留十二指肠于幽门上，采用毕 I 式或毕 Ⅱ 式进行重建。

（2）迷走神经切断和幽门成形术：在美国常用，尤其急症手术。迷走神经切断方法同上，但其在幽门上做一纵向切口，再横向缝合，完成幽门成形。

（3）壁细胞迷走神经切断术：该术式比主干迷走神经切断术更要小心暴露食管裂缝，因为神经纤维和胃血管并行，所以需分离胃的血管至胃小弯近端，此术式只在紧急情况下使用如新近孔并有少量污染时进行且只用于十二指肠溃疡。

3. 其他术式　或入路腹腔镜下十二指肠溃疡治疗。

4. 术前常规诊断　消化道溃疡并发症。

5. 手术规程　见（表 2–3）。

表 2–3　消化性溃疡手术流程

	迷走神经切断和胃窦切除术	迷走神经切断和幽门成形术	壁细胞迷走神切经断术
体位	仰卧位	仰卧位	仰卧位
切口	腹中线或肋下长切口	腹中线或肋下长切口	腹中线或肋下长切口
特殊设备	肋缘牵引器	肋缘牵引器	肋缘牵引器
抗生素	头孢替坦 1 g，静脉注射	头孢替坦 1 g，静脉注射	头孢唑林 1 g，静脉注射
手术时间	1 ~ 2 h	1.5 ~ 3 h	壁细胞迷走神切经断术
术毕考虑	缝合时肌肉松弛，NG 抽吸	缝合时肌肉松弛，NG 抽吸	缝合时肌肉松弛，NG 抽吸
EBL	250 mL，急症手术需要更多	250 ~ 500 mL	< 250 mL
术后护理	PACU → 普通病房	PACU → 普通病房	PACU → 普通病房
病死率	0 ~ 2% 大多包含急症	0 ~ 1.6% 大多不包含急症	0 ~ 0.4%
并发症	呕吐腹泻，复发	呕吐腹泻，复发	复发，损害性胃排空，坏死
疼痛评分	6 分	6 分	6 分

二、患病人群特征

1. 年龄　多发生在成年人。
2. 男女比例　男性 > 女性。
3. 发病率　近年有下降趋势。
4. 病因　胃酸过度分泌，黏膜通透性和修复机制异常，幽门螺杆菌感染。
5. 相关因素　促胃泌素瘤，甲状旁腺功能亢进症。

三、麻醉要点

1. 术前准备　胃部手术分以下两类：胃溃疡出血和穿孔；胃癌和选择性治疗 PUD。前一类患者血流动力学不稳定，术前需要积极处理和充分液体治疗。两类患者均应警惕急腹症的发生。

（1）呼吸系统：胃溃疡出血有误吸风险，备好气管插管，注意保护气管。

（2）循环系统：恶心呕吐、腹泻、出血的原因导致血容量不足，麻醉前需纠正。

（3）肾功能：液体丢失引起肾功能和电解质异常。

（4）血液系统：液体丢失导致假性 Hct 升高；失血的患者可伴有贫血和凝血障碍，麻醉前需纠正。

（5）实验室：由病史和体格检查所提示需行的检查。

（6）术前用药：常规术前用药，H_2 受体拮抗药（雷尼替丁 50 mg 静脉注射），甲氧氯普胺（术前 1 h，10 mg 静脉注射），枸橼酸钠（术前 10min，30 mL 口服）。

2. 术中麻醉

（1）麻醉方法：全身麻醉或全身麻醉复合硬膜外麻醉。

①诱导：误吸风险高的患者，考虑快速诱导或清醒插管。低血容量患者，诱导前补充血容量，再给予诱导药物。

②维持：标准麻醉维持，不用 N_2O（避免肠管扩张）。术中与术者协商是否用鼻胃管（NG），若不用 NG，可用胃管（OG）排出胃内容物。若采用全身麻醉复合硬膜外麻醉，硬膜外连续给药比间隔给药，血流动力学更为稳定。全身麻醉复合硬膜外麻醉应备好液体和血管收缩药治疗血压下降，减少全身麻醉药用量以降低术后呼吸抑制。应用硬膜外镇痛需在手术结束前至少 1 h 硬膜外注入镇痛药（如脱氢吗啡）。

③苏醒：术后是否拔除气管导管，取决于患者的心肺功能和手术情况。拔管前患者需血流动力学稳定，反射恢复，清醒合作，无肌松药残余。

（2）血液和液体

① IV14 ~ 16 号 ×1：根据术前血常规，术中观察术野和吸引装置及称量纱。

②需要量：NS/LR 8 ~ 12 mL/（kg·h），并看是否需要输血及输血量，根据血小板及凝血参数输液体，液体需加温 Plt、FFP、冷凝蛋白。若复合硬膜外麻醉因交感神经阻滞，血压下降，需更精细的液体管理。

（3）监测：常规监护，根据患者状态选用特殊设备，置导尿管，保温。

（4）体位：受压点加垫，眼部保护。

（5）并发症：急性出血性，缺氧和继发性腹腔包块导致的肺功能残气量降低。

3. 术后恢复

（1）并发症：肺膨胀不全，出血，肠梗阻，低体温。

（2）疼痛处理：硬膜外镇痛，PCA。

第四节　胃切开术麻醉

一、外科要点

1. 概述　胃造口术是将一管放入胃内进行吸引或喂食，患者多有神经障碍易导致误吸。内皮镜造口（PEG）多可在静脉加局部麻醉下完成。

2. 其他术式或入路

（1）Stamm 胃造口术：切口位于上腹中线或胃正上部横切口，经胃前壁置管，多在全身麻醉下进行，体瘦的患者也可采用局部麻醉。

（2）Janeway 胃造口术：在胃大弯进行。

3. 相关因素　临时性胃造口是在胃大部手术后 NG 抽吸的替代途径，经皮胃造口用于高度恶化、肠梗阻、经口进食困难的患者或神经损伤及进食困难的患者。

4. 手术规程　见（表 2-4）。

表 2-4　胃切开手术规程

	Stamm	Janeway	PEG
体位	仰卧位	仰卧位	仰卧位
切口	腹中线或长切口	腹中线或长切口	穿刺
特殊设备	无	无	内镜，经皮胃造口工具
抗生素	头孢唑林 1 g，静脉注射	头孢唑林 1 g，静脉注射	头孢唑林 1 g，静脉注射
手术时间	45min	1 h	0.5 ~ 1 h
术毕考虑	缝合时肌肉松弛	缝合时肌肉松弛	缝合时肌肉松弛
EBL	极少	极少	极少
病死率	极少	极少	极少
并发症	切口感染，出血，吸入性肺炎，功能丧失	切口感染，出血	出血，吸入性肺炎
疼痛评分	4 ~ 5 分	5 分	1 ~ 2 分

二、患病人群特征

1. 年龄范围　所有年龄均可发病，以幼年和老年高发。
2. 男：女　1：1。
3. 发病率　较普遍。
4. 病因　见术前常规诊断。
5. 相关因素　剖腹时，需长时间放鼻胃管；神经损伤患者进食；复杂性上消化道困难；高度恶化（进食或减压）。

三、麻醉要点

见本章第一节。

第五节　十二指肠切口术麻醉

一、外科要点

1. 概述　十二指肠切口术用于结扎十二指肠溃疡基底部的血管或与 Vater 壶腹及 Santorin 管部相关的手术。可纵向也可横向切口，溃疡基底部出血血管必须缝合结扎，行括约肌切口应避免十二指肠穿孔。
2. 术前常规诊断　十二指肠溃疡，顽固的胆总管结石，饮酒、胆结石、胰腺破裂或其他主胰管阻塞引起的慢性胰腺炎。
3. 手术规程　见（表 2-5）。

表 2-5　十二指肠切口手术规程

体位	仰卧位
切口	腹中线或肋下
特殊考虑	手术涉及胰腺口括约肌需用放大镜
抗生素	术前头孢唑林 1 g，静脉注射
手术时间	1 ~ 2 h
特殊考虑	无张力安全缝合十二指肠
EBL	极少
术后护理	NG 减压
病死率	< 0.5%
并发症	十二指肠漏，术后胰腺炎
疼痛评分	6 ~ 8 分

二、患病人群特征

1. 年龄范围　任何年龄均可发病。
2. 男：女　1：1。
3. 发病率　不罕见。
4. 病因　十二指肠溃疡，坚硬的胆管结石，壶腹绒毛状肿瘤，慢性胰腺炎，胰腺破裂。

5. 相关因素 出血性十二指肠溃疡，慢性胰腺炎，顽固性胆总管结石。

三、麻醉要点

1. 术前准备

（1）患者经常有潜在的药物问题，应考虑到药物对麻醉的影响。

（2）完善术前检查：常规实验室检查；由病史和体格检查所提示的检查。

①呼吸系统：胸部 X 线片（CXR）提示胸膜渗出液和肋或脊椎损失，若有呼吸系统损害的体征表现，应该给予氧气、行动脉血气（ABG）检查。如果 CXR 或 ABG 结果异常，应该考虑行正电子发射计算机断层显像（PET）检查，这将帮助预测肺功能储备和患者对全身麻醉的耐受。有肺功能损害体征表现的患者，需术后在重症监测治疗病室继续监护。

②循环系统：心电图；超声心动图或多门控采集扫描。化疗药物可导致严重的心肌病，可出现心血管功能失调，术前必须对心室功能进行评估。

③神经系统：CT/MRI, 由病史和体格检查所提示的检查。乳腺癌通常会转移至中枢神经系统，可表现出灶性神经缺陷，颅内压升高或易变的精神状态。如果患者有精神的改变，应进行快速检查，不能拖延，直至找出原因。

④血液系统：全血细胞计数、分类和血小板计数。患者可由化疗药导致继发性贫血。

（3）术前用药：常规术前用药。

2. 术中麻醉

（1）麻醉方法：气管内插管全身麻醉和喉罩麻醉；区域麻醉（椎管麻醉阻滞）可减少术后恶心呕吐，减少术后疼痛和早日出院。

①全身麻醉

诱导：标准诱导。

维持：标准维持。在腋窝解剖期间使用肌松药，应避免使用神经刺激仪辨认神经或使用电凝设备。

苏醒：注意加压敷料对呼吸的影响。术后恶心呕吐（PONV）发生率高，应预防使用止吐药（盐酸甲氧氯普胺 10 mg + 格雷司琼 100 μg 静脉注射）。

②区域麻醉 ：单侧多平面的椎旁神经阻滞（PVB）适用于肿块切除术加腋窝淋巴结解剖，需 C_2–T_6 阻滞。0.5% 布比卡因或 0.5% 罗哌卡因加 1 ： 300 000 的肾上腺素用于局部麻醉（4 ~ 5 mL/ 节段），镇静药在区域阻滞时和术中持续使用。

禁忌证：患者拒绝：局部麻醉药过敏：椎体解剖变形；注射部位感染。

（2）液体治疗：该手术出血量较少. 可输注生理盐水或乳酸林格液 3 ~ 5 mL/（kg・h）。

（3）监测：常规监测. 根据患者情况选择特殊监测，血压袖带应在手术位置的对侧。

（4）体位：受压点加垫，眼保护。

（5）手术并发症：气胸。

①深部探查可导致非故意性气胸。

②监测：气道峰压升高，二氧化碳分压下降 ；血流动力学不稳 ；不对称呼吸音，叩诊患侧鼓音。

③诊断：胸部 X 线片（CXR）。

④治疗：胸腔引流管；吸纯氧。

（6）椎旁神经阻滞（PVB）并发症：阻滞不完善（10%）；刺破胸膜导致气胸；霍纳综合征；麻醉药意外注入硬膜外。

3. 术后恢复

（1）并发症。①气胸：如果高度怀疑气胸，应维持氧浓度（100% FiO_2）和通气，告知外科医生；血流动力学不稳定（高度怀疑气胸）者，于第 2 肋间隙放入 14 号针，同时外科医生行胸腔闭式引流；血流动力学稳定且无低氧血症者，胸部 X 线片（CXR）辅助诊断。②心理创伤。

（2）疼痛处理：患者自控镇痛（PCA）；口服镇痛药。

（3）检查项目：怀疑气胸，术后胸部 X 线片（CXR）。

第六节　阑尾切除术麻醉

一、外科要点

1. 概述　阑尾切除术用于阑尾炎或可疑阑尾炎，可直视下或腹腔镜下完成。直视下通过 McBurney 或右旁中线切口进入，阑尾穿孔时，切口保持开放并放置软引流管。

2. 术前常规诊断　阑尾炎。

3. 手术规程　见（表 2-6）。

表 2-6　阑尾炎切除手术规程

体位	仰卧位
切口	McBurney 或右旁中线切口
特殊考虑	残端闭合时的变异性，预料迟发的肠梗阻应用 NG 管
抗生素	术前头孢唑林 1 g，静脉注射
手术时间	1 h
术毕考虑	穿孔时，皮肤切口不关闭，明确的脓肿腔要引流
EBL	< 250 mL
术后护理	注意未关闭的切口
病死率	未穿孔，2%；穿孔，小于 0.1%
并发症	盆腔、膈下和腹腔内脓肿；切口脓肿；排泄物造口；切口血肿；肠梗阻
疼痛评分	5 ~ 7 分

二、患病人群特征

1. 年龄范围　任何年龄。

2. 男：女　1：1。

3. 发病率　1/15。

4. 病因　阻塞，粪尿症，良性肿瘤。

5. 相关因素　无。

三、麻醉要点

1. 术前准备　除非急症，一般患者都是健康的，但应警惕急腹症的发生。

（1）呼吸系统：急腹症和板状腹可引起呼吸障碍。急腹症按饱胃处理，保护呼吸道。

（2）循环系统：疼痛引起血压、心率升高；脱水或脓毒症引起血压下降。麻醉诱导前对循环系统进行评估并纠正。

（3）胃肠道：腹痛伴恶心呕吐，液体丢失引起电解质异常；腹膜刺激征发展导致腹胀和麻痹性肠梗阻。

（4）血液系统：中性粒细胞增多并伴有核左移，液体丢失导致假性 Hct 升高。

（5）实验室：由病史和体格检查所提示需行的检查。

（6）术前用药：常规术前用药，预防饱胃。

2. 术中麻醉

（1）麻醉方法：全身麻醉或区域阻滞。

①诱导：误吸风险高的患者，考虑快速诱导或清醒插管。低血容量患者，诱导前补充血容量，再给予诱导药物。

②维持：标准麻醉维持，不用 N_2O（避免肠管扩张）。用 NG 或 OG 排出胃内容物。椎管内麻醉应备好液体和血管收缩药治疗血压下降。

③苏醒：患者血流动力学稳定，反射恢复，清醒合作，无肌松药残余拔管。

（2）血液和液体：IV16 ~ 18 号 ×1，需要量：NS/LR5 ~ 8 mL/（kg·h）。

（3）监测：常规监护仪，根据患者状态选用特殊设备。

（4）体位：受压点加垫，眼部保护。

（5）并发症：脓血症。

3. 术后恢复

（1）并发症：脓血症，麻痹性肠梗阻，肺膨胀不全。

（2）疼痛处理：硬膜外镇痛，PCA。

第七节　肠造口术麻醉

一、外科要点

1. 概述　肠造口术是在全肛肠前结肠切除术后，用一长管伸入小肠越过大小肠梗阻，用以进食。通常将管子荷包缝于小肠腔后，把空肠的肌膜、浆膜缝于管上 3 ~ 4 cm，将 6 cm 的空肠节段穿透腹壁带出，并将空肠折叠缝于皮肤的边缘或真皮。

2. 其他术式或入路　根据需要将各种肠内管或引流管插入肠内，用于进食、引流或减压。

3. 术前常规诊断　广泛粘连引起的肠梗阻，切除大肠后，进食。

4. 手术规程　见（表 2-7）。

表 2-7　肠造口手术规程

	肠造口	回肠造口
体位	仰卧位	仰卧位
切口	腹中线	腹中线
抗生素	术前头孢唑林 1 g，静脉注射	术前头孢唑林 1 g，静脉注射
手术时间	1 ~ 1.5 h	1 ~ 1.5 h
特殊考虑	将引流管固定于腹壁	活动性造口
EBL	< 100 mL	< 100 mL
术后护理	冲洗引流管	造口护理
病死率	< 0.5%	< 0.5%
并发症	肠梗阻，切口感染	肠梗阻，切口感染
疼痛评分	5 ~ 6 分	5 ~ 6 分

二、患病人群特征

1. 年龄范围　20 ~ 65 岁。
2. 男：女　1 ∶ 1。
3. 发病率　较常见。
4. 病因　肠阻塞，全肛前结肠切除术后引起的疾病，不能进食。
5. 相关因素　炎性肠病，肠粘连，不能经口进食。

三、麻醉要点（肠造口术，节制性回肠造口术，胃造口，胃空肠造口）

1. 术前准备　患者非常分散，从健康患者到危重患者都有可能，有的患者呼吸道反射异常有误吸的风险。

（1）呼吸系统：急腹症和板状腹可引起呼吸障碍。急腹症按饱胃处理，保护呼吸道。

（2）循环系统：疼痛引起血压、心率升高；脱水或脓毒症引起血压下降。麻醉诱导前对循环系统进行评估并纠正。

（3）胃肠道：腹痛伴恶心呕吐，液体丢失引起电解质异常；腹膜刺激征发展导致腹胀和麻痹性肠梗阻。

（4）血液系统：中性粒细胞增多并伴有核左移，液体丢失导致假性 Hct 升高。

（5）实验室：有病史和体格检查所提示需行的检查。

（6）术前用药：常规术前用药，预防饱胃。

2. 术中麻醉

（1）麻醉方法：全身麻醉或区域阻滞。

①诱导：误吸风险高的患者，考虑快速诱导或清醒插管。低血容量患者，诱导前补充血容量，再给予诱导药物。

②维持：标准麻醉维持，不用 N_2O（避免肠管扩张）。用 NG 或 OG 排出胃内容物。椎管内麻醉应备好液体和血管收缩药治疗血压下降。

③苏醒：患者血流动力学稳定，反射恢复，清醒合作，无肌松药残余拔管。

（2）血液和液体：开放 1 路静脉，需要量为 NS/LR5 ~ 8 mL/（kg・h）。

（3）监测：常规监护仪，根据患者状态选用特殊设备。

（4）体位：受压点加垫，眼部保护。

（5）并发症：脓血症。

3. 术后恢复

（1）并发症：脓血症，麻痹性肠梗阻，肺膨胀不全。

（2）疼痛处理：硬膜外镇痛，PCA。

第八节　肠和腹膜手术麻醉

一、外科要点

1. 概述小肠切除吻合术，将病变小肠切除，同时根据诊断切除一定范围的肠系膜，若是恶性切除范围更大，需切除淋巴结。通常用手法或吻合器进行吻合。

2. 术式

（1）肠松解术：是用锐性分离法将粘连至其他肠壁和腹腔壁的肠环分离下来并切除粘连部分。

（2）肠瘘闭合术：可发生于肠和腹壁之间、肠环之间、肠和膀胱或阴道。手术是将相关的器官用钝性－锐性分离，切除硬化的缺损边缘后进行局部修复。无论是在大肠还是小肠，均应切除病变肠段，行端－

端吻合。

3. 术前常规诊断肠梗阻合并粘连所至的肠坏疽、肠疝、肠粘连、肠套叠、肠系膜血管梗死、克罗恩病（Crohn 病）、放射性肠炎、肠瘘、小肠肿瘤和创伤；腹腔内粘连、肠梗阻；肠瘘。

4. 手术规程见（表 2–8）。

表 2–8　小肠切除手术规程

	小肠切除吻合术	肠松解术	肠瘘闭合术
体位	仰卧位	仰卧位	仰卧位
切口	纵向或横向	腹中线	腹中线
抗生素	术前头孢唑林 2 g，静脉注射	术前头孢唑林 1 g，静脉注射	术前头孢唑林 2 g，静脉注射
手术时间	1 ~ 3 h	1 ~ 4 h	2 ~ 4 h
特殊考虑	充分补液，NG 管	肠减压	术前营养支持和造口切口护理
估计失血量	50 ~ 100 mL	150 ~ 500 mL	50 ~ 300 mL
术毕考虑	缝合皮肤后完成回肠造口	切口关闭后结肠或回肠造口	提出网膜和其他组织，以分离修复处
术后护理	NG 或长的肠管减压	充分减压至切口闭合	NG 减压至肠功能恢复，TNP
病死率	0.5 ~ 1%	1 ~ 3%	0 ~ 5%
并发症	肺不张、切口感染、 肠漏或瘘	切口感染、延长性肠 梗阻、瘘、肺部并发症、复发性肠梗阻	肠梗阻、肺部并发症、复发性瘘、切口感染
疼痛评分	7 ~ 9 分	5 ~ 7 分	6 ~ 8 分

二、患病人群特征

1. 年龄范围　小肠切除吻合术，20 ~ 65 岁；肠松解术，任何年龄；肠瘘闭合术，任何年龄。

2. 男：女　1：1。

3. 发病率　常见。

4. 病因　血供影响、创伤、腹腔手术史、吻合口瘘、恶性肿瘤、医源性肠损伤、肿瘤、Crohn 病、肠疝、肠扭转、肠炎、穿孔性憩室炎、放射性胆石性肠梗阻、肠套叠、肠炎、体外性穿孔。

三、麻醉要点

1. 术前准备　需行择期或急诊腹腔探查的患者多存在大范围的紊乱，误吸的风险高。

（1）呼吸系统：腹腔内病因可引起呼吸功能不全。FRC 降低致渐进性动脉缺氧；膈损失和板状腹使呼吸功能不全加剧。

（2）循环系统：急诊手术病情一般较重，术前可能存在低血容量，择期手术术前肠道准备可致血容量不足，麻醉诱导前对循环系统进行评估并纠正。

（3）胃肠道：腹泻、呕吐和长时间不能经口进食或进食少，引起电解质异常。

（4）肾功能：年长、慢性腹泻、低血容量可引起肾功能不全、肾衰竭。

（5）实验室：CBC，血小板计数。

（6）术前用药：常规术前用药，预防饱胃。

2. 术中麻醉

（1）麻醉方法：全身麻醉 ± 硬膜外阻滞，便于术后镇痛，早期恢复胃肠功能，进食，起床活动。

①诱导：误吸风险高的患者，考虑快速诱导或清醒插管。低血容量患者，诱导前补充血容量，再给予诱导药物。

②维持：标准麻醉维持，不用 N_2O（避免肠管扩张）。用 NG 或 OG 排出胃内容物。联合硬膜外麻醉应备好液体和血管收缩药治疗血压下降；行硬膜外镇痛需在手术结束前至少 2 h 给予镇痛药，减少镇

静药用量，以降低术后呼吸抑制的可能性。

③苏醒：术毕是否拔出气管导管，取决于术后患者的心肺功能和手术情况。患者血流动力学稳定，反射恢复，清醒合作，无肌松药残余拔管，不具备拔管条件，需送 ICU 继续观察治疗。

（2）血液和液体：IV14 ～ 16 号 ×1 ～ 2; 需要量为 NS/LR 10 ～ 15 mL/（kg·h）。

（3）监测：常规监护仪，± 动脉置管，± CVP 根据患者状态选用特殊设备。

（4）体位：受压点加垫，眼保护。

（5）并发症：出血、脓血症。

3. 术后恢复

（1）并发症：脓血症，肺膨胀不全，肠梗阻，出血。

（2）疼痛处理：硬膜外镇痛，PCA。

第九节　结肠直肠外科手术麻醉

一、外科要点

1. 概述　尽管大多数结肠直肠手术仍然沿用标准的直视手术，但腹腔镜越来越多地被应用于结肠、直肠手术。现所有的下列手术都可以使用腹腔镜或已经用腹腔镜。

2. 术式

（1）全肛前结肠切除术：将全结肠、直肠和肛门切除，手术可不结扎任何血管环，切除直肠至盆底水平，如果牵拉脾曲不慎伤及脾、分离直肠后壁进入骶前静脉丛会有大量出血。

（2）部分结肠切除术：指结肠部分切除并建立吻合或造口，最常用的是右半结肠切除术、乙状结肠切除术、左半结肠切除术及腹部结肠切除术并回直肠吻合术。根据潜在疾病、要切除的结肠节段、医生的习惯选择切口位置，同样牵拉脾曲和肝曲伤及血管会引发出血。

3. 术前常规诊断　溃疡性结肠炎，家族性多发性息肉腺瘤；结肠癌，憩室病，Crohn 病，溃疡性结肠炎，创伤，缺血性结肠炎，低消化道出血，难治性便秘，结肠扭转。

4. 手术规程　见（表 2-9）。

表 2-9　结肠直肠外科手术规程

	全肛前结肠切除术	部分结肠切除术
体位	改良截石位	仰卧或改良截石位
切口	长的腹中线	腹中线横切或纵切
抗生素	术前头孢唑林 2 g，静脉注射	术前头孢唑林 2 g，静脉注射
特殊注意事项	当手术进行时，患者应当完全制动，以防引起外括约肌的穿孔或损伤，导致术后尿失禁等	当手术进行时，患者应当完全制动，以防引起外括约肌的穿孔或损伤，导致术后尿失禁等
手术时间	3 ～ 4 h	1 ～ 3 h
特殊考虑	患者多长期服用大剂量皮质类固醇	术前多有脱水、电解质紊乱、贫血
估计失血量	300 ～ 1000 mL	100 ～ 300 mL
术毕考虑	缝合皮肤后完成回肠造口	切口关闭后结肠或回肠造口
术后护理	有潜在疾病送 ICU，NG 减压，TNP	有潜在疾病送 ICU，NG 减压，TNP
病死率	2% ～ 5%	0.5% ～ 2%
并发症	性交困难、阳痿、切口感染	性交困难、阳痿、切口感染
疼痛评分	8 分	8 分

二、患病人群特征

1. 溃疡性结肠炎①年龄：30 ~ 50 岁。②男：女为 1 ： 1。③发病率：6 ~ 10/10 万。④病因：不明。

2. 家族性多发性息肉腺瘤①年龄：20 ~ 40 岁。②男：女为 1 ： 1。③发病率：100 ~ 150/10 万。④病因：家族性。

3. Crohn 病①年龄：20 ~ 40 岁。②男：女为 1 ： 1。③发病率：（1 ~ 6）/10 万。④病因：不明。

4. 结肠癌①年龄：50 ~ 70 岁。②男：女为 1.3 ： 1。③发病率：30/10 万。④病因：遗传。

5. 创伤①年龄：20 ~ 40 岁。②男：女为 3 ： 1。③发病率：1 ~ 2/10 万。④病因：创伤。

6. 憩室①年龄：>40 岁。②男：女为 1 ： 10 ③发病率：10/10 万。④病因：低纤维饮食。

三、麻醉要点

1. 术前准备 患者存在误吸的风险，肠梗阻的患者必须紧急治疗，否则可发展为坏死、穿孔和脓毒血症性休克。有的患者（溃疡性结肠炎、Crohn 病）可由肠外疾病的表现（硬化性脊髓炎、肝疾病、贫血），根据病情调整麻醉方案。

（1）呼吸系统：结肠癌肺转移、急性腹膜炎、肠扩张引起的膈上移等可致呼吸功能不全。溃疡性结肠炎、Crohn 病的患者可有关节炎. 使颈椎活动受限，引起插管困难。

（2）循环系统：脓血症或疼痛致血流动力学不稳定，如血压升高、心率增快；进食少、呕吐、腹泻和术前肠道准备可致血容量不足，麻醉诱导前对循环系统进行评估并纠正。检查项目：生命体征，ECG，由病史和体格检查所提示需要的检查。

（3）胃肠道：麻醉诱导前通常用 NG 管排空胃，溃疡性结肠炎、Crohn 病等患者多有肝功能损失，可影响药物代谢。

（4）肾功能：多存在电解质紊乱（呕吐、NG 管抽吸引起低钾低氯性代谢性碱中毒，腹泻引起高氯性代谢性酸中毒）并可因术前准备而加重。

（5）血液系统：消化液丢失可使血液浓缩，急慢性消化道出血可引起贫血。

（6）实验室：由病史和体格检查所提示需要的检查。

（7）术前用药：小剂量常规术前用药即可。预防误吸，诱导前 1 h 静脉注射 50 mg 雷尼替丁，诱导前 10min 予枸橼酸钠，有肠梗阻或穿孔者不使用甲氧氯普胺。溃疡性结肠炎、Crohn 病等患者多长期使用类固醇，应检查是否存在肾上腺素功能不足，并给予足量的激素维持治疗。

2. 术中麻醉

（1）麻醉方法：全身麻醉 ± 硬膜外阻滞，便于术后镇痛，早期恢复胃肠功能，进食，起床活动。

①诱导：误吸风险高的患者，考虑快速诱导或清醒插管。低血容量患者，诱导前补充血容量，再给予诱导药物。

②维持：标准麻醉维持，不用 N_2O（避免肠管扩张）。用 NG 排出胃内容物。联合硬膜外麻醉应备好液体和血管收缩药治疗血压下降；行硬膜外镇痛需在手术结束前至少 1 h 给予镇痛药，减少镇静药用量，以降低术后呼吸抑制的可能性。

③苏醒：术毕是否拔出气管导管，取决于术后患者的心肺功能和手术情况。患者血流动力学稳定，反射恢复，清醒合作，无肌松药残余拔管，不具备拔管条件者需送 ICU 继续观察治疗。

（2）血液和液体：IV14 ~ 16 号 ×1，Plt、FFP 和冷沉淀根据实验室检查结果给予；有代谢性酸中毒的患者，使用 NS 补液比 LR 好。需要量为 NS/LR10 ~ 15 mL/（kg·h）。

（3）监测：常规监护仪，± 动脉置管，± CVP 根据患者状态选用特殊设备。

（4）体位：受压点加垫，眼保护。

（5）并发症：败血症性休克。

3. 术后恢复

（1）并发症：低氧血症、血流动力学不稳、脓血症。

（2）疼痛处理：硬膜外镇痛，PCA。

第三章

骨科手术麻醉

第一节　术前评估与准备

越来越多的老年人患有“老年性”骨关节炎，这意味着伴随多种并发症的老年患者将越来越多地接受更多的骨科手术，骨质疏松患者松质（结构）骨不成比例地减少，因而存在发生应力性骨折的风险。尽管理论上所有的骨骼都存在这种风险，但是胸段与腰段脊椎、股骨近端、肱骨近端和腕部发生骨折的风险最大，也常见胸段与腰段脊柱压缩性骨折，需要手术治疗。但围术期死亡的主要危险因素是高龄，最常见的并发症为心脏并发症。

一、心血管系统评估

美国心脏学院／美国心脏协会（ACC/AHA）指南中推荐指出应根据临床风险预测、心功能储备能力和手术类型对心脏风险增高的患者进行术前心脏检查。ACC/AHA 将骨科手术列到中危手术类别内，因为大多数情况下这类手术为心脏中危患者。老年患者骨科手术后围术期心脏并发症的发生率和死亡率增加。风险增加的可能原因包括：①许多老年患者伴有多种内科并发症。②老年患者器官功能储备有限。③一些骨科手术可能引发全身炎症反应综合征。④一些骨科手术可能引起显著的失血和体液转移。⑤骨科手术后疼痛是一个主要的问题。上述所有因素均能触发应激反应，导致心动过速、高血压、需氧量增加和心肌缺血。

由于骨科手术后患者心脏并发症的发病率显著增高，并且骨科疾病的限制使这些患者功能状态难以得到评估，因此这些患者需要做术前心脏检查。

二、呼吸系统与气道评估

年龄增长引起的呼吸系统改变可能使老年患者更易发生术后肺部并发症。这些改变包括进行性动脉血氧分压下降、闭合容量增加，及年龄每增加 10 岁第 1 秒用力呼气量下降约 10%，这在老年关节炎患者更为严重。长时间髋关节骨折的老年患者肺泡氧分压（PAO_2）明显低于同龄的其他手术患者。这些患者的低氧可能反映年龄所引起的上述呼吸系统变化，可能来源于卧床引起的肺不张、积坠性肺炎，充血性心力衰竭导致的肺瘀血、肺实变。

脊柱手术中，胸椎侧凸可引起胸腔狭小，从而引起胸壁顺应性下降和限制性肺疾病。Cobb 角大于 65° 通常可引起肺容量显著下降。尽管运动耐量是反映脊柱弯曲程度对呼吸功能影响的一项重要指标，但是术前还应进行正规的肺功能检测。肺活量低于正常值的 40%，预计术后需要通气支持。动脉血气分析的主要异常为低氧血症，它是由于肺泡过度通气造成通气 / 血流比失调所致。慢性低氧血症可引起肺血管阻力升高，严重可导致肺源性心脏病。需行超声心动图检查以排除肺动脉高压和右心室肥大。肺动脉高压患者的心电图可出现右室肥大和右房增大的表现。

类风湿关节炎和强直性脊柱炎患者还经常存在困难气道的风险。在手术前应注意是否存在颈椎稳定性异常或颈椎活动受限等问题。成年类风湿性关节炎易造成寰枢关节不稳定，当类风湿病侵及 C_2 齿突外的滑膜囊时可累及韧带，导致寰枢关节半脱位。麻醉过程中需防止颈椎扭曲并保持颈椎的稳定性。强直性脊柱炎好发于男性，主要为骨连接处韧带骨化，进行性骨化常累及中轴骨的关节软骨和椎间隙，后期发展至强直。由于此类患者常存在脊柱骨折和颈椎不稳定的风险，术中合理摆放手术和插管时的体位保护尤为重要。采用表面麻醉下纤支镜气管插管，并在清醒状态下安放患者体位可有效防止并发症。预计气管插管困难的骨科患者类型（表 3-1）。

表 3-1　预计气管插管困难的骨科患者类型

诊断	困难原因
强直性脊柱炎	颈椎融合
青少年类风湿性关节炎	颈椎强直 下颚发育不全
成人类风湿性关节炎	多发畸形 颈椎强直和不稳定
脊柱融合术后	颈椎强直和伸展受限
先天性颈椎畸形	
骨骼发育不全	
侏儒症（软骨发育不全）	活动受限
颈椎骨折	有四肢瘫痪的风险

三、神经系统评估

除了心肺并发症以外，意识模糊或谵妄是老年患者骨科手术后第三大最常见的并发症，因此术前应注重神经系统检查与评估，包括患者是否存在脑梗史、颈动脉粥样硬化斑块、椎动脉狭窄程度的判断。谵妄可导致住院时间延长、功能恢复不良，可发展成痴呆并导致死亡率升高。术后谵妄的主要危险因素包括高龄、酗酒、术前痴呆或认知功能损害、精神药物治疗及伴有多种内科并发症。围术期可能诱发谵妄的因素包括低氧血症、低血压、高血容量、电解质紊乱、感染、睡眠剥夺、疼痛及使用苯二氮䓬类药物和抗胆碱能药物。降低术后谵妄发生率的策略包括：早期判别危险因素以及易感人群和患病患者、保护定向功能、早期活动、充分镇痛、保持正常睡眠周期，及避免使用精神治疗性药物。

四、骨科手术患者血栓栓塞风险评估

血栓栓塞性并发症仍是决定骨科手术后患者并发症发生率与死亡率的主要因素之一。全髋关节置换术（THA）、全膝关节置换术（TKA）及髋部与骨盆骨折手术患者静脉血栓性栓塞的发生率最高，包括深静脉血栓（DVT）和肺栓塞（PE）。有症状的 PE 患者的死亡风险比单纯 DVT 患者高 18 倍。急性 DVT 和 PE 存活者的短期并发症包括住院时间延长、与 DVT 和 PE 治疗有关的出血性并发症、DVT 局部扩大及发生新的栓塞。远期并发症包括血栓后综合征、肺动脉高压和复发性 DVT。手术后发生 PE 的危险因素包括高龄、肥胖、既往有 PE 和 DVT 病史、癌症及长期卧床患者。

由于静脉血栓由纤维蛋白多聚体组成，因此 DVT 的预防和治疗应使用抗凝药物。DVT 和 PE 初始治疗推荐使用低分子量肝素（LMWH），其作用优于普通肝素（静脉或皮下给药）。应用 LMWHs 不需要监测凝血功能。虽然术前开始 DVT 预防性治疗可能更有效，但是手术出血的风险也增加。术后 6 h 开始使用 LMWH 对预防 DVT 有效，也不增加出血；术后 24 h 再延迟性使用 LMWH 则效果下降。尽管抗凝的理想疗程尚不明确，但是对于常规骨科手术患者和非高危患者，LMWH 的疗程应持续至少 10 h。对于有 DVT 证据或较高危的患者，则应将预防性疗程延长至 28 ～ 35 d。华法林通常用于 DVT 的长期治疗，治疗期间应将国际标准化比率（INR）维持在 2.5。在美国，LMWH（依诺肝素）用法为每 12 h 给予 30 mg; 而在欧洲为每日给予 40 mg。美国胸科医师学会指南不推荐单独使用阿司匹林来预防 THA、TKA 和髋骨骨折手术后的 DVT。但是新近研究认为，使用阿司匹林、充气加压和早期活动是 THA 和 TKA 术后预防 DVT 发生的有效措施。

围术期抗凝剂的使用对区域麻醉的应用有重要的影响，特别是椎管内麻醉时有导致硬膜外血肿的风险。美国区域麻醉学会已发表和更新了关于使用抗凝剂与区域麻醉的会议共识性推荐意见。全量抗凝剂的使用是区域麻醉的禁忌证。使用 LMWH 的情况下硬膜外血肿的风险显著增加，因此制订了以下推荐建议：①使用常规剂量 LMWH 后与施行椎管内阻滞的间隔时间之间应为 12 h。②使用较大剂量 LMWH（依诺肝素 1 mg/kg，每 12 h 一次）的患者，应将区域麻醉阻滞时间推迟至 24 h 后。③拔除硬膜外导管应在最后一次使用 LMWH 后至少 8 ~ 12 h 或在下次使用 LMWH 前 1 ~ 2 h 进行。阿司匹林和 NSAIDs 似乎并不会增加椎管内麻醉后硬膜外血肿的风险。美国区域麻醉学会还推荐对于使用华法林的患者，在实施椎管内麻醉前应检测凝血酶原时间和 INR；如果 INR 大于 1.5，则不应拔除硬膜外导管。

第二节 骨科手术面临的特殊问题

一、脂肪栓塞综合征

脂肪栓塞是骨骼创伤和股骨骨髓腔内器械操作后出现的并发症。脂肪栓塞综合征（fat embolism syndrome，FES）是机体对体循环中脂肪的生理性反应。脂肪栓塞和 FES 并非同义词。在几乎所有骨盆或股骨骨折的患者中都能检测出脂肪栓塞，但是 FES 的发病率低于 1%，一旦发生则死亡率很高，高达 10% ~ 20% 。FES 的临床表现包括呼吸系统、神经系统、血液系统和皮肤方面的症状与体征，表现为呼吸困难、烦躁、瘀斑三联征。其发病可呈渐发型，在 12 ~ 72 h 内逐渐出现；也可呈暴发型，导致急性呼吸窘迫和心搏骤停。Curd 和 Wilson 在 1974 年提出了用于诊断 FES 的主要和次要标准，诊断 FES 至少需要符合任何一条主要标准和四条次要标准，同时有脂肪巨球蛋白血症的证据。瘀点性皮疹是 FES 的特征性体征，皮疹通常出现在结膜、口腔黏膜及颈部与腋窝的皮肤褶皱处。全身麻醉时 FES 的临床征象包括呼气末二氧化碳（$ETCO_2$）降低、动脉血氧饱和度下降、肺动脉压增高等，心电图可能出现缺血性 ST 段改变及右心负荷过重。

FES 的病理生理机制尚不明了，但是可能与下述两个过程有关：脂肪与“骨髓残片”的栓塞，两者能机械性堵塞远端器官的毛细血管；诱发全身性炎症反应。大多数情况下，THA 期间的栓塞性事件在临床上并无危险，但是一些患者仍可进展到 FES。这种炎症反应包括炎症细胞的浸润、细胞因子的释放，在肺部造成肺内皮细胞损害并诱发急性呼吸窘迫综合征。

FES 的治疗以支持治疗为主，包括早期复苏并使病情稳定，以最大限度地降低低氧血症（提高吸氧浓度和持续正压通气等），治疗低血压和降低远端器官灌注，减少所带来的应激反应。濒临发展为 FES 的危险患者应监测脉搏氧饱和度，在患者发展为呼吸衰竭前应进行气管插管和机械通气。尽管 10% 的 FES 患者可能需要机械通气，但是其中大多数患者的症状在 3 ~ 7 d 内逐渐缓解。人们对皮质类固醇激素用于治疗 FES 进行了广泛的研究，许多研究认为有益，但是也有一些相悖的结果。

二、骨水泥反应

置入水泥型股骨假体时，骨水泥填充所引发的血压急剧下降可直接导致心搏骤停甚至猝死，而该并发症不发生于无须骨水泥填充的假体植入，因此该血压波动与骨水泥有直接相关性。骨水泥固定股骨假体可并发“骨水泥植入综合征”，表现为术中出现低血压、低氧血症、心搏骤停以及术后 FES。其机制可能是：①股骨髓腔内加压时骨髓碎片进入循环造成栓塞。②循环中甲基丙烯酸甲酯单体的不良反应。③股骨髓腔钻孔扩大时细胞因子释放促使微栓子形成及肺血管收缩。犬静脉注射骨水泥单体可引起体循环低血压，但是无心肌抑制作用。最可能的解释是骨髓内碎片栓塞作用，因为应用经食管超声在右心能发现这种碎片，且有报道在置入股骨假体后心脏超声发现巨大栓子，因此认为血压骤降是由栓塞而非甲基丙烯酸甲酯单体的毒性作用所致。股骨扩髓腔、置入含骨水泥的材料以及髋关节复位时超声下均可见栓子，大栓子在右室流出道处形成阻塞，可引起右心力衰竭和低血压心搏骤停，小栓子通过右心到达肺静脉，形成肺栓塞，造成肺动脉压增高。

这种并发症的危险因素包括施行翻修手术、植入长干股骨假体、病理性骨折后行 THA、原有肺动脉高压及骨水泥用量大。这些患者应行动脉和中心静脉置管监测。低血压事件应该使用肾上腺素（4 ~ 50μg）来治疗。低氧血症可自股骨水泥假体置入即刻一直持续至术后第 5 天，主要的处理为吸氧、脉搏氧饱和度监测、适当镇痛、维持适量的液体负荷及利尿。通过高压脉搏动性冲洗股骨髓腔、假体植入前股骨钻侧孔减压能减轻一些血流动力学影响。

三、手术体位

骨科手术中患者的体位复杂多样，术中体位摆放不当会造成术中或术后出现各种问题。当手术部位高于心脏位置时可能发生空气栓塞，如坐位行颈椎或肩部手术、侧卧位行全髋关节置换术或俯卧位行腰椎手术等。虽然空气栓塞并不多见，但上述手术过程中如果出现顽固性循环障碍则应警惕空气栓塞的风险。

麻醉过程中可能发生关节牵拉和体位摆放不当，以致术后肩背部和四肢出现一系列非特异性的不适。对于患有风湿性关节炎、骨质疏松、成骨不全或肌挛缩症的患者，在摆放体位时尤其应谨慎，以防骨和韧带受损，类风湿患者术中体位十分重要，要竭力防止颈部过度屈曲，骨突出部位易于受压，可造成组织缺血甚至坏死，但也与手术时间较长或术中采用控制性降压相关。全身麻醉状态下安置患者体位尤其应该小心，可因过度活动引起术后神经麻痹性角膜炎、关节脱位或过度牵拉肌肉损伤等并发症。而俯卧位极易造成各种损失，还可通过各种机制导致失明。肢体摆放不当可引起不同程度的肢体牵拉损伤或压迫性神经麻痹。

四、止血带的问题

四肢手术使用止血带能使术野保持清晰，极大地方便手术操作。但止血带本身存在一些潜在问题，包括血流动力学改变、止血带疼痛、代谢改变、动脉血栓栓塞，甚至肺栓塞。

止血带充气 8min 内线粒体氧分压降至 0，继而出现无氧代谢。半小时到一小时后，细胞内迅速出现酸中毒，低氧和酸中毒导致肌红蛋白、细胞内酶和钾离子释放，组织细胞水肿。长时间充气（超过 2 h）将会导致一过性肌肉功能障碍，并可引起永久性周围神经损伤甚至横纹肌溶解。随着时间的延长，肢体热量逐渐丧失并接近室温。止血带松开后出现肢体再灌注，大量代谢产物被冲洗出来，下肢止血带放气后 90s 内，机体的核心温度降低 0.7℃，30 ~ 60s 内静脉血氧饱和度下降 20%，$ETCO_2$、血清乳酸和钾离子水平通常会增加。

止血带充气时间过长（超过 2 h）或充气压力过大，可损伤外周神经。止血带充气 30min，神经传导停止，临床上需要每 90 ~ 120min 放松一次止血带，以防止术后出现神经功能障碍，或可使止血带压力低于 33.25kPa，同时体循环收缩压维持于 11.97 ~ 13.30kPa，以保持止血带压力与收缩压之间 9.95kPa 左右的压差，足以维持驱血后肢体所需。

止血带充气后血流动力学表现出中心静脉压和动脉压轻度增高，放气后则出现中心静脉压和动脉压降低。但止血带充气后 45 ~ 60min，全身麻醉患者还会产生全身性的高血压，但该现象的机制尚不清楚，可能肌肉或神经内细胞缺血达到一定临界值，通过加深麻醉降压通常不能奏效，需要血管活性药降压。但止血带松解 10 ~ 15min 后再充气可纠正这种高血压。

在椎管内麻醉下，下肢止血带充气 1 h 后远端肢体可出现边界模糊的疼痛或烧灼感，并且止血带疼痛会随着使用时间的延长而逐渐加重，静脉给予麻醉性镇痛药通常效果也不佳，但止血带松解 10 ~ 15min 后再充气可使疼痛缓解，并可纠正疼痛伴随的高血压，估计与细胞内酸中毒的纠正有关。

五、术中失血与血液保护

骨科手术常常伴随大量失血，手术中综合运用几种血液保护措施可减少异体血输注，包括术前采集自体血、控制性降压、术前使用红细胞生成素或血液稀释等技术。当出血量预计超过 1L 时，可在手术中使用血液回收技术。

有关全髋关节置换术中和术后的大量研究表明，控制性降压和区域麻醉能减少失血 30% ~ 50%，平均动脉压降至 6.65kPa 与降至 7.98kPa 相比，虽总失血量并无显著差异，但能更有效减少术中血液丢失。老年患者（平均 72 岁）能耐受这种程度的低血压，而不出现认知功能、心脏和肾脏并发症。除了减少术中出血，控制性低血压麻醉通过减少股骨髓腔出血，可能促进水泥假体与骨的固定。控制性低血压麻醉已常用于青少年特发性脊柱侧凸矫正术中，以减少术中失血，但是在老年患者必须慎用。年轻健康患者可很好地耐受 6.65 ~ 7.98kPa 的平均动脉压，而成年心血管疾病患者则需要较高的平均动脉压。

此外，脊柱畸形矫正术中脊髓血流量可能对低灌注压非常敏感 。通过有创监测 、尿量 0.5 ~ 1.0 mL/（kg·h）、定期血气分析寻找代谢性酸中毒的证据等方法能评估末梢器官灌注是否足够。另外，中心静脉血氧饱和度分析可作为评价患者氧利用的一项指标。

六、区域麻醉与全身麻醉的选择

区域麻醉技术很适用于许多骨科手术。区域麻醉是否优于全身麻醉的争论已持续几十年而仍无定论。但是区域麻醉可以减少某些手术患者围术期重要并发症，如深静脉血栓形成（DVT）、肺栓塞、失血、呼吸系统并发症和死亡。另外，骨科手术后疼痛处理是一个重要问题，而采用区域麻醉镇痛技术进行术后疼痛处理的镇痛效果更佳。使用长效局部麻醉药或留置导管行外周神经阻滞可达到完善的麻醉和术后镇痛效果。区域麻醉可提供超前镇痛。另外，骨科手术后的严重急性疼痛能发展成为慢性疼痛综合征，而积极的围术期镇痛可减少其发生。

如前所述，骨科手术患者常存在困难气道问题。骨科手术患者采用区域麻醉技术的另一优点是可能会减少术中失血量。1966 年以来，17 项有关 THA 手术患者的随机试验结果显示，与进行同样手术的全身麻醉相比，区域麻醉可减少出血量。硬膜外麻醉可降低静脉压（手术切口部位测得），这是决定手术出血量的重要因素。

第三节 骨科手术患者的围术期管理

一、下肢手术

1. 髋关节骨折　多数行髋关节手术的患者都年老体衰，除外个别股骨和骨盆骨折的患者是年轻患者，高龄患者尤其常见于髋关节骨折者，大于 60 岁的老人发生率为 1 ∶ 50。这种骨折后并发症发生率和病死率显著增高。初次住院死亡率为 10%，1 年病死率为 25% ~ 30%。该类患者围术期并发症发生率高与许多因素有关，包括心脏情况、肺部情况、DVT 和谵妄。术后常见意识模糊和谵妄，据报道老年患者髋部骨折修复术后的发生率为 50%，其与病死率增加有关。在许多患者中，脱水和电解质紊乱可诱发这种谵妄。一项研究显示，低钠血症的发生率为 4%，其与院内病死率增加 7 倍有关。

这些患者入院时常存在疼痛，处于严重应激状态，并可能表现出心肌缺血的症状和体征。尽管必须进行术前准备，但是延迟手术可能加重上述问题，并增加并发症的发生率。早期手术（12 h 内）可降低疼痛评分、缩短住院时间并减少围术期并发症。然而与延迟手术相比，早期手术并不能提高患者的总体生存率。但是对病情稳定的髋部骨折患者而言，治疗目标仍应是早期手术，结合早期恢复活动、康复锻炼及积极的医护处理。

髋部骨折的患者常存在脱水和贫血，因为骨折部位能积存大量渗出的血液。由于脱水患者血容量减少，其血细胞比容数值往往正常。麻醉和手术前应将血管内血容量恢复至正常。髋关节骨折的失血量与骨折部位有关，转子下、转子间骨折 > 股骨颈基底骨折 > 经股骨颈骨折、头下骨折，因为关节囊发挥了类似止血带的作用，限制了出血。

THA 可以采用前路或侧路两种入路。麻醉医师必须注意这种体位下由于通气／血流失调可能影响氧合作用，尤其是肥胖和严重关节炎患者。另外，为防止下侧腋动脉和臂丛神经的过度压迫，必须在上胸部的下方放置保护垫或卷。

支配髋关节的神经有闭孔神经、臀上神经和臀下神经。THA 的区域麻醉最好方法是腰麻或硬膜外麻醉。尽管大多数研究提示，与全身麻醉相比，区域麻醉可降低术后并发症，尤其是 DVT、PE 及肺部并发症，但是仍存在一些争议。当术后抗凝需要拔除硬膜外导管时，可采用腰椎旁神经阻滞进行术后镇痛。有关全髋关节置换术中和术后的大量研究表明．控制性降压和区域麻醉能减少失血 30% ~ 50%，除了减少术中出血，控制性低血压麻醉通过减少股骨髓腔出血，可能促进水泥假体与骨的固定。

数项研究报道，与全身麻醉相比，髋部骨折患者采用区域麻醉可改善预后。髋部骨折手术患者因 PE 而死亡的风险最高。一项股骨颈骨折修复手术患者的荟萃分析结果表明，全身麻醉患者 DVT 的发病率较区域麻醉患者几乎高 4 倍。采用 0.5% 等比重丁哌卡因的腰麻可为完成手术提供稳定的麻醉效果和足够的阻滞时间。由于大部分患者术后需要积极的抗凝治疗，因此通常不采用硬膜外麻醉和术后镇痛。

术中使用静脉镇静时必须保证患者能维持足够的氧合。

2. 骨盆骨折　骨盆骨折通常是由躯干下部经受的严重创伤所引起，常伴有胸部（21%）、头部（16%）及肝脏与脾脏（87%）的损伤。骨盆骨折患者受伤 3 个月内的病死率接近 14%。骨盆骨折还能导致致命性腹膜后出血。低血压和腹围增加是实施急诊探查手术的指针。膀胱和尿道损伤也常与骨盆骨折有关；放置 Foley 尿管前通常应明确泌尿系统情况。由于患者发生 DVT 和 PE 的风险高，因此术前许多患者需要放置临时性下腔静脉滤网。

多数报道提示，骨盆骨折固定手术最好在受伤的第一个星期内进行，但是相关性损伤常常推迟该手术。医源性坐骨神经损伤是最常见的手术并发症（约 18%），因此许多创伤外科医师提倡在术中进行冲经肌肉监测。大多数情况下，这些患者需要行动脉和中心静脉导管监测，并留置大口径静脉导管以便处理突发性术中出血。

3. 膝关节手术　随着人口的老龄化，膝关节置换术变得越来越常见。髋关节和膝关节成形术后主要不良事件的发生率为 6.4%；如前所述，最重要的危险因素是高龄。TKA 术后最常见并发症为心脏事件、肺栓塞、肺炎和呼吸衰竭及感染。

支配膝关节的神经包括胫神经、腓总神经、闭孔神经后支和股神经。尽管在 TKA 患者能安全地实施全身麻醉，但是一项前瞻性病例对照研究发现全身麻醉和气管内插管是 TKA 术后非手术相关并发症的一项主要危险因素。区域麻醉中的椎管内麻醉（腰麻或硬膜外麻醉）或联合股神经与坐骨神经阻滞也适用于该手术。但是膝关节外翻畸形患者采用坐骨神经阻滞可能有特殊的问题，因为手术医师希望能尽早发现坐骨神经和腓神经麻痹。

TKA 术后疼痛严重，而数项研究显示采用区域镇痛处理这种疼痛可减少并发症，并改善预后。人们已应用单次注射法行股神经阻滞联合静脉和硬膜外患者自控镇痛来处理手术后疼痛，并能促进患者功能性恢复。当使用 LMWH 预防 DVT 时，则术后不能继续使用患者自控硬膜外镇痛，可用股神经置管持续阻滞的方法来代替。

TKA 术中在大腿部常规使用充气止血带，充气时间过长（大于 120min），缺血和机械损伤的共同作用可造成神经损伤。腓神经麻痹作为一种 TKA 公认的并发症（发生率在 0.3% ~ 10.0%），可能是由加压性缺血和手术牵拉联合作用所致，当需要长时间充气加压时，止血带放气 30min 可能减轻神经缺血。

4. 足部与踝部手术　坐骨神经和股神经联合阻滞的区域麻醉能满足膝关节以下不需要使用大腿止血带的所有手术的需要。股神经支配小腿内侧至内踝的区域；而膝关节以下的其他区域，包括足部，则由腓总神经和胫神经支配，后两者都是坐骨神经的分支。通常在腘窝水平进行坐骨神经阻滞，以确保阻滞胫神经与腓总神经。坐骨神经可借助神经刺激针引起足内翻作为运动反应或者通过超声定位来确定。

当手术操作还涉及小腿内侧区域时，在紧贴膝下方小腿内侧能阻滞股神经（隐神经）。研究表明，通过单次术前注射或连续导管输注行腘窝坐骨神经阻滞也可减轻足部与踝部手术后的疼痛，并可减少麻醉性镇痛药的需求量。

足部完全身麻醉醉通常需要阻滞 5 支终末神经：①支配足底感觉功能的胫后神经。②支配内踝的隐神经。③支配第 1、2 趾之间区域的腓深神经。④支配足背及第 2 ~ 5 趾的隐浅神经。⑤支配足外侧面年第 5 趾外侧的腓肠神经。在跗骨水平以 0.75% 的丁哌卡因行踝部阻滞，镇痛时间较长且效果较好。

二、上肢手术

通过在不同位点阻滞臂丛神经，直到阻滞臂丛神经束支分支的外周神经，能成功地实施从肩部到手的上肢手术。

目前有多种方法用于确定臂丛阻滞的最佳位置，包括寻找异感、运动神经刺激、超声引导定位及血管周围浸润。采用长效局部麻醉药或连续导管输注技术实施上肢区域麻醉也能提供术后镇痛。

肌间沟阻滞相关的主要急性并发症和不良反应有呼吸抑制、血管内注射所致的惊厥和心搏骤停、气胸、硬膜外麻醉和蛛网膜下隙麻醉、霍纳综合征、声音嘶哑及吞咽困难。所有行肌间沟阻滞的患者都伴有同侧膈神经阻滞，可导致半侧膈肌的轻度麻痹。由于单侧膈肌轻度麻痹可使肺功能下降 25%，因此严重呼吸系统疾病患者在无机械通气的情况下可能不能耐受肌间沟阻滞。有过对侧肺切除术病史或需行双侧手术的患者都是肌间沟阻滞的禁忌证。超声引导下锁骨上臂丛神经阻滞能提供有效的肩部麻醉，而无同侧膈神经轻度麻痹。

对于肘部至手部的手术，常采用经锁骨下入路或腋路阻滞臂丛。锁骨下臂丛神经阻滞可能是肘部手术的最佳方法。

三、脊柱手术

脊柱手术较为复杂，麻醉处理包含多个要点，如患者术前存在限制性通气功能障碍、颈部活动受限或不稳定，术中涉及体位摆放问题、术中出入量大、术中神经功能监测及术后镇痛等问题。

伴有气道异常的患者应注意气管插管时颈部的保护，并根据气道评估结果选用适合的插管工具。谨慎放置患者的体位是脊柱手术中麻醉医师和外科医师共同的重要职责。在麻醉诱导和气管插管后，患者转为侧卧位，应注意保持颈部的中立位。俯卧位时将患者头部转向一侧，但不应超出正常头部的活动范围，或将面部垫在软垫上，面部朝下。应注意避免角膜擦伤或压迫球状体引起视网膜缺血，鼻、耳、前额、颏部、女性胸部或男性生殖器等部位的压迫性坏死。

脊柱畸形矫正术通常伴随着大量失血。研究提示多种因素可影响失血量，包括手术技术、手术时间、融合椎体数量、麻醉药物、平均动脉压、血小板异常、稀释性凝血功能障碍和原发性纤维蛋白溶解。已应用数项技术来减少失血和控制异体输血，包括通过适当体位来降低腹内压、外科止血、控制性低血压麻醉、自体血回输、术中等容血液稀释、应用促进止血的药物、术前自体血液预存。

术后神经功能缺损是复杂性脊柱重建术最令人担心的并发症之一。术中唤醒的方法可用于确定脊髓功能的完整性。术中唤醒仅限于测试下肢大致的运动功能，且受麻醉药和患者认知功能完整性的影响，但应预防俯卧位患者活动时气管导管的意外脱出、深吸气时出现空气栓塞以及剧烈动作导致手术器械移位等并发症。多模式术中监测已经成为复杂性脊柱重建术的标准监测。这些监测包括体感诱发电位（somatosensory evoked potential，SSEP）、运动诱发电位（motor evoked potential，MEP）和肌电图监测。

肌电图用于监测椎弓根螺钉安置和神经减压时可能出现神经根损伤。SSEP 用于评估脊髓后部——感觉部分。MEP 用于评估脊髓前部——运动部分的完整性。建议在 NIEP 监测期间使用一个软牙垫以防止舌咬伤和牙齿损伤。许多生理因素可削弱 SSEP 和 MEP 检测信号，包括低血压、低体温、低碳酸血症、低氧血症、贫血和麻醉药物。强效吸入麻醉剂呈剂量依赖性地降低信号振幅，并延长潜伏期。如果应用挥发性麻醉剂作为麻醉药，其浓度应保持在最低肺泡有效浓度的一半左右并在整个手术过程中保持不变，氧化亚氮可引起信号振幅降低，因此吸入麻醉对术中监测有一些影响。全凭静脉麻醉可成功用于 SSEP 和 MEP 监测，阿片类麻醉药物、咪达唑仑和氯胺酮对 MEPs 影响最小，丙泊酚可抑制 MEPs，然而氯胺酮可减轻丙泊酚的这种抑制作用，MEP 监测期间不能使用肌松剂。

多节段脊柱应用器械融合术后的患者会感到十分疼痛。早期对此类患者多采用阿片类药物进行镇痛，但是由于阿片类药物的不良反应较多，现已推荐与其他药物联合使用的多模式镇痛。对于腰椎融合术患者，可在切口以上平面置入硬膜外导管，用于输注局部麻醉药与阿片类药物的患者自控硬膜外镇痛。对于涉及更多脊柱平面的手术，已经证实术中鞘内注射吗啡能够提供可靠的术后镇痛效果。然而，NSAIDs 对脊柱融合可能有不良的影响。对阿片类药物耐受的患者，亚麻醉剂量的氯胺酮可减轻后路脊柱融合术后患者的疼痛。

第四节　麻醉和手术的要求

一、骨科麻醉的特点

（一）骨科手术可见任何年龄

小儿常见先天性疾病。随着生活质量的不断提高，骨关节病、骨折的老年人越来越多，且年龄也越来越大，并发心肺疾患的患者要做好术前准备。

（二）体位

骨科手术常需要俯卧位时，胸廓受压可造成通气障碍，腹压升高致静脉回流受阻，迫使静脉血逆流到脊椎静脉丛，导致硬膜外静脉充血，加重术中出血，增大了止血难度。因此俯卧位时，应取锁骨和髂骨作为支点，尽量使胸廓与手术台保持空隙，妥善保护眼球及生殖器。全身麻醉宜用扶助呼吸、控制呼吸时压力不宜过大，以免增加胸腔内压影响静脉回心血量而引起低血压。关节突起部还可能压迫外周神经引起神经麻痹应加预防。全身麻醉下变动体位时，要注意气管导管有无滑脱、变位或扭曲。更要注意血流动力学变化、防止心搏骤停意外。

（三）警惕脂肪栓塞及肺栓塞

骨科手术麻醉期间，应特别注意脂肪栓塞、肺栓塞等可能发生的严重并发症。长管状骨骨折和严重创伤的患者中脂肪栓塞的发生率为1% ~ 5%，骨盆粉碎性骨折者的发生率可高达5% ~ 10%，但小儿少见。脂肪栓塞可发生在骨折 12 小时以后及术中，也可在术后数天发生。主要临床表现为呼吸和中枢神经功能障碍，如呼吸困难、急促。多数患者会出现原因不明的低氧血症、意识不清、神志障碍直至昏迷。主要病理改变是毛细血管内皮细胞破坏使毛细血管渗透性增加，脂肪从骨髓释放后侵及肺和脑血管，使血浆中游离脂肪酸增加。游离脂肪酸对肺泡Ⅱ型细胞有毒性作用，释放血管活性物质如组胺、5- 羟色胺，使肺毛细血管内膜破坏，肺间质水肿出血导致低氧血症。缺氧和脑水肿可出现中枢神经系统症状。严重创伤或长骨骨折后的患者出现原因不明的低氧血症、心动过速、发烧应考虑到脂肪栓塞的可能。治疗主要是防治低氧血症、保持循环功能稳定。呼吸机辅助呼吸、高压氧疗法、维持体液及离子平衡对其起着重要作用。

肺栓塞主要发生在全关节置换术后、发生率高达 3.5%。血栓主要来自下肢深静脉，多于术后发生，偶有麻醉期间发生。下肢骨折后因活动受限致静脉血淤滞，深静脉炎及创伤后的应激反应引起血液高凝状态，易形成静脉血栓。临床表现为剧烈胸痛、咳嗽、发烧。有的表现为血压和心率的突然改变，甚至突然死亡。动脉血气检查常有低氧血症，进而出现低 CO_2 血症，心电图表现为右心扩大、房颤心律。治疗主要是气管内插管扶助呼吸、氧疗法，应用正性肌力药改善心功能。

（四）控制出血

骨手术创面渗血较多，且又不易止血，失血量可达数千毫升以上，时间愈长出血愈多，如椎体切除术失血量可在 5 000 ~ 6 000 mL，脊索瘤手术失血量最多可达 10 000 mL 左右，因此术前对此应有充分的准备，准备充足的血源。

四肢手术时常使用止血带以求得术野无血，目前常用气囊充气止血带，上肢止血带应放在中上 1/3 处，充气时间不应超过 1 小时；下肢止血带应放在尽量靠近腹股沟部位，充气时间不应超过 1.5 小时若持续超过 2 小时可引起神经麻痹，因此上肢每 1 小时，下肢每 1.5 小时应松开止血带 10 ~ 15 分钟需要时可再充气，以免引起神经并发症。另外，驱血时血压上升，而松开止血带时由于驱血肢体血管床

突然扩大及无氧代谢产物经静脉回流到心脏，抑制心肌收缩可出现血压下降，称“止血带休克”。此时应立即抬高肢体，静注缩血管药，待血压平稳后再缓慢松开止血带。还应注意缺血缺氧后再灌注诱发血栓素 A_2（thromboxane A_2，TXA_2）释放对肺的损害。

脊柱手术为减少出血可行控制性低血压，对于那些出血量极大，而非恶性肿瘤的手术，可利用红细胞回收器进行自体血回收，经处理后将洗涤红细胞输回。

手术过程中，至少开放二条以上的静脉通路，术中连续监测动脉血压、中心静脉压和尿量以指导输血输液。

二、麻醉选择

选择麻醉方法应根据手术部位、体位、时间长短、患者的状态、麻醉医师的技术水平、设备条件及外科医师或患者的特殊要求等，选择最熟练、最可靠的麻醉方法。

1. 脊柱手术常取俯卧位、侧卧位及头低位，腰椎间盘摘除术、腰椎管狭窄减压术可用硬膜外麻醉。颈椎、胸椎手术都是在全身麻醉下进行，颈椎骨折或脱位患者在意识清醒状态下，由于颈部肌肉痉挛强直的支持，病情比较稳定，一旦全身麻醉诱导使意识消失或使用肌松药失去颈部肌肉支持或移动体位，或使头后仰皆可因颈椎变位压迫脊髓而损伤延髓引起呼吸肌麻痹，甚至突然死亡。因此宜采用局部黏膜表面麻醉、严禁头后仰情况下清醒气管插管。插管途径可经鼻或经口盲探插管，气管插管困难时，纤维喉镜可以发挥独特的作用。颈椎关节强直者气管插管方法也可参照上述方法，但可用镇静药使意识消失，以减少患者的紧张和痛苦，同时应注意舌后坠可使气道梗阻。有些手术因呼吸管理困难，如俯卧位手术、呼吸道异常等也应在气管内全身麻醉下进行。减少术中出血，可行控制性降压或血液稀释。

2. 上肢手术常选用臂丛神经阻滞，下肢选用连续硬膜外麻醉或蛛网膜下隙阻滞，药物往往选用 0.5% 丁哌卡因或 0.75% 罗哌卡因。仅少数肩关节等手术或小儿不能配合者选用全身麻醉，其中髋关节置换术的患者多数并发类风湿性关节炎、髋关节强直或肌骨头坏死等疾病，因长期卧床，营养极差。老年人多有脊柱骨质增生和韧带钙化，硬膜外穿刺困难时可改用全身麻醉。闭合性复位手术，如关节脱臼或长管状骨闭合性骨折常做手法复位，有时在 X 线下进行，手术时间短暂，但要求无痛和良好的肌松。

成人可用异丙酚 2 mg/kg 复合芬太尼 50 μg 缓慢静脉注射，既能使患者意识消失，又能保持自主呼吸，但要严防注射速度过快而引起呼吸抑制或停止，一旦出现应立即面罩加压供氧。术前应按全身麻醉准备，肩关节复位也可用肌间沟法臂丛麻醉。小儿可用氯胺酮 4 ~ 10 mg/kg 肌内注射或 2 mg/kg 静脉注入，使病儿意识消失又具止痛作用，术前应按全身麻醉准备，术中注意保持气道通畅。开放性整复手术一般只需中度的肌松即可，上肢整复时对肌肉松弛的要求不及下肢整复时严格，骨髓炎及其他骨科手术时则很少需肌肉松弛。

3. 脊髓损伤或压迫致截瘫或神经干损伤引起肌肉麻痹者，全身麻醉诱导应禁用琥珀胆碱，以免引起高血钾症而造成心律失常，甚至心搏骤停死亡。经测定麻痹侧静脉血中钾离子浓度明显高于正常侧。另外，失用性肌肉萎缩的患者用琥珀胆碱时血清钾上升虽不如前者明显，但还是选用非去极化肌松药为佳。

第五节　骨科几种特殊手术的麻醉

一、颈椎手术的麻醉

颈椎间盘突出症常见于中年人，以神经根型最常见，其次为脊髓型。手术分前路、后路两种，以前路为主，当前路手术尚不足以解压时需加做后路手术。

颈前路手术的主要麻醉方法为颈神经浅丛麻醉，常用0.375%的丁哌卡因或罗哌卡因，且后者安全性大。术前应进行气管、食管推移训练。高位颈前路手术常选用气管内全身麻醉、仰卧甲状腺体位，插管时切勿使颈部向后方过伸，以防引起脊髓过伸性损伤。为方便术野，手术时需将气管、食管等拉向对侧，反复牵拉易引起气管黏膜、喉头水肿，等拔管后出现即时的或迟发的呼吸困难，此时因椎间植骨颈部制动而插管困难，严重者可危及生命。因此可暂缓拔管，待度过喉水肿的高峰期后再拔管以确保安全。术中要注意监测血压、中心静脉压及尿量，及时补充血容量。

二、脊柱侧弯畸形手术的麻醉

脊柱畸形的矫形术是利用矫正杠撑开矫正侧弯。脊柱畸形患者因脊柱变形使胸廓、肺发育活动受限、胸肺顺应性降低，大部分患者表现为限制性通气功能障碍，也可有混合性通气功能障碍，麻醉及术中注意如下：

（一）术中脊髓功能的监测和麻醉

该手术治疗中最严重的并发症为截瘫，原因可是手术直接损伤或过度牵张脊髓。为了尽早发现手术对脊髓的损害，应对脊髓功能进行监测，主要有两种方法即躯体感觉皮质诱发电位（somatosensory cortical evoked potential 简称 SCEP）和唤醒试验。前者要求特殊的设备技术且影响因素较多，如低血压、低体温、麻醉药等。后者简便易行常用于临床，但它只是对脊髓前索的运动功能提供参考，而不能测试脊髓后索的感觉功能，并不适用一有严重心理问题或精神迟缓的患者，最理想的监测技术是对运动皮质的电磁刺激法。

手术多采用俯卧位，切口长、范围广、手术时间长，气管内全身麻醉常用。必须保证术中清醒试验顺利进行，麻醉不宜太深，一般认为氧化亚氮－氧－麻醉性镇痛药，中短效肌松药复合麻醉较适用，尽量少用吸入麻醉药。亦可用浅全身麻醉配合硬膜外麻醉，可以减少全身麻醉药物的用量，保证患者不痛，患者安静。

（二）控制性低血压的应用

脊柱畸形矫正手术切口长，取髂骨融合剥离脊椎可达10个椎体以上，创伤大而出血多，为减少出血可行控制性低血压，在保证补足容量的情况下可将平均动脉压控制在8kPa左右，值得注意的是，有人从SCEP观察到脊髓功能对动脉血压变化非常敏感，在脊柱畸形矫正同时存在低血压能加重局部缺血，影响神经功能。因此降压应在脊柱侧弯矫正前停止，使血压维持至术前水平或稍高，以防脊髓缺血。

（三）呼吸功能的维持

脊柱畸形可使胸廓，肺发育、活动受限，胸肺顺应性降低，加之俯卧位、垫枕等因素使通气功能进一步恶化，所以术中应保证通气量充足，避免发生缺氧及二氧化碳蓄积，更为重要的是在手术结束后还要注意保持足够的通气量，防止因残余麻醉药物的影响使通气功能降低。

三、椎体切除术的麻醉

因肿瘤、骨折或退行性变使椎管容积变小，造成脊髓或马尾神经受压，出现程度不同的神经功能障碍等症状，严重者可出现截瘫，手术治疗需要切除椎体。手术常取侧卧头高位或俯卧位，对呼吸、循环影响很大。经胸行椎体切除，选用气管内全身麻醉，术中注意心肺功能，手术创伤甚大、失血很多，切除椎体时为减少失血而结扎切断部位的动静脉，但不能完全控制椎体松质骨出血，尤其是椎管前静脉丛及切除椎体后壁时静脉窦破口的出血更难以控制，这时可行控制性降压减少出血，同时使用血液回收机，补足血容量。胸段椎体切除也可通过胸腔镜完成手术，此时要求双腔气管插管，术中单肺通气。另外要注意切除椎体时发生的神经反射，如窦神经等，有时会引起严重的低血压甚至心搏骤停，应提高警惕。

四、全髋关节置换术的麻醉

主要对象为老年人、术前常并发高血压、冠心病、肺心病、慢支等老年性疾患，机体代谢功能欠佳，对于手术及各种麻醉的耐受性均明显降低，全身麻醉则因老年人肺功能不全，术前并发肺气肿、慢性支气管炎等，术后长期卧床易发生呼吸系统及血栓等并发症，故硬膜外麻醉列为首选。以 $L_{2\sim3}$ 或 $L_{3\sim4}$ 间隙穿刺，在老年人局部麻醉药要小剂量分次注射。对无法进行硬膜外穿刺并且肺功能差的患者选择全身麻醉。术中应严格控制麻醉平面，及早扩容。术中使用骨水泥对血流动力学影响甚大，可出现严重的低血压甚至心搏骤停，所在应注意以下几点：①将骨水泥充分混匀，凝成“面团”时置入以减少单体或其他附加成分的吸收。②髓腔应扩大到假体能用手加压插入、避免猛力捶击。③置入骨水泥前要补足血容量，必要时可在中心静脉压和心功能监测下超量补充。④填入骨水泥前吸入高浓度氧，以提高吸入气的氧分压。⑤维持麻醉平稳，要保持循环、呼吸系统相对稳定。该手术失血量很大，尤其当修整髋臼、扩大髓腔时出血速度较快、失血量较大，应注意及时给予补充。

五、股骨颈骨折的麻醉

多发生在老年人，手术治疗复位内固定有利于早期活动，避免了因长期卧床而引起的并发症. 如肺部感染、血栓形成等。硬膜外麻醉可改善下肢血流，阻断因创伤引起的应激反应而改善血液高凝状态，从而减少深静脉血栓的发生率。老年人各项生理功能均减退，心血管和呼吸的储备功能降低，全身麻醉后易发生低氧血症，肺部的并发症也多，故不为首选。术中将阻滞平面控制在 T_{10} 以下，保持通气充足，避免低氧血症。由于创伤引起的应激反应可使血液的流变性改变引起高凝状态，所以必要时应监测血细胞比容，进行适当的血液稀释、降低血液黏稠度，防止形成血栓。

六、关节镜手术的麻醉

关节镜手术需无痛和良好的肌松，这样便于下肢内收、外展、屈曲等位置变换，腰段连续硬膜外麻醉联合腰麻（$L_{2\sim3}$）能充分阻滞腰骶神经，肌肉松弛使关节腔开大，利于窥测关节病变和手术操作。

第六节 骨科不同种类微创手术麻醉后处理

一、肩部和四肢微创骨科手术后的麻醉处理

如果是短小的微创手术或局部麻醉处理，一般麻醉后无须特殊处理。

如果采用椎管内麻醉，那么当局部麻醉药的作用消除后，一般除了术后头痛、尿潴留、腰痛、背痛等，应该没有什么特殊情况。若有出现，对症处理完全可以解决。在术后管理过程中对于患者的一些主观感受，如下肢的酸麻或一些穿刺有关的不适应给予恰当的关心。

由于全球的老龄化趋势，接受微创手术的患者越来越老而且多病，术后须特别重视患者的安全和舒适方面的因素，如始终存在对禁食、术后的恶心和呕吐等的顾虑。安全和舒适与术后良好的镇痛治疗一样重要。术中采用或主要采用部位麻醉的优势在术后可更好地体现出来。因为镇痛作用是由局部麻醉药提供的。骨科的四肢及肩部的微创手术采用部位麻醉尤其是 PNB，其优势比其他临床手术的更大。

1946 年，Ansbro 阐述了连续神经阻滞的技术，以进行臂神经丛的术后镇痛，但只是到了 20 世纪中期，由于局部麻醉药和适当导管材料的发展才导致导管技术在各种外周神经阻滞的应用增加。

临床上已经确立的导管技术是那些在脊髓近旁进行的操作。PNB 导管与其相比，居于相当次要的地位。一项由 Lehmann 指导的、基于导管运用的术后镇痛调查发现：腰、胸硬膜外导管和蛛网膜下隙导管的使用率是 85%，神经丛导管的是 11.5%，其他一些操作像肋间、胸膜间导管和股神经导管在所有的病例中的使用率只有 3.5%。

使患者、术者和麻醉医师高度地接受区域麻醉操作的先决条件是理想的无痛穿刺、定位神经耗时少、成功率高、PNB 提供良好的手术条件（运动阻滞）、长效的术后镇痛、不良反应低、并发症罕见且易于控制。术后如果有可供使用的 PNB 导管，那么麻醉者、术者与康复医师一起，可以为患者制定出完全可被其接受的术后锻炼方案。

如果采用以 1% 利多卡因为主的复合用药（复合罗哌卡因）方案，一般术毕 3 ~ 4 小时患者可以控制其肢体。麻醉者和康复医师会诊后，结合术者的意见，即可调整局部麻醉药给药速度和剂量，在无痛情况下增加患者的安全和舒适度。

准确放置外周神经阻滞的导管的操作同单次法操作，只是需从导引器留置 PNB 导管。所有的方法中，导管装有一个连接器和一个滤菌器，用绷带条固定，并覆以消毒纱布。在接上过滤器之前，应予回抽，以排除导管置入血管的可能。

术后镇痛，可常规使用 0.2% 罗哌卡因，给予方式通常是连续地输注（4 ~ 16 mL/h）。也可顿挫性推注（0.2% 罗哌卡因 10 ~ 20 mL），间隔时间约为 6 ~ 8 小时。决定使用某种剂量取决于该骨科中心的技术要求。局部麻醉药连续输注的好处在于减轻了麻醉人员工作量、普通病区内的护理人员可以独立地在医嘱范围内调节剂量。0.2% 罗哌卡因引起的运动神经阻滞少见。

PNB 导管的禁忌证则为：穿刺部位感染；潜在的菌血症，全身感染；患者拒绝。并发症则为导管脱出；穿刺部位的伤口感染；导管断裂、打结或套成环（罕见）；毒性反应（罕见）。

大多数的 PNB 导管在手术过程中留置。术后，患者首先在苏醒室内接受监护。可根据以下 7 个方面：意识的清醒程度、身体的活动度、血流动力学的稳定度、氧合情况、术后疼痛的控制度、恶心呕吐的出现情况和呼吸系统的稳定度进行综合测评（0 ~ 2 分级评分），如果患者得分至少在 12 分以上，没有一项的得分为零分，他（她）可以直接离开手术室，回到普通病房。

直到患者要转到普通病区时，才使用局部麻醉药来达到镇痛所需阻滞程度。

应当给每个接受导管治疗的患者都建立一份病案。病案中包括患者个人资料；导管的类型；定位神经成功时针需要穿入的深度和导管放置的日期。应该将每一位带着镇痛导管离开苏醒室的患者资料输入已建立好的导管资料数据库，做到能够在任何时刻查看所有镇痛导管患者的当前明细记录。

最好每天进行 2 ~ 3 次的疼痛查房，用视觉模拟评分检查镇痛效果，看看患者的满意度，是否需要继续疼痛治疗，检查一下麻醉区域的运动和感觉反应及有无出现不良反应。每天对置管部位进行触诊检查，每两天在更换敷料时检查穿刺部位，以期早期发现炎性并发症。

穿刺部位出现任何一种感染征象或停药后患者也无痛感，予以撤除导管。导管法镇痛的好处：术中阻滞的延续；有效的术后镇痛，也适合锻炼治疗；和阿片镇痛相比，没有呼吸抑制、恶心、警觉保留、镇痛的质量更佳；和蛛网膜下隙神经阻滞 / 硬膜外镇痛相比，没有排尿问题、没有蛛网膜下隙神经阻滞后头痛、没有麻药弥散平面高所致的心血管反应；患者可以活动。其缺点是：和传统的疼痛治疗相比，仪器和药物方面的费用大；取决手术治疗团队的组成，病区内可能需要添加额外的人员。

二、脊柱微创手术后麻醉处理

（一）麻醉后拔管

术后一般即可按照拔管指征将气管插管常规拔出。但当术后有气道水肿的危险并有再次插管的可能时，可适当延迟拔管时间，如 12 ~ 24 小时。

患者有肺部疾患同时伴有肺功能低下者，术毕有辅助呼吸可能。此类患者拔管时除了须保证生命体征稳定外，希望肺活量超过 10 mL/kg，吸入力量超过 1.96kPa。

（二）术后麻醉苏醒室（PACU）阶段

麻醉医师应对患者术中脊髓损伤的可能高度警惕，而患者的反应程度的大小与术中脊髓损伤的危险成反比。麻醉医师应掌握好患者的 PACU 逗留指征，如果患者需直接送 ICU，不应进入 PACU。离开 PACU 的患者需能够自行呼唤别人的帮助，能够控制自己的肢体，生命体征稳定且正常，体温正常，且疼痛得到有效控制。患者再转运到ICU或普通病房前，麻醉者应再次对患者进行评估，以便及早发现问题。

（三）术后的疼痛治疗

程度适当的术后镇痛可帮助患者早期活动，积极配合治疗并降低并发症。

理想的术后镇痛为维持最低有效浓度（MEC）即保持患者有足够镇痛作用的药物浓度，以使患者舒适。静脉 PCA 技术目前已较为成熟，也拥有丰富的临床使用经验。静脉 PCA 一般有电子泵和机械镇痛泵两种。麻醉者可根据患者的病情和术中情况予以设计和不同配伍，往往设定一个基础给药量和在锁定时间范围内自我给药次数或背景输注剂量，以保证治疗浓度的按照患者自己的需要而维持相对稳定。

胸段、腰段的手术患者经椎管内给予镇痛药成功率较高。通过椎管内途径给药也有许多不同的方法。大家可参考有关疼痛治疗学的相关章节。

我们认为虽然椎管内途径有许多优点，但是毕竟是一次有创的操作。患者已经接受了一次微创的骨科操作，情感上可能不再愿意接受椎管内操作。虽然脊柱手术可以做到一定程度的微创，但毕竟也可以有一系列的相关问题。虽然为了提高脊柱手术后硬膜外镇痛管理的安全性. 镇痛间隙可以高于手术切口头端 1 ~ 2 个椎体，但手术操作可能会破坏正常的椎旁间隙，所给药液可以渗漏入其他的结构中而造成不良反应或效果不佳。

由于硬膜外操作又是在手术切口附近进行，也是在脊柱走向上进行的操作，术后如果出现什么问题可能鉴别困难，又容易被术者推诿责任，所以静脉 PCA 应该是一种比较稳妥的选择。

（四）麻醉后随访

坚持术后 24 小时内对患者再次评估，通常可以发现许多意想不到的情况，及时地记录麻醉并发症和继发症状，对于提高麻醉质量有莫大的帮助。

三、术中相关意外情况的典型病例

骨科微创外科手术麻醉中，危险和意外情况时有发生，为了保证手术患者的生命安全，应及时掌握术中患者生命体征的各项信息，正确诊断和处理术中出现的险情。以下介绍骨科微创外科手术麻醉中相关意外情况和危险性的典型病例。

病例：女性，61 岁，体重 58kg，身高 159 cm。胸背部疼痛伴跛行 1 个月入院，诊断 T_6 陈旧性压缩性骨折，神经根受压，ASA Ⅱ级，拟在全身麻醉胸腔镜下行 T_6 椎体成形术。常规术前准备，术前 30 分钟，肌内注射苯巴比妥钠 0.1 g、阿托品 0.5 mg。以咪达唑仑 2 mg、依托咪酯 10 mg、芬太尼 0.25 mg、罗库溴铵 50 mg 快速诱导，经口明视顺利插入 37F 左侧 Robertshaw 双腔气管导管，以麻醉机行机械通气，患者右侧卧位单肺通气时显示左右肺分隔良好。术中 CO_2 人工气胸，压力维持在 1.568 ~ 1.764kPd 水平，调整呼吸参数使 $PETCO_2$ 维持在 5.054 ~ 5.320kPa 范围。胸腔镜明视下穿刺器置入 T_6 椎体，注入骨水泥 7 mL，5 分钟后，患者面色潮红，血压 7.98/5.32kPa，心率 148 次 /min，SaO_2 90%，气道峰值压力升高，立即分次给予麻黄碱 30 mg、多巴胺 15 mg，血压缓慢上升到 9.925/5.719kPa，心率 66 ~ 70 次 / min。随之患者颜面潮红加重，眼睑水肿，手臂及前胸出现大片荨麻疹，诊断为骨水泥过敏性休克。立即改行双肺通气，并同时分次静脉注射肾上腺素 200 μg、地塞米松 20 mg、异丙嗪 25 mg，10% 葡萄糖酸钙 10 mL、碳酸氢钠 250 mL、输注万汶及平衡液各 500 mL，继续抗过敏、抗休克等综合治疗，调节肺通气相关参数，患者生命体征逐渐恢复正常。休克期间送检血气的结果为 pH 值 7.1、PaO_2 7.58kPa、$PaCO_2$7.511kPa。2 小时后患者清醒送 PACU 继续观察治疗，潮气量和肌张力完全恢复后，拔除气管导管，4 小时后安返病房，1 周后患者出院。

病例分析：患者胸背部疼痛跛行加剧 1 个月，T_6 压缩性骨折，已出现极为明显的神经根受压症状，有行椎体成形术的指征。在术中双腔支气管插管单肺通气，CO_2 人工气胸后 $P_{ET}CO_2$ 维持在正常范围。在胸腔镜下穿刺器置入 T_6 椎体注入骨水泥时，出现骨水泥过敏性休克。通过此病例提醒临床医师在椎体成形术注入骨水泥时须密切注意血压和心电图的变化应注意：

1. 填充骨黏合剂前收缩压需维持在 11.97kPa 以上，必要时用升压药。
2. 避免低血容量。
3. 严密观察患者。
4. 吸入纯氧。
5. 为预防血压突然下降，可静脉缓慢滴注多巴胺，维持血压平稳，出现心动过缓时，分次静注阿托品。
6. 要注意异常情况的出现（如过敏性休克、肺栓塞），应当积极采取相应的措施，改进微创外科技术，同时加强监测，以减少意外情况及并发症的发生。

第七节　四肢骨折和关节脱臼复位与麻醉

一、四肢创伤特点

四肢创伤包括开放性损伤和闭合性损伤。累及组织结构包括骨、关节、神经、血管、肌肉、肌腱及其他软组织。骨折和关节脱位是常见的创伤. 关节脱位和开放性损伤均需紧急复位、手术处理。闭合性损伤除非并发重要血管神经损伤，一般可视患者全身情况决定处理时机。但近年来人们认为四肢长骨骨折主张尽早手术内固定，可避免患者长期卧床牵引，减轻伤后疼痛，为后期功能康复创造条件，也有利于减少严重并发症，降低病死率，但早期急症手术无疑增加了麻醉医生对患者的处理难度。

单纯四肢创伤手术范围多较局限，但若伤及血管、神经，修复手术要求精细，尤其是断肢再植手术需时较长，对麻醉也有特殊要求。四肢创伤常并发胸腹内脏及颅脑等多器官损伤，手术处理宜分轻重缓急，先处理致命伤，待患者生命体征相对稳定以后，再择机处理四肢损伤，若病情允许，也可同期处理四肢损伤。

如前所述，低血容量、饱胃也是四肢创伤患者常见的问题，应该根据具体情况采取相应措施处理。

患者受伤前可能患有各种影响手术麻醉的内科疾病，伤情紧急常使麻醉医生没有足够时间充分了解患者情况，也没有充分时间来调整患者全身情况。有资料表明，急性创伤患者 36% 未能及时补充血容量，20% 患者诊断有疏漏，13% 对伤情处理不及时，10% 气道处理不当。提高对急性创伤患者的处理水平，需要有效的急症组织，正确及时的急诊处理（包括合理的院前处置），麻醉医师也应学会快速评价处理创伤患者的特殊问题。

二、麻醉前准备与麻醉选择

（一）麻醉前评估和麻醉前准备

麻醉前应对患者一般情况行简要评估，包括：

1. 既往病史：详细了解患者病史，尤其应了解既往有无明显心血管、呼吸系统及与麻醉相关的其他疾病，如有并发病症应问清治疗情况，如糖尿病患者胰岛素使用情况，冠心患者发作时对药物治疗的反应情况，高血压患者抗高血压药物使用情况，近期有无呼吸道感染等。问清曾否接受过麻醉及麻醉中有无异常情况等。

2. 进食情况：急症手术应了解末次进食时间、进食内容、伤后有否呕吐。对饱胃患者尽量选择神经阻滞或椎管内麻醉，术中慎用镇静药。手术必须在全身麻醉下进行时，应选择气管内麻醉，可在充分表面麻醉下清醒插管，也可在压迫环状软骨同时快速诱导气管插管，避免胃内容物反流误吸。术后应清醒后再拔除气管导管。

3. 并发损伤：检查是否并发其他部位损伤，尤其注意有无气道梗阻，有无气胸、血胸和腹腔脏器损伤。如需同时手术应综合考虑手术需要决定适宜麻醉方法。

4. 失血量：尽可能准确评估失血量。对开放伤口或骨折周围血肿大量失血，机体处于低血容量状态者应在麻醉前初步纠正。红细胞压积和血红蛋白含量可大致提示失血纠正情况，血压改善、心率减慢、皮肤颜色和毛细血管充盈时间是失血纠正满意的可靠临床指标。大量失血需快速输血补液患者应留置中心静脉导管监测中心静脉压，用以指导输血输液治疗。

5. 实验室检查：必要的实验室检查和心电图、X 线检查有助于综合了解患者全身情况，对决定麻醉方法和麻醉中处理也有一定参考和指导作用。

6. 术前准备：向患者适当解释手术麻醉过程，提醒患者手术前后注意事项，如臂丛神经阻滞后患者可有短时肢体无力等。解除紧张患者的精神焦虑，必要时给予适量苯巴比妥、安定等镇静药物。

7. 监测：术中常规监测心电图、脉搏氧饱和度、无创动脉血压，全身麻醉患者监测呼末二氧化碳浓度。危重患者最好动脉穿刺置管连续监测动脉血压变化，以便及时发现血压变化并可间断采集血样进行血气分析。麻醉开始前建立可靠的静脉通路，用以输血补液并为药物治疗提供给药途径，必要时应该建立两条以上静脉通路。

（二）麻醉选择

1. 上肢手术多数能在臂丛神经阻滞下完成。肘部以下手术选用腋入法，上臂或肩部手术选用锁骨上法或肌间沟法。臂丛神经阻滞是上肢手术最常用的麻醉方法。

神经阻滞麻醉可提供满意的镇痛、肌松和制动作用，同时对呼吸循环影响很少，术后可保持一定时间镇痛作用，伴发的缩血管神经麻痹还可增进肢体血液循环，尤其适用于断肢再植和血管修复手术，缺点是局部麻醉药用量较大，药物误入血管内时可产生严重局部麻醉药中毒反应。阻滞成功率受术者操作熟练程度影响较大，要求术者熟练掌握相关神经解剖和支配区域及阻滞方法，穿刺操作有出现气胸和血管神经损伤的可能。单次注射时麻醉作用时间受药物性能的限制。

2. 下肢及腰椎手术

（1）腰麻：腰麻后头痛可通过应用细针穿刺或使用改良的笔尖式测孔穿刺针，由于减轻或避免了硬膜被针尖切割损伤，腰麻术后头痛发生率明显减少。

（2）连续硬膜外阻滞：虽然起效时间慢，但是时间可控性强，是长时间手术的合适麻醉方式。

（3）腰硬联合麻醉（combined spinal-epidural anesthesia，CSEA）：CSEA 综合了腰麻起效快、用药量小、药物不良反应少和硬膜外麻醉时间可控性强的优点，是长时间手术麻醉方式的理想选择。

3. 全身麻醉对于手术时间长，手术复杂及创伤大，或破坏性手术，宜在全身麻醉下实施。一般情况下，以下情况选择全身麻醉：①儿童或不合作患者。②术前存在严重低血容量状态，或有败血症及凝血功能障碍患者。③不适宜局部麻醉或严重创伤强迫体位难以完成椎管内麻醉或神经阻滞操作患者。④并发其他部位损伤需同时手术或估计术中难以保持气通通畅患者。⑤长时间、操作复杂手术。

全身麻醉中是否需要气管插管决定于手术时患者的体位、术中能否维持满意的气道控制、是否需要应用肌松剂及手术时间。一般小儿短小手术不需肌松者，可不实施气管插管在静脉或吸入麻醉下完成手术。也有些短时间操作如闭合性骨折复位可在吸入麻醉下完成，优点是苏醒迅速，可提供一定程度肌松，但不宜常规应用，且应由有经验的麻醉医生实施。对于手术体位为仰卧，术中不变动体位的手术，也可以置入喉罩通气道实施全身麻醉，也是比较理想的选择。对重度软组织挤压伤患者行快诱导气管插管时，由于可能存在高血钾状态，应用琥珀胆碱有诱发心搏骤停的危险。

4. 静脉内局部麻醉静脉内局部麻醉适用于肘部以下短小手术，可提供满意的手和前臂无痛、肌松。优点是操作简单，麻醉作用消失快适用于门诊手术，在肌腱缝合或松解术中，手术医生还可随时观察肌腱活动和手指动作情况，保证手术效果。缺点是止血带加压时间过长后患者有不适感觉，局部感染患者有使感染扩散危险，较大组织裂伤患者注药后由于部分药物可经伤口流失影响麻醉效果。

主要并发症是全身局部麻醉药不良反应，常因方法不当或袖带漏气导致。正确操作时也可有少量患者出现轻度中毒症状，可能由于快速注药产生较高的静脉压力和阻断前驱血不充分导致局部麻醉药通过止血带渗漏至体循环内，肘前静脉注药时较易发生。手术结束放松加压袖带后部分患者可出现耳鸣、口唇麻木等轻微局部麻醉药全身反应，无须特殊处理，术前应用安定有一定预防作用。局部麻醉药中不可加用肾上腺素，避免出现缺血不良反应。

本法应用中阻断时间过长患者多有不适感觉，推荐用于 1 h 内短小手术。下肢简单手术偶尔也可应用。

三、四肢骨折和关节复位术的麻醉管理

（一）神经阻滞的注意事项

1. 局部麻醉药　局部麻醉药不良反应肌痉挛的发生率在臂丛神经阻滞腋路 1.0% ~ 2.8%，肌间沟和锁骨上入路7% ~ 8%,因而使用局部麻醉药后应注意监测,一旦发现不良反应征象出现,即刻对症处理。使用高浓度局部麻醉药容易发生毒性反应，所以神经阻滞时尽量避免使用高浓度局部麻醉药。

某些局部麻醉药可通过改变药液浓度而产生感觉和运动神经分离阻滞，如丁哌卡因在硬膜外阻滞时应用 0.125% ~ 0.250% 浓度阻滞交感神经而较少阻滞感觉神经，0.25% ~ 0.50% 浓度产生最大感觉阻滞而运动神经阻滞欠佳. 0.75% 浓度则产生完善的运动阻滞。麻醉作用恢复时同样先运动后感觉。运动和感觉恢复的时间差利多卡因约需 5min，丁哌卡因约 20min，临床可根据需要选用适宜的局部麻醉药浓度。应注意，阻滞部位不同局部麻醉药作用时效也不同，如丁哌卡因周围神经阻滞时效可达 10 h 以上，但用于腰部硬膜外阻滞时效仅约 2 h。

2. 缩血管药　肾上腺素与局部麻醉药混合应用可延长后者作用时间，同时因减慢药物吸收速度，降低注药后血药峰值浓度，还可减轻药物的全身反应。加入 1 ： 20 万肾上腺素可使利多卡因臂从神经阻滞时的峰值血药浓度下降 30%，但对丁哌卡因效果甚微，因此丁哌卡因麻醉可不加肾上腺素。加入肾上腺素还有助于早期发现局部麻醉药误入血管内。1 ： 20 万肾上腺素注入静脉后 1min 内可使心率加快 30% 以上，神经阻滞注药期间如发现患者突然心率加快，应高度警惕血管内注射。指（趾）根阻滞时不能用血管收缩药。

3. 异感　所有神经阻滞均会遇有异感,但对异感的体验描述各不相同,有刺痛感觉,有放射性过电感,少数可能以痒为主要表现。发生异感提示麻醉医生注射针已接近、接触或刺入神经，后者临床常有温热感觉。有人认为出现异感即提示神经损伤已经发生，但异感可为麻醉医生提供神经阻滞的可信性定位指标，临床实践中一般掌握异感可以寻找，但反复刺激或加重异感不可取。注射前应向患者讲清楚异感表现，嘱其感知后立即告知医生，以便将针保持在引出异感部位，回吸试验无气、无血即可缓慢注入局部麻醉药，注药期间严重疼痛提示神经内注药，应退针少许避免神经损伤。

（二）手术过程中注意事项

1. 镇静药：总的应用原则是适量。作为术前药或麻醉前静注适量镇静药有助于缓解患者紧张情绪，减轻局部麻醉药不良反应，但应以使患者不丧失合作能力为度。目前尚没有任何药物可以完全预防局部麻醉药的全身不良反应。镇静药使用过量使患者在意识消失状态下进行神经阻滞操作增加神经损伤的危险，麻醉医生也因不能及时得知患者有否异感而造成判断困难。待确认麻醉效果完善，手术开始后可适量应用镇静镇痛药物令紧张患者进入浅睡状态，有助于术中血流动力学稳定。但应面罩吸氧，保持患者气道通畅和有效通气量，术中应监测脉搏血氧饱和度。

2. 补充血容量：对于开放性损伤的患者，术前的失血量难以估计，对其他闭合性损伤术前的体液不足及术中失血量应该准确判断，及时补充容量，纠正麻醉期间易发生的低血压。

3. 在预计松开止血带之前，应该提前适当加快补液速度，以适应止血带突然松开引起的暂时性血容量不足。

4. 紧密关注手术进程，在涉及长骨骨髓操作、使用骨水泥等过程中要严密监测患者生命体征，警惕、预防、及时发现并处理患者所发生的改变，尤其要注意肺栓塞、脂肪栓塞等严重并发症。

（三）股骨颈骨折内固定术的麻醉

1. 特点

（1）多发生于老年人，60 岁以上者约占 80%。

（2）因创伤引起的血肿、局部水肿及入量不足，是导致术前低血容量的主要原因。

（3）对创伤的应激反应可引起血液流变学的改变，血液多呈高凝状态。

2. 注意事项

（1）多主张在连续硬膜外阻滞或腰硬联合麻醉下手术，镇痛好，失血量少，并减少术后深静脉血栓的发生率。全身麻醉术后发生低氧血症及肺部并发症者较多。

（2）对术前的体液不足及术中失血量的估计较困难，麻醉期间易发生低血压，应及时补充容量。必要时监测 CVP、HCT 及尿量，指导术中液体治疗措施。

（3）术前血液高凝状态是引起血栓形成和肺栓塞的重要原因，术中应行适当血液稀释，避免过多输入全血。

第八节 脊柱创伤患者的麻醉

一、脊柱创伤及其继发疾病

脊柱创伤大多由于运动、交通、工伤事故引起，可以分为单纯椎骨骨折、关节脱位以及骨折、关节脱位并发脊髓损伤两大类，脊髓损伤是由脊柱骨折、关节脱位、血肿等导致的，一旦脊柱创伤并发脊髓损伤，后果极其危险，可能导致截瘫甚至死亡，因而及时救治脊髓损伤患者对改善患者预后相当关键。

（一）脊髓损伤的临床表现

各种原因造成脊髓直接或间接性损伤，产生一系列的症状，但其临床表现早期与晚期有所不同。脊髓横贯损伤后，在损伤平面以下的运动、感觉、反射及括约肌和自主神经功能受到损害。脊髓完全性损伤或表现为脊髓休克，或表现为完全性痉挛性四肢瘫或截瘫，前者为急性发生，后者为逐渐发展起来形成的。也可表现为脊髓的不完全性横贯性损伤。

1. 感觉障碍　损伤平面以下的痛觉、温度觉、触觉及本体觉消失。

2. 运动障碍　脊髓休克期，脊髓损伤节段以下表现为软瘫，反射消失。休克期过后若是脊髓横断伤则出现上运动神经元性瘫痪，肌张力增高，腱反射亢进，出现髌阵挛、踝阵挛及病理反射。

3. 括约肌功能障碍　脊髓休克期表现为尿潴留，系膀胱逼尿肌麻痹形成无张力性膀胱所致。休克期过后，若脊髓损伤在骶髓平面以上，可形成自主反射膀胱，残余尿少于 100 毫升，但不能随意排尿。若脊髓损伤平面在脊髓圆锥部骶髓或骶神经根损伤，则出现尿失禁，膀胱的排空需通过增加腹压（腹部用手挤压）或留置导尿管来排空尿液，大便也同样可出现便秘和失禁。

4. 不完全性脊髓损伤　损伤平面远侧脊髓运动或感觉仍有部分保存时称之为不完全性脊髓损伤。临床上有以下几型：

（1）脊髓前部损伤：表现为损伤平面以下的自主运动和痛温觉消失。由于脊髓后柱无损伤，患者的触觉、位置觉、振动觉、运动觉和深压觉完好。

（2）脊髓中央性损伤：在颈髓损伤时多见。表现上肢运动丧失，但下肢运动功能存在或上肢运动功能丧失明显比下肢严重。损伤平面的腱反射消失而损伤平面以下的腱反射亢进。

（3）脊髓半侧损伤综合征（Brown-Sequard Syndrome）：表现损伤平面以下的对侧痛温觉消失，同侧的运动功能、位置觉、运动觉和两点辨觉丧失。

（4）脊髓后部损伤：表现损伤平面以下的深感觉、位置觉丧失，而痛温觉和运动功能完全正常。

多见于椎板骨折患者。

5. 脊髓不同节段损伤的特点

（1）上颈段脊髓损伤（$C_{1\sim4}$）：此段脊髓上端与延髓相连，故损伤后部分患者可并发有延髓甚至脑干损伤的临床表现。上颈段脊髓损伤时，常有颈枕部疼痛，颈部运动受限。$C_{1\sim2}$损伤时患者大多立即死亡，$C_{2\sim4}$节段内有膈神经中枢，伤后多出现膈肌和其他呼吸肌麻痹，患者表现为进行性呼吸困难，损伤平面以下四肢上运动神经源性不完全瘫痪。

（2）下颈段脊髓损伤（$C_{5\sim8}$）：此段损伤多引起肋间神经麻痹，膈肌麻痹，四肢瘫痪，双上肢为弛缓性瘫痪，双下肢为痉挛性瘫痪，损伤平面以下感觉丧失，C_8 ~ T_1损伤可出现尺神经麻痹的爪形手和交感神经节受损的 Horner 征。

（3）胸段脊髓损伤：常有根性疼痛，病变水平以下各种感觉减退或丧失，大小便出现障碍，运动障碍表现为双下肢上运动神经元性瘫痪，T_6以上损伤可出现呼吸困难。脊髓休克期中可出现交感神经阻滞综合征，即血管张力丧失，脉搏徐缓下降，体温随外界的温度而变化，脊髓休克期过后可出现总体反射。

（4）腰骶段脊髓损伤（L_1 ~ S_2）：按其临床表现分为腰髓、圆锥和马尾损伤三部分。T_{10}以下椎体损伤致脊髓损伤时，表现为双下肢弛缓性瘫痪，提睾反射、膝腱反射消失，腹壁反射存在，Babinski 征阳性；圆锥损伤不引起下肢运动麻痹，下肢无肌萎缩，肌张力及腱反射无改变，肛门反射减低或丧失，肛周包括外阴部呈马鞍型感觉障碍，出现无张力性神经源性膀胱，常伴有性功能障碍如阳痿，直肠括约肌松弛及臀肌萎缩；L_2以下椎体骨折或脱位，损及马尾神经，多为不完全性，表现为下腰部、大腿、小腿及会阴部的自发性疼痛，两侧常不对称，双下肢肌力弱，常伴有肌萎缩，跟腱反射消失，膝腱反射减弱，括约肌和性功能障碍及营养障碍常不明显。

（二）脊髓损伤后常见伴发疾病

1. 通气功能障碍　颈胸段脊髓损伤后，会导致肺功能不同程度受累，患者表现为呼吸困难，肺泡通气功能障碍。$C_{2\sim4}$节段内有膈神经中枢，伤后多出现膈肌和其他呼吸肌麻痹，膈肌几乎完全丧失功能，吸气时仅靠胸锁乳突肌、斜角肌和斜方肌等辅助吸气肌做功，患者表现为进行性呼吸困难，可出现反常呼吸，通气量严重不足，必须机械通气方能维持生命。$C_{5\sim6}$以下颈胸段脊髓损伤后，膈神经虽然未受累或者部分受损，但支配肋间肌的神经可能受损，影响通气功能，通气量有所降低，患者可能没有二氧化碳蓄积，但是大多数已经存在低氧血症，应严密监测呼吸功能，予以吸氧，必要时机械通气。

2. 肺水肿　肺水肿多发于脊髓损伤的急性期，由于肺毛细血管渗透性改变引起，是脊髓损伤后主要死亡原因之一。高位脊髓损伤患者颈胸段交感神经麻痹，副交感神经相对兴奋，即所谓的脊休克。在救治过程中的对策是适当的补充血容量并且使用 α－受体激动剂，以使患者的血压维持在可以维持重要脏器灌注需要的水平。而脊髓损伤后尤其是全横断损伤后心脏功能受损，肺毛细血管楔压增高，救治过程中外周血管收缩，液体转入中央循环，进一步增加了肺动脉压，使肺毛细血管渗透性增加，引起肺水肿。

3. 肺栓塞　深静脉血栓形成在急性脊髓损伤患者中发生率很高，据报道其发生率为 3%，弛缓性瘫痪、颈髓损伤以及肥胖者发生深静脉血栓形成以及肺栓塞的危险性相对更大。急性脊髓损伤后下肢肌肉的瘫痪及外周静脉的扩张使下肢静脉回流量明显减少，再加上凝血因子的异常改变和血管内膜的损伤等因素，均可导致深静脉血栓形成。实际上脊髓损伤后深静脉血栓形成患者仅有少数表现出相应的临床症状与体征，但却有可能由此所引起的肺栓塞常可导致猝死。

4. 泌尿系统感染、肾衰竭　脊髓损伤后，膀胱尿道功能障碍伴同发生并随之而产生一系列泌尿系统并发症，脊髓损伤患者中 85% 伤后出现高张力、高反射的痉挛性膀胱。患者膀胱容量减少，残余尿量增加，出现膀胱贮尿及排尿双重功能障碍，最终可因泌尿系统感染、梗阻、肾积水、尿毒症和慢性肾衰竭，导致死亡。因此急诊麻醉前应当了解患者肾功能情况，避免使用损伤肾功能药物。

二、脊柱创伤手术麻醉管理

（一）术前评估和麻醉前准备

脊柱创伤患者病情复杂多变，麻醉科医师应该对患者伤情迅速做出判断，及时采取正确的急救措施和麻醉方案。

1. 一般情况 通过检查患者神志、面色、呼吸、血压、脉搏、体位、姿势、排便情况、血迹和呕吐物等情况，初步了解患者全身状况和损伤部位。

2. 快速评估 患者呼吸循环状态检查呼吸道是否通畅，如果存在问题，应该立即没法处理，在最短时间内令患者的呼吸道畅通，必要时紧急气管插管，机械通气。快速了解患者循环状态，判断是否存在代偿期休克或者休克失代偿，如果存在这类状态，立即实施液体复苏，及时输血。

3. 麻醉前用药慎用镇静镇痛剂 由于脊柱损伤患者如果存在脊髓损伤病情，呼吸功能可能已经受到影响，术前镇静镇痛后风险性增加，尽量避免。

（二）麻醉选择

脊柱损伤骨折复位减压手术一般在俯卧位下实施，同时由于可能存在呼吸功能受累，所以手术时极易影响患者呼吸功能，手术适宜在全身麻醉下实施。

（三）麻醉处理

1. 麻醉诱导：非颈部损伤患者，可采用快速诱导气管插管，颈部损伤患者应该根据患者颈椎稳定情况决定采取何种气管插管方法，如果损伤轻微颈部活动不会损伤颈髓，估计患者插管条件良好，非可疑困难气道，可以采用快速诱导插管；否则应当实施清醒气管插管，或者纤维支气管镜引导气管插管，必要时气管切开插管。由于采用俯卧位手术，最好选用钢丝螺纹气管导管，并且必须将气管导管固定确实，术中管理好气道，防治因体位改变使气管导管脱出。如果患者处于休克代偿期或者失代偿期，使用麻醉药物剂量应当相应减小，对于截瘫患者应尽量避免使用琥珀酰胆碱，以防使患者血钾急剧升高出现意外。

2. 呼吸功能支持：术中控制呼吸参数设置合理，$ETCO_2$ 维持在 30 ~ 40mmHg 范围，可以适当降低颅内、椎管内压，同时使患者处于微酸状态，有利于组织氧供。

3. 循环支持：脊柱创伤后休克代偿期或者失代偿期患者的处理是抢救脊柱创伤患者的基础，只有维持患者循环稳定，进一步抢救措施才能得以继续开展。对于脊休克患者，在适当补液的基础上应用适量 α－受体激动剂，对于失血性休克，应当补充血容量，输血补液尽快纠正血容量不足。输血补液过程中应该监测心脏功能（CVP、PCWP 等），预防循环容量负荷迅速增加导致心力衰竭或者肺水肿。

4. 体位：脊柱手术有时会采用俯卧位，这时就要注意选用钢丝螺纹气管导管，并且要固定确实，预防导管脱出、打折等不良事件。胸腹垫的位置应当放置合理，当心体位原因影响呼吸循环和静脉回流，使静脉压增加，甚至增加出血量。此外，要注意预防眼、耳等部位压迫损伤及其他部位挤压伤。

5. 手术结束以后再次评价呼吸循环功能，通气功能恢复不良的患者应当继续接受机械通气治疗。

◇◇ 第四章 ◇◇

产科麻醉

第一节　孕妇妊娠期生理改变

妊娠期孕妇的生理发生了显著改变，随着妊娠时间的推移，这些改变更加显著，特别是高危产妇，这些生理改变会对麻醉产生影响。作为麻醉医师，除了要掌握麻醉方面的专业知识和技能外，还应该掌握孕妇妊娠期的生理改变、病理产科以及麻醉方法和药物对母体、胎儿的影响等方面的知识，尽最大所能保障母婴的安全。

妊娠期全过程从末次月经第一日开始计算，平均 280 天，即 40 周。临床上分为三个时期：13 周末之前称为早期妊娠，第 14 ~ 27 周末称为中期妊娠，第 28 ~ 40 周末称为晚期妊娠。

分娩全过程是从开始出现规律宫缩至胎儿胎盘娩出为止，简称总产程。第一产程又称宫颈扩张期，是指从开始出现间歇性 5 ~ 6 分钟的规律宫缩，到宫口开全的一段时间。初产妇需 11 ~ 12 小时；经产妇需 6 ~ 8 小时。第二产程又称胎儿娩出期，是指从宫口开全到胎儿娩出的这段时间。初产妇需 1 ~ 2 小时；经产妇通常数分钟即可完成，但也有长达 1 小时者。第三产程又称胎盘娩出期，是指从胎儿娩出到胎盘娩出的时间，通常需 5 ~ 15 分钟，不超过 30 分钟。

一、循环系统

妊娠期间，由于新陈代谢负担增加、循环血量增加及内分泌的改变，使得母体在血容量、血流动力学及心脏方面都发生较大变化，以适应胎儿生长发育及分娩的需要。

（一）心脏改变

妊娠期间心电图发生典型改变。从妊娠第 8 ~ 10 周开始，心率逐渐加快，34 ~ 36 周时达高峰，以后逐渐下降。单胎妊娠心率一般可增加 10 ~ 15 次 /min，心脏容量可增加 10% 左右。妊娠后期心电图检查有电轴左偏，这与心脏沿长轴旋转有关。有些孕妇在Ⅲ导联出现 Q 波和 T 波倒置，Q 波在深吸气后可减小，T 波在深吸气后倒置减轻或转为直立。AVF 导联一般无 Q 波。上述心电图改变均可于产后消失。另外，妊娠期还可能出现房性或室性期前收缩等心律失常表现。

妊娠期高动力性循环使心音加强，肺动脉瓣区和心尖区出现 2 ~ 3 级收缩期吹风样杂音。有时因肺动脉生理性扩张，在肺动脉瓣区可出现吹风样舒张期杂音，酷似肺动脉瓣关闭不全的杂音，但产后即消失。妊娠后期，因子宫增大，横膈上升，可使心脏向左前方移位，大血管轻度扭曲，心尖部可产生收缩期杂音及肺动脉瓣第二心音亢进，但心电图正常。

（二）妊娠期血流动力学改变

妊娠期间心排血量有所增加，开始于妊娠第 5 周，并于妊娠早期末增加 35% ~ 40%。在妊娠中期，心排血量继续增加直至接近比非妊娠妇女心排血量大 50% 的水平。妊娠晚期，心排血量维持此水平不变。

心排血量取决于心率和每搏量。心排血量最初的变化可归因于妊娠第 4 ~ 5 周心率的加快。至妊娠早期末心率加快可高于基线 15% ~ 25%，并且在妊娠后期基本维持此水平。每搏量于妊娠的第 5 ~ 8 周可增加约 20%，而到了妊娠中期末可增加 25% ~ 30%，并且保持此水平直至分娩。每搏量的增加与雌激素升高有关。因为妊娠期间黄体酮和雌二醇可引起血管平滑肌松弛以致血管扩张，外周血管阻力下降约 20%。外周血管阻力的下降可使收缩压和舒张压下降，心率和心脏每搏量反射性地升高，从而导致心排血量的增加。

妊娠期间，左室舒张末容量增加，而收缩末容量保持不变，从而导致射血分数增大。妊娠期间的中心静脉压、肺动脉舒张压和肺毛细血管楔压都在非孕时的正常值范围内。

怀孕期间心排血量的增加可导致子宫、肾脏以及四肢的灌注增加。流向脑部和肝脏的血流无变化。足月妊娠时孕妇皮肤血流量接近非妊娠水平的 3 ~ 4 倍，导致皮肤温度升高。肾脏血浆流量于妊娠 16 ~ 26 周增加 80%，但在足月妊娠时降至高于非妊娠水平的 50%。

（三）分娩期和产褥期血流动力学改变

与分娩前的心排血量相比，第一产程初期的心排血量增加约 10%，第一产程末约增加 25%，第二产程增加约 40%。子宫收缩期间，约 300 ~ 500 mL 血液可从绒毛间隙流人中心循环（相当于自体输血）；子宫内压力增加迫使血液从绒毛间隙流向相对畅通的卵巢静脉流出系统。产后由于腔静脉受压解除、下肢静脉压减小和孕妇血管容量下降的共同作用使心排血量增加。心排血量在产后 24 小时下降至分娩前水平，在产后 12 ~ 24 周恢复到孕前水平。分娩结束后心率迅速下降，并在产后两周时恢复到孕前心率水平，而在之后的几个月内心率较孕前水平稍低。

（四）血压改变

体位、孕龄以及产次均可影响孕妇的血压测量值。坐位时血压高于卧位。侧卧位时，70% 的孕妇血压测量值可下降 10%，8% 的孕妇血压可下降 30% ~ 50%。仰卧位时可出现仰卧位低血压综合征，但改变体位后好转。舒张压比收缩压下降程度更大，舒张压早在妊娠中期时即可下降近 20%。

血压的改变与全身血管阻力的改变是一致的。全身血管阻力在妊娠早期时下降，于妊娠 20 周时降至最低点（下降 35%），而在妊娠后期升高。全身血管阻力的下降，是由低阻力血管床（绒毛间隙）的发育以及前列腺素、雌二醇和黄体酮作用所致的血管扩张引起的。

妊娠期间上肢静脉压无改变，下肢静脉压于妊娠后期升高，在卧位和坐位时更加明显，可由 0.98kPa（10 cmH_2O）增加到 2 ~ 3kPa（20 ~ 30 cmH_2O）。下肢静脉压升高的主要原因是由于机械性压迫所致，这里包括增大的子宫在骨盆入口上方压迫下腔静脉，以及胎头在骨盆侧壁处压迫髂静脉。故在进行中心静脉压测量时应从上腔静脉测量，以避免因增大的子宫压迫而导致下腔静脉测量值偏高。

二、血液系统

（一）血容量变化

自妊娠第 6 周起，母体血容量开始增多，孕 32 ~ 34 周时达高峰，约增加 40% ~ 45%，妊娠 34 周后，血浆容量基本稳定或稍有减少。妊娠末期，孕妇循环血容量大部分用于妊娠子宫的血液灌注。胎儿和母体产生的激素可使孕期血浆容量升高。另外，在血管紧张度下降情况下，血浆容量的增加是维持适当血压的一种生理反应。雌激素可升高肾素活性，从而通过肾素－血管紧张素－醛固酮系统增加钠的吸收和水的潴留。其机制可能是由于胎儿肾上腺产生了雌激素的前体脱氢表雄酮。黄体酮也能增加醛固酮的分泌。这些改变导致血浆中肾素活性和醛固酮水平生明显升高，同时也使钠潴留和身体水分总量显著升高。分娩前应适当控制液体的输入量，否则可能会增加水、钠潴留，增加心脏负担，不利于产后恢复。

自孕 6 ~ 8 周母体血容量开始增加，孕 32 ~ 34 周时达高峰，约增加 40% ~ 45%，平均增加 1450 mL。其中血浆增加约 1000 mL，因血浆增加多于红细胞增加，血液相对稀释。

（二）红细胞

血细胞比容降至 31% ~ 34%，血小板减少 10% ~ 20%. 这是因为血浆的增长速度要明显高于红细胞及血小板，导致相对性的贫血。孕妇储备铁约 500 mg，为适应红细胞增生及胎儿成长和孕妇各器官生理变化的需要，容易缺铁。

（三）白细胞

从妊娠 7 周起开始增加，至妊娠 30w 时达高峰，主要为中性粒细胞增多，淋巴细胞增多不明显，而单核细胞和嗜酸性细胞几乎无改变。

（四）血浆蛋白

妊娠初期血浆白蛋白浓度从 4.5 g/dl 下降至 3.9 g/dl，而到足月时下降为 3.3 g/dl。妊娠初期球蛋白下降 10%，之后的整个妊娠期均呈上升趋势，直至足月时，球蛋白较孕前水平升高 10%。妊娠期间白蛋白 / 球蛋白比值（白 / 球比）从 1.4 下降至 0.9，血浆总蛋白浓度约从 7.8 g/dl 下降至 7.0 g/dl。妊娠期间母体胶体渗透压减小近 5mmHg。妊娠初期血浆胆碱酯酶浓度下降约 25% 并保持此水平直至妊娠末期。

（五）凝血功能

妊娠期血小板的更新、聚集以及纤维蛋白溶解增强。因此，妊娠时血管内凝血加快，但属于代偿状态。

妊娠期间凝血因子亦发生改变（表 4–1）。大多数凝血因子浓度的升高、凝血酶原时间和部分凝血活酶时间的缩短、纤维蛋白肽 A 浓度的增加以及抗凝血酶Ⅲ浓度的降低，均提示凝血系统的激活。血栓弹力图的改变也提示妊娠处于高凝状态。

表 4–1　足月妊娠时凝血和纤溶参数

浓度升高的因子：
Ⅰ因子（纤维蛋白原）、Ⅶ因子（转变加速因子）、Ⅷ因子（抗血友病因子） Ⅸ因子（抗血友病因子 B）、Ⅹ因子（Stuart–Prower 因子）、Ⅻ因子 （Hageman 因子）
浓度不变的因子：
Ⅱ因子（凝血酶原因子）、Ⅴ因子（促凝血球蛋白原）
浓度下降的因子：
Ⅺ因子（凝血酶原激酶前身物）、Ⅷ因子（纤维蛋白稳定因子）
其他参数：
凝血酶原时间：缩短 20% 部分凝血活酶时间：缩短 20% 血栓弹力图：高凝状态 纤维蛋白肽 A 浓度：升高 抗凝血酶Ⅲ浓度：降低 血小板计数：不变或减少 出血时间：不变 纤维蛋白降解物浓度：升高 纤溶酶原浓度：升高

妊娠期血浆纤维蛋白原比非孕期增加约 50% ~ 75%，孕末期可达 400 ~ 500 mg/dl。红细胞表面负电荷改变，红细胞沉降率加快。妊娠期纤维蛋白溶酶增加，优球蛋白溶解时间延长，表明纤溶活性降低，分娩后纤溶活性迅速增高。

从分娩开始的产后第一天内，血小板计数、纤维蛋白原、Ⅷ因子和纤溶酶原迅速下降，同时抗纤维蛋白溶解活性增加。产后第一天凝血时间仍然缩短，血栓弹力图仍然为高凝状态。产后 3 ~ 5 天，纤维蛋白原浓度和血小板计数升高，这些改变可以解释为何产褥期血栓并发症高发。产后两周后，凝血功能恢复到怀孕前状态。

三、呼吸系统

妊娠早期已出现肋膈角增宽，肋骨向外扩展，使胸腔前后径及横径各增加 2 cm，胸周径增加 5 ~ 7 cm。妊娠后期子宫增大，腹压增高，使横膈抬高约 4 cm，但胸腔总体积无缩小。

从妊娠早期开始，喉黏膜、鼻黏膜和口咽黏膜毛细血管就开始充血，并且在整个妊娠期间充血加剧。

孕妇出现呼吸浅快可能是因为鼻充血。

妊娠 12 ~ 38 周的孕妇 Mallampati 分级为Ⅳ级的比例升高 34%。呼吸道的血管充血可导致口腔、鼻咽、喉部及气管黏膜的水肿。呼吸道水肿可致困难插管，且黏膜较易破损。有上呼吸道感染、先兆子痫、输液过多、妊高征以及在第二产程时用力分娩的孕妇，其呼吸道水肿更为明显。

怀孕期间，孕妇肺功能最明显的变化是功能残气量（functional residual capacity，FRC）的变化。在妊娠期间，FRC 减少了 20% 左右。这主要是由于子宫增大导致膈肌上抬所致。FRC 的减少使孕妇氧的储存能力明显减少。潮气量（VT）增加 40%，分钟通气量增加 50%。通气量增多使孕妇动脉 $PaCO_2$ 减低 15% 左右，HCO_3^- 减少 15% 左右，动脉血氧分压（PaO_2）轻度增高，氧合血红蛋白离解曲线右移，这有利于氧在组织中的释放。

孕妇氧耗增加约 20% ~ 50%。储氧能力的减少和氧耗的增加使孕妇更容易发生缺氧。在分娩期间，特别是第一和第二产程，由于疼痛难忍，孕妇的分钟通气量和氧耗量骤增，比非妊娠妇女增高约 300%，导致孕妇出现低二氧化碳血症（$PaCO_2$ 降至 20mmHg 或更低），pH 值升高（pH7.55）。呼吸性碱中毒可使血管收缩，影响胎儿血供。另外，在宫缩的间歇期，由于疼痛缓解，血中低 $PaCO_2$ 可使孕妇呼吸减弱，可导致低氧，对孕妇和胎儿不利。

四、消化系统

（一）解剖学改变

随着妊娠进展，胃肠道受增大子宫的推挤，使盲肠、阑尾移向腹腔的外上方；妊娠后期子宫压迫直肠，可加重便秘，并可因静脉血流淤滞而出现痔疮；至妊娠晚期，胃向左上方膈肌顶部推移，并且胃的轴线较其正常的水平位向右旋转近 45 度，形成程度不等的水平位。由于胃肠道解剖位置的改变，使急腹症的体征发生变异，易导致临床诊断上的困惑。胃的位置改变使得大多数孕妇的腹段食管移位至胸腔。这就导致可防止胃内容物反流的食管下段高压区（LEHPZ）压力降低，同时黄体酮也可使 LEHPZ 松弛。约 30% ~ 50% 的女性在妊娠期间出现胃食管反流症状。

（二）胃肠动力改变

整个妊娠期间液体和固体的胃排空并无改变。妊娠期间食管蠕动和小肠运输减慢。这些胃肠动力的改变与胎盘分泌大量黄体酮引起全身平滑肌普遍松弛有关。这种抑制效应也可能是妊娠期间黄体酮使血浆胃动素浓度下降而产生的间接作用。此外，分娩时的疼痛、焦虑也会明显影响胃的排空能力。分娩孕妇进食后 8 ~ 24 小时行超声检查，发现 41% 的孕妇胃内还存留固体食物，而非妊娠妇女进食后 4 h 胃内就找不到固体食物。另外，妊娠妇女的胃内压增加，而食管下段高压区压力降低。所有这些都增加了发生反流、误吸的危险性。

（三）胃酸分泌

在怀孕期间，由于胎盘分泌的促胃酸激素的水平升高，孕妇胃酸的分泌增加。

五、内分泌和代谢

（一）垂体

妊娠期垂体的体积和重量均增加，体积约比妊娠前增加 20% ~ 40%，重量几乎增一倍。垂体前叶增大 1 ~ 2 倍，分泌垂体泌乳素的嗜酸细胞增多、增大，形成所谓的“妊娠细胞”。这种生理性增大可能导致头痛，也可压迫视神经交叉而致双颞侧偏盲，产后 10 天左右随着垂体的缩小而恢复。

垂体的这种改变增加了垂体前叶对出血的敏感性。因此，产后出血性休克常使垂体前叶供血不足或形成血栓，造成增生、肥大的垂体前叶发生坏死，而出现席汉综合征（Sheehan's syndrome）。垂体后叶的血液应直接来自动脉．它不受低血压的影响。临床麻醉时应避免较长时间的低血压，必要时应及时使用升压药，以避免给产妇带来不可逆转的后遗症。

（二）甲状腺

妊娠期间由于甲状腺滤泡和血管增生使得甲状腺增大 50% ~ 70%，造成甲状腺 1、2 度肿大者占 30% ~ 40%。受大量雌激素影响，肝脏产生的甲状腺素结合球蛋白增加，可导致妊娠初期三碘甲状腺原氨酸（T_3）和甲状腺素（T_4）浓度升高 50%，并且持续整个妊娠期。妊娠期血浆总 T_3 和 T_4 的浓度虽然升高，但游离 T_3（FT_3）和游离 T_4（FT_4）的血浆浓度却基本保持在正常范围之内，甚至有轻度下降。故孕妇通常无甲状腺功能亢进表现。

妊娠初期促甲状腺激素浓度下降但此后立即恢复到非妊娠水平，并在此后的妊娠期内不发生进一步改变。妊娠期甲状腺对血浆中碘的摄取量增加。因此，妊娠期应增加饮食中碘含量。

（三）甲状旁腺

呈生理性增生，激素分泌增加，钙离子浓度下降，临床上多见低钙血症。

（四）胰腺

妊娠期间胰岛增大，细胞数目增多。妊娠中期血浆胰岛素水平开始增高，妊娠末期达高峰，葡萄糖耐量试验显示，胰岛素水平较非孕期明显增高。但由于妊娠期产生的胎盘生乳素、雌激素和孕激素等有拮抗胰岛素的功能，因此血糖水平下降缓慢，恢复延迟。因胰腺对葡萄糖的清除能力降低，故孕妇靠增加胰岛素的分泌来维持体内糖代谢。孕妇的空腹血糖与非孕妇相似或稍低，如果胰岛的代偿功能不足，不能适应这些改变，则将于妊娠期首次出现糖尿病，称为妊娠期糖尿病。

（五）肾上腺

孕期肾上腺皮质的形态无明显改变，但由于妊娠期雌激素增加，血清皮质醇浓度亦增加，说明孕期肾上腺皮质激素处于功能亢进状态。

肾上腺分泌的皮质醇及醛固酮等激素从孕 12 周开始增加，到妊娠末期达非孕期的 3 ~ 5 倍，半衰期延长，清除率降低。妊娠期间由于雌激素水平升高，引起肝合成皮质类固醇结合球蛋白（CBG）浓度增加一倍。升高的 CBG 可使血浆皮质醇浓度在妊娠初期末升高 1 倍，而到足月时可升高 2 倍，在妊娠末期的最后几天，未结合的、具有代谢活性的皮质醇浓度为非妊娠水平的 2.5 倍。游离皮质醇增加是由其产生增加和清除率下降所致。与蛋白结合的皮质类固醇受 CBG 增加和人血白蛋白下降的影响。通常在糖皮质激素浓度较低时就可使 CBG 结合能力饱和。妊娠期间倍他米松清除率升高，这很可能是由于它可通过胎盘酶代谢。

肾上腺髓质所产生的肾上腺素和去甲肾上腺素都无改变，但到临产后这两种激素可因对子宫收缩的应激反应而增多。

（六）代谢

妊娠初期基础代谢率稍下降，妊娠中期逐渐增高，妊娠晚期可增高 15% ~ 25%，氧耗量增加 20% ~ 30%，主要供子宫血管营养区域所用。

妊娠期糖代谢变化显著，在皮质激素及胎盘生乳素抑制胰岛功能的影响下，外周葡萄糖利用率降低，肌肉糖原储备量减少，血糖升高，餐后高血糖持续时间长。由于肾小球滤出的糖量超过肾小管回吸收量，约 20% ~ 30% 的孕产妇可有间断性尿糖现象。近年，对孕期饥饿低血糖的发生有了进一步的认识。非孕妇饥饿后血糖浓度平均为 3.6mmol/L（66 mg/dl），而孕妇为 3.3mmol/L（60 mg/dl）。禁食 48 小时后，孕妇的血糖浓度下降更剧，可低于 2.2mmol/L（40 mg/dl），最后可出现酮尿，麻醉管理上应予以重视。高位椎管内麻醉和全身麻醉可能掩盖低血糖症状，应特别引起注意。妊娠期蛋白质代谢增强，但仍保持正氮平衡。由于生理性血液稀释，血浆总蛋白可降低 13%，平均为 62.5 g/L，导致胶体渗透压下降，易发生水肿。

妊娠期分泌的大量甾体类激素对水和电解质的潴留起重要作用。妊娠期水的交换面积扩大，在母体与胎儿之间发生大量水及电解质代谢，其特点是总体液量增加伴随等渗的盐潴留。妊娠期水潴留主要发生在组织间隙。

六、中枢神经系统

孕妇对局麻药物和全麻药物的敏感性都增高，因此对麻醉药的用量需求比非妊娠妇女要低，但其机制尚未完全清楚。

妊娠期氟烷和异氟烷的最小肺泡有效浓度分别降低 25% 和 40%。有人认为这是妊娠时孕妇体内各种激素水平发生了改变所致。还有人认为，孕妇吸入麻醉药的 MAC 值的降低是由于孕妇内啡肽系统发生了改变，导致孕妇对疼痛的耐受力升高。

对于蛛网膜下隙麻醉或硬膜外麻醉，局麻药减少 30% ~ 50% 的用量，就可达到理想的平面。一般认为，由于妊娠妇女腹腔压力增大，硬膜外静脉怒张，从而使硬膜外和蛛网膜下隙的间隙减小，导致局麻药的用量减少。虽然脊柱发生的解剖学和力学方面的改变可能是导致此现象发生的原因之一，但是在妊娠初期还未发生明显的力学改变时就发现孕妇对于局麻药的需求量减少。

第二节　产科麻醉药理学

围生期药理学涉及三个最重要部分：母亲、胎盘、胎儿。三者相互作用，影响妊娠期间的药物应用。

一、母体因素

药物到达胎盘交换部位依赖于渗入到绒毛间隙的子宫血流率。到达绒毛间隙药物的子宫动脉内浓度依赖以下因素：总剂量、给药途径、麻醉药物中存在肾上腺素、母体代谢与排泄、母体蛋白结合、母体的 pH 与药物的 pKa。

（一）剂量

无论何种给药途径，增加用药剂量会增加母体脉血药浓度，结果也会增加胎儿的血药浓度。

（二）注射部位

静脉给药时血药浓度峰值最高。骶椎硬膜外注射局麻药比腰椎硬膜外注射在母体内的血药浓度峰值高，而腰椎硬膜外、外阴、颈部侧面注射局麻药后母体的血药浓度相似。

（三）佐剂

肾上腺素能降低母体利多卡因、甲哌卡因血药浓度峰值的 30% ~ 50%，而对布比卡因、依替卡因的影响很小。

（四）个体药动学

妊娠相关疾病，如先兆子痫，可能会因肝脏代谢障碍和肝血流的减少而导致母体麻醉药的血药浓度较高，对于一些肝清除率较高的药物，如利多卡因，尤其如此，因其代谢对肝血流因素更敏感。

蛋白结合对胎盘转运麻醉药物的潜在影响目前知之甚少。严重先兆子痫引起的母体血浆蛋白水平的降低，可能会使进入胎儿体内的麻醉药增多。但胎盘对具有不同蛋白结合力的药物的转运能力尚不确定。局麻药的血浆蛋白结合力因不同药物及其浓度不同而不同，利多卡因和甲哌卡因的结合率分别为 50% 和 70%，布比卡因和依替卡因的结合率为 95%。妊娠可能降低某些药物的蛋白结合。例如，妊娠期间，布比卡因血浆蛋白结合力下降。在评价局麻药蛋白结合意义时，药物 – 蛋白解离率也很重要，药物的 pKa 是其处于 50% 离子化时的 pH 值。由于大多数局麻药的 pKa 在 7.6 ~ 8.9 之间，这与机体生理状态下的 pH 值很接近。母体和胎儿血液 pH 值改变可使药物离子化程度及其胎盘转运发生变化。

胎儿酸中毒时可发生一种称为“离子障”的现象，因为胎儿血 pH 值降低使碱性局麻药（如利多卡因）离子化程度高，这种现象可能是病态胎儿药物蓄积的原因。

二、胎盘因素

对孕妇进行的药物治疗中，许多药物都可以通过胎盘，从而对胎儿产生远期效应。在对孕妇用药后，一定量的药物将通过胎盘进入胎儿血液循环。药物通过以下三条途径透过胎盘屏障：简单扩散、主动转运和胞饮作用。药物通透性取决于多种因素，包括分子量大小、蛋白结合率、脂溶性、母体血药浓度和母体及胎儿血 pH 值。药物到达绒毛间隙后，单位时间内转运量可用散公式来表示，其表达式为： $Q/t=K\times A\times（C_m \sim C_f）/D$

Q/t 为跨膜通透率，K 为扩散系数，A 为可进行物质交换的半透膜表面面积，$C_m \sim C_f$ 为母体和胎儿血液循环中药物浓度梯度，D 为膜的厚度。

大分子物质较难通过胎盘屏障，小于 500 d 的分子易通过。大多数用于孕妇的药物都是小分子量物质，因此很容易通过胎盘到达胎儿血液循环。脂溶性高的药物也同样易于穿过胎盘屏障。离子化程度高、脂溶性低的药物（如非去极化肌松药）很难透过胎盘屏障。

三、胎儿因素

一旦药物透过胎盘，胎儿对药物的摄取、分布、代谢、排泄决定药物的清除和生理作用。

（一）摄取

胎儿对药物的摄取取决于胎儿血液中药物（包括溶解于血浆中的药物和与红细胞及血浆蛋白结合的药物）的可溶性、胎儿向绒毛间隙的血流量及分布以及流回胎儿血液中的药物浓度。另外，母体和胎儿的血液间的 pH 梯度也影响药物的平衡浓度。

1. 药物的蛋白结合　胎儿的总蛋白量较少，对多种药物（例如某些局麻药、苯巴比妥、哌替啶等）的蛋白结合力均低于母亲，因此血浆中的游离药物相对更多。当游离药物血浆水平一样时（达到平衡），胎儿的总血药浓度低于母亲。

2. 药物的脂溶性和解离度　高度脂溶性药物（例如布比卡因和依替卡因）被胎儿组织大量吸收，降低了胎儿血浆药物浓度。胎儿的 pH 对决定药物的离子化程度很重要。当胎儿发生酸中毒时，弱碱类药物（例如局麻药、阿片类药物）的离子化程度升高，不易通过胎盘返回母体，结果造成胎儿血浆中药物蓄积。这种现象称为“离子障”（ion trapping）。

3. 脐血流量　足月时的脐血流量约为 600 mL/min，占胎儿心排血量的 50%。脐血流量减少时，胎儿一母亲血药浓度的比值增加，但药物经胎盘转运的速度减慢。

（二）分布

胎儿循环独特（图 4-1），能够极大地改变药物的分布，药物在脐静脉和脐动脉中的浓度有显著差异。脐动脉血药浓度是胎儿脑内浓度的真实反映。胎儿组织对药物的摄取受血液循环分布的影响，灌注丰富的器官组织（例如脑、心脏和肝脏）中药物浓度较高。窒息和酸中毒可使胎儿的循环分布发生变化，更多的心排血量灌注脑、心脏和胎盘会进一步增加脑、心脏和肝脏对药物的摄取。

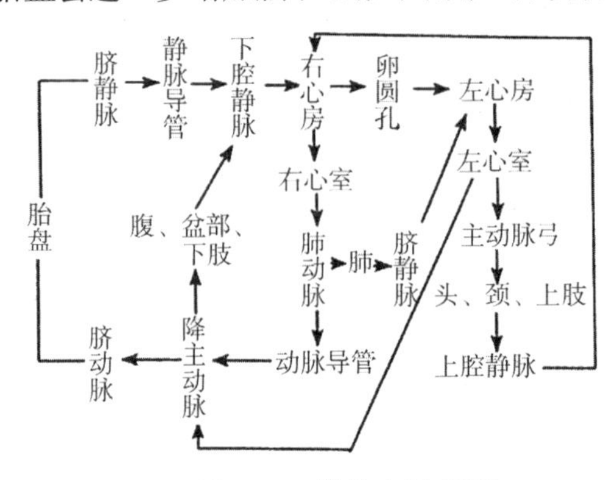

图 4-1　胎儿血液循环

（三）代谢和清除

从胎盘经脐静脉进入胎体的药物，约有 50% 进入肝脏被逐渐代谢，其余部分则从静脉导管经下腔静脉进入体循环，待到达脑循环时药物已经稀释，因此，脑组织中麻醉药浓度已相当低。但胎儿与新生儿血脑屏障的通透性高，药物较易通过，尤其在呼吸抑制出现 CO_2 蓄积和低氧血症时，膜通透性更增大。

胎儿肝的重量为体重的 4%（成人为 2%）。近年来发现胎儿肝内的细胞色素 P450，与 NADPH- 细胞色素 C 还原酶、葡萄糖醛酸转移酶的活性等与成人无显著差异，因此肝脏对药物的解毒功能无明显差别。

胎儿与新生儿的肾小球滤过率差，对药物排泄能力比成人低，并相对缓慢。肾小球滤过率为成人的 30% ～ 40%，肾小管排泄量比成人低 20% ～ 30%，尤其对巴比妥类药排泄缓慢。

四、母体用药对胎儿和新生儿的影响

母亲用药对胎儿和新生儿的作用包括：药物的直接影响，因子宫胎盘血流量、子宫张力和收缩力以及产程和分娩方式的变化而造成的间接影响。麻醉药和麻醉性镇痛药都有不同程度的中枢抑制作用，且均有一定数量通过胎盘进入胎儿血液循环。因此，在用药时必须慎重考虑用药方式、剂量、. 用药时间以及胎儿和母体的全身情况。如果胎儿在药物抑制高峰时刻娩出. 则有可能发生新生儿窒息，对早产儿更应慎重。

（一）局麻药

局麻药注入硬膜外间隙，母体静脉血局麻药浓度可在 20 ～ 30 分钟时达最高值，脐静脉血中浓度在 30 分钟时达最高值。不同的局麻药进入胎盘的速度也不同，影响因素有：

1. 局麻药　与母体血浆蛋白的结合度局麻药与母体血浆蛋白结合度高者，通过胎盘量少，进入胎儿血的量也小。

2. 局麻药的分子量　在 350 ～ 450 以下的物质容易通过胎盘，常用的局麻药的分子量都在 400 以下，故均较易通过胎盘。

3. 局麻药的脂质溶解度　局麻药中，脂质溶解度较高者，均较易于进入胎盘。如利多卡因溶解度为 30.2，较易通过胎盘。

4. 局麻药在胎盘中的分解代谢　酰胺类局麻药如利多卡因、布比卡因，大部分在肝脏经酶的作用而失活，不被胎盘分解；其代谢过程也远较酯类局麻药缓慢。因此大量用酰胺类局麻药的不良反应较酯类者多，但由于前者作用可靠，渗透性强，作用时间较长，不良反应尚不多，故仍被普遍用于产科。

酯类局麻药如普鲁卡因、氯普鲁卡因、丁卡因等，大多经血浆或肝内假性胆碱酯酶水解，也在胎盘内水解，因此移行至胎体的量少，故较安全。

局部浸润普鲁卡因时，3 ～ 5 分钟即可通过胎盘，但对胎儿呼吸及子宫收缩均无影响。利多卡因注入硬膜外间隙 3 分钟后，胎儿血内的浓度约为母血浓度的 1/2，加用肾上腺素可降低母胎血内浓度，但不能延缓透过胎盘的速率。

布比卡因：化学结构和药理作用与丙胺卡因类似，作用维持时间长，胎儿娩出时脐血内浓度约相当于母血的 30% ～ 40%。

罗哌卡因：该药作用强度大于布比卡因，对运动神经阻滞弱于布比卡因，蛋白结合率 95%，毒性作用特别是心脏毒性作用小，0.125% 以下的浓度可产生感觉阻滞而不产生运动神经阻滞，是产科镇痛较理想的局麻药。

（二）麻醉性镇痛药

麻醉性镇痛药如吗啡、哌替啶、芬太尼等，都极易透过胎盘，且对胎儿产生一定的抑制。

1. 哌替啶　全身用药仍然是分娩镇痛的常用药物。常用剂量为 25 ～ 50 mg 静脉注射或 50 ～ 100 mg 肌内注射，作用维持 3 ～ 4 小时。

哌替啶易于通过胎盘，静脉注射后 1 分钟即出现在胎儿血液中、6 分钟即在母亲和胎儿间达到平衡；改用肌内注射，脐静脉的哌替啶出现较延迟，浓度也较低。哌替啶的活性代谢物去甲哌替啶可在胎儿体内发生蓄积。哌替啶和去甲哌替啶在新生儿体内的半衰期明显延长（分别为 20 小时和 60 小时）。

哌替啶有促进宫缩作用，但子宫肌张力不降，宫缩频率及强度增加，故可使第一产程缩短。可能与其镇痛以及加强皮质对自主神经调整功能等作用有关。新生儿一旦出现呼吸抑制，可用丙烯吗啡 0.1 ~ 0.25 mg 经脐静脉注入以对抗。

哌替啶及其代谢物作用于胎儿可导致心率变异性降低和呼吸运动减弱；作用于新生儿可导致新生儿抑制，表现为 Apgar 评分降低、出现持续呼吸的时间延迟和神经行为功能异常等。作用有明显的剂量依赖性，并与注药 – 分娩时间间隔有关。产妇肌内注射 50 ~ 100 mg 哌替啶 1 小时之内或 4 小时之后分娩的新生儿较少受到抑制，而在给药后 2 ~ 3 小时期间分娩的新生儿易发生抑制。

2. 吗啡　新生儿的呼吸中枢对吗啡的敏感性很高，等效剂量的吗啡引起的新生儿呼吸抑制多于哌替啶。由于吗啡用于分娩镇痛时起效慢、作用时间长而新生儿抑制的发生率高，已被哌替啶或芬太尼替代。

3. 芬太尼　用于分娩镇痛的常用剂量为 25 ~ 50μg 静脉注射，峰效应在 3 ~ 5 分钟内出现、作用时间约 30 ~ 60 分钟。

芬太尼经胎盘转运的速度很快。达到平衡后母亲血药浓度是胎儿的 2.5 倍。

芬太尼静脉镇痛可导致胎儿抑制，表现为短暂的胎动减少、呼吸动作消失和胎儿心率变异性降低。

分娩早期单次静脉注射常规剂量芬太尼一般不会对新生儿造成不良影响，但反复静脉用药可能导致新生儿抑制。

芬太尼静脉镇痛还可能导致母亲镇静和呼吸抑制，从而间接影响胎儿和新生儿。

4. 瑞芬太尼　强效的超短效的 μ 阿片受体激动剂，其血浆清除和作用消退迅速，半衰期仅有 1.3 分钟，所以持续应用不产生蓄积。在提供良好分娩镇痛的同时对胎儿和新生儿无明显不良反应。瑞芬太尼在产科中的应用还需进一步研究。

5. 阿片拮抗剂　纳洛酮可通过胎盘到达新生儿，改善新生儿对二氧化碳的通气反应，但对新生儿的神经行为评分没有改善。纳洛酮能改变新生儿循环中的脑啡肽和内啡肽的含量，后两者在新生儿对感觉刺激和应激的适应以及循环稳定的维持方面都有重要作用。因此，除非有与母亲应用麻醉性镇痛药有关的呼吸抑制，一般不推荐新生儿用纳洛酮治疗。

（三）全麻药

1. 氯胺酮一种 NMDA 受体拮抗剂，可引起分离麻醉，常用于伴有血容量降低、哮喘的孕妇，有轻微的呼吸抑制作用，并能使动脉血压升高 10% ~ 25%，禁用于高血压患者。除了在分娩时应用外，25 ~ 50μg 的氯胺酮可用于椎管内麻醉阻滞不全时辅助剖宫产。1968 年用于产科，具有催产、消除阵痛增强子宫肌张力和收缩力的作用。对新生儿无抑制，偶可引起新生儿肌张力增强和激动不安（有的报道占 2%）。氯胺酮静脉注射 1.5 mg/kg 可作为全麻诱导，或在胎头娩出时静脉注射 0.25 mg/kg，或在会阴侧切时静脉注射 0.6 ~ 0.7 mg/kg。氯胺酮禁用于有精神病史、妊娠中毒症或先兆子宫破裂的孕妇。

2. 丙泊酚具有诱导迅速、维持时间短、苏醒迅速的优点。和哌替啶联合使用，给予 25 ~ 50 mg，可防止呕吐。该药可透过胎盘，大剂量使用（用量超过 2.5 mg/kg）可抑制新生儿呼吸。丙泊酚在母体静脉使用后 1 ~ 2 分钟出现在胎儿血中，15 分钟之内达到平衡。该药说明书强调：妊娠期丙泊酚除用作终止妊娠外，不宜用于产科麻醉。也有人报道：丙泊酚用于剖腹产有许多优点，患者迅速苏醒，未引起新生儿长时间抑制。但丙泊酚无论用于全麻诱导或维持，很多产妇发生低血压，故应慎重。哺乳期母亲用后对新生儿安全尚有顾虑。

3. 依托咪酯依托咪酯是咪唑羧化物，常用的麻醉诱导剂量（0.3 mg/kg）对心肺功能影响小。依托咪酯水解迅速、所用时间短，注射时疼痛发生率高，易发生不自主肌肉收缩，还可以抑制新生儿皮质醇的合成，因此较少用于剖宫产。

4. 硫喷妥钠 1936 年始用于产科，迄今仍用于分娩第二期，不影响子宫收缩，可迅速通过胎盘，但胎儿的摄取量与母体所用剂量不呈正比关系。本药用于妊娠期的半衰期比非妊娠期者长 2 ~ 3 倍。健康新生儿的 Apgar 评分与所用剂量及脐静脉血中的药物浓度无直接相关。大剂量硫喷妥钠可能抑制新生儿呼吸，故应限制剂量不超过 7 mg/kg。因胎儿窒息而需作急症剖腹产时由于巴比妥类药对脑似有保护作用，故仍可考虑用本药作麻醉诱导。

（四）吸入麻醉药

1. 氧化亚氮　氧化亚氮是产科麻醉最常用的吸入性麻醉药。可迅速透过胎盘，母胎间的血浓度差约为55% ~ 91%，且随吸入时间延长而成比例增加。氧化亚氮对母体的呼吸、循环、子宫收缩力有增强作用，使宫缩力与频率增加。用于产科多取半紧闭法作间歇吸入，可在分娩第一期末宫缩前20 ~ 30s吸入。使用高浓度氧化亚氮时，应警惕缺氧的发生。氧化亚氮用3L/min，O_2用3L/min，氧化亚氮浓度最高不超过70%。

2. 卤化剂　小剂量卤化剂如：异氟烷（0.75%）、氟烷（0.5%）、地氟烷（2% ~ 4%）及恩氟烷（1.0%）与氧化亚氮联合吸入可使氧化亚氮浓度由70%降至50%。卤化剂有以下优点：减少产妇术后不良记忆；允许高浓度氧气吸入；增加子宫血流量；不增加子宫出血；对新生儿抑制作用不明显。孕8 ~ 12周孕妇与非孕妇相比异氟烷MAC下降28%。氟烷对宫缩抑制较强，恩氟烷和异氟烷次之。剖宫产麻醉的维持采用高浓度上述吸入麻醉药，会明显抑制宫缩，导致胎儿取出后宫缩不良，增加手术出血量。因此，最好使用较高浓度的氧化亚氮复合较低浓度的恩氟烷和异氟烷。临床研究表明，50%氧化亚氮复合小于1%恩氟烷和异氟烷，麻醉效果较好，对宫缩影响轻，对新生儿无明显影响。

（五）肌肉松弛药

1. 琥珀酰胆碱　其脂溶性低，且可被胆碱酯酶迅速分解，故在常用剂量时，极少向胎儿转运，新生儿体内亦无此药。但用量在300 mg以上或一次大量使用，仍会转运至胎儿，3.5min后即可与母血浓度相平衡。动物实验已证明琥珀酰胆碱可向胎儿转运。如果孕妇胆碱酯酶活性异常，使用琥珀酰胆碱后，偶可引起母子呼吸抑制。

2. 筒箭毒碱　过去认为其胎盘通透率很小。近年在剖腹产麻醉中的研究表明，静脉注入后2分钟脐血中即可出现，6 ~ 10分钟后，脐血浓度为母血浓度的10%。临床反复大量使用筒箭毒碱可引起母子均无呼吸，但可用抗胆碱酯酶药拮抗。

3. 泮库溴铵　分子量较大，临床研究表明也可透过胎盘，但临床上未见有异常情况。

4. 新型非去极化肌松药　近年来新的非去极化肌松药逐年增加，其中以阿曲库铵和维库溴铵或可作为“标准”药。哌库溴铵和杜什氯铵为较新的肌松药。此后开发的以短效见长的美维松和中效的罗库溴铵，使临床用药有更多的选择。上述药物都是高度水溶性药，故不易（并非完全不能）通过脂质膜屏障，如胎盘屏障。产科使用的理想肌肉松弛药应具有：起效快，持续时间短，很少通过胎盘屏障，新生儿排除该药迅速等。阿曲库铵的理化特点接近上述条件，它是大分子量的季铵离子，脂溶性低，50%与蛋白结合，所以通透胎盘屏障受限。有的作者观察，给剖宫产的产妇使用阿曲库铵0.3 mg/kg，肌松满意，作用持续时间短，仅微量通过胎盘，胎－母间比值为12%，娩出新生儿Apgar评分正常，只有出生后15分NAcs评分（神经学和适应能力计分）55%正常，45%较差，说明使用阿曲库铵后的新生儿自主肌肉张力较差，表现为颈部屈肌和伸肌主动收缩力较差。生后15分钟时仍有残存肌松现象，这对不足月的早产儿应以注意。

第三节　自然阴道分娩麻醉

有许多因素影响妇女在分娩过程中所体验的疼痛程度，包括心理准备、分娩过程中的情感支持、过去的经验、患者对生产过程的期望，以及缩宫素的作用。胎位异常（例如枕后位）可能也会促使早期的分娩痛更剧烈。然而，毫无疑问的是，对于大多数妇女来说，分娩和剧烈疼痛是相伴的，并且往往超出预料。

在第一产程中，疼痛刺激主要由子宫产生。宫缩可能导致子宫平滑肌缺血，最终导致缓激肽、组胺和5-羟色胺释放。此外，子宫下段和子宫颈的伸展延长可以刺激机械性刺激感受器。这些有害刺激由伴随交感神经的感觉神经纤维传入。它们经由子宫颈部及下腹部的神经丛进入腰部交感丛。这些刺激进入 T_{10}，T_{11}，T_{12} 和 L_1 节段。随着第二产程的到来和会阴部的牵拉，躯干传入神经纤维通过会阴神经将冲动传导到 S_2，S_3，S_4 水平。

有多种分娩镇痛方式可供选择，包括心理助产法、经皮电神经刺激（TENS）、吸入性镇痛药、全身使用阿片类药物、神经干阻滞。其他区域麻醉技术例如，骶部或子宫颈周围阻滞应用不广泛。

一、经皮电神经刺激

1977 年，瑞典的医师将经皮电神经刺激应用于分娩镇痛。方法是将两个电极板放置产妇的背部 T_{10} ~ L_1 的位置，以 40 ~ 80 Hz 的频率，5 ~ 40mA 强度的电刺激进行镇痛，它还可通过提高痛阈、暗示及分散疼痛注意力的作用原理缓解产痛，除了对胎心监护有干扰的缺点外无任何不良反应，但其镇痛有效率仅为 25%。一般认为经皮电神经刺激（TENS）通过限制种属传递在脊髓背角突触前水平抑制疼痛从而减轻疼痛。电刺激优先激活低阈值的有髓神经。传入抑制效应通过阻断脊髓背角胶状质中靶细胞的冲动来抑制疼痛在无髓鞘小 C 型纤维中的传播。TENS 还能增强内啡肽和强啡肽的中枢释放。

二、吸入性镇痛法

1. 氧化亚氮氧化亚氮　（N_2O）具有溶解度低（1.4）和气／血分配系数低（0.47）的特性，因此吸入后可迅速达到肺与脑中浓度的平衡，可作为吸入性分娩镇痛的首选吸入气体。在临床实践中，吸入 10 次或吸入 45 秒一定浓度的氧化亚氮，即可达到最大镇痛的效果，而且排除快，在体内无蓄积。应用方法为麻醉机以 N_2O ： O_2=50% ： 50% 混合后，在第一产程和第二产程产妇自持麻醉面罩放置于口鼻部，在宫缩前 20 ~ 30 秒经面罩做深呼吸数次，待产痛明显减轻消失时，面罩即可移去。于第一产程和第二产程间歇吸入。

2. 恩氟烷和异氟烷　恩氟烷（enflurane）和异氟烷（isoflurane）与 N_2O 相比具有更强的分娩镇痛效果，但即使吸入较低的浓度，也可使产妇产生镇静作用并减弱子宫收缩强度。

三、全身使用阿片类药物

全身使用镇痛剂是吸入性麻醉方法用于分娩镇痛的替代方法。使用最多的药物是阿片类药物，可用于产程早期或椎管内阻滞禁忌的产妇，全身阿片类药物使用越来越少，是由于若干物选择或剂量使用不当会造成产程镇痛效果不完善或对母婴产生不良反应。

最常用的分娩镇痛的阿片类药物包括哌替啶（pethidine）、芬太尼（fentanyl）、阿芬太尼（alfen-tanil）、苏芬太尼（sufentanil）、瑞芬太尼（remifentanil）。

四、椎管内神经阻滞法

椎管内阻滞包括硬膜外阻滞和蛛网膜下隙阻滞两种方法，前者还包括骶管阻滞。

1. 骶管阻滞　主要用于第二产程以消除会阴痛。用药容积如超过 15 mL，约有 81% 产妇的阻滞平面可达 T_{11} 水平，由此可达到无痛宫缩的效果。据 Hingson 等人对 1 万例病例的总结，疼痛完全消失者占 81%，部分消失者占 12%，失败者占 7%。骶管阻滞的缺点为用药量大；穿刺置管易损伤血管或误入蛛网膜下隙，发生局麻药中毒者较多，可能影响宫缩频率和强度，阻滞平面达 $T_{7\sim8}$ 水平时，尤易使官缩变弱。此外，因盆底肌肉麻痹而无排便感，不能及时使用腹压，延长第二产程。

2. 连续硬膜外阻滞　较常用于分娩止痛，有一点穿刺和两点穿刺置管两种。一点穿刺置管法：穿刺腰 $_{3\sim4}$ 或腰 $_{4\sim5}$ 间隙，向头置管 3 cm。两点穿刺法一般选用腰 $_{1\sim2}$ 穿刺，向头置管 3 cm，和腰 $_{4\sim5}$ 穿刺，向尾置管 3 cm，上管阻滞 T_{10} ~ L_2 脊神经，下管阻滞 $S_{2\sim4}$，脊神经，常用 1% 利多卡因或 0.25% 布比卡因，在胎儿监测仪和富内压测定仪的监护下，产妇进入第一产程先经上管注药，一次 4 mL，以解除宫缩痛。于第一产程后半期置管注药，一次 3 ~ 4 mL（含 1 ： 20 万肾上腺素），根据产痛情况与阻滞平面可重复用药。只要用药得当，麻醉平面不超过胸$_{10}$，对宫缩可无影响。本法经母儿血气分析，Ap-gar 评分与神经行为检查研究，证实与自然分娩相比较无统计学差异。本法对初产妇和子宫强直收缩、疼痛剧烈的产妇尤为适用。用于先兆子痫产妇还兼有降血压和防抽搐功效，但局麻药中禁加肾上腺素。

本法禁用于原发和继发宫缩无力，产程进展缓慢，以及存在仰卧位低血压综合征的产妇。本法用于第二产程时，因腹直肌和提肛肌松弛，产妇往往屏气无力，由此可引起第二产程延长，或需产钳助产。因此，在镇痛过程中应严格控制麻醉平面不超过 T_{10}，密切观察产程进展、宫缩强度、产妇血压和胎心等，以便掌握给药时间、用药剂量和必要的相应处理。具体施行中还应注意以下要点：①注药时间应在宫缩间隙期和产妇屏气停歇期。②用药剂量应比其他患者减少 1/2 ~ 2/3。③置入硬膜外导管易损伤血管，由此可加快局麻药吸收而发生中毒反应或影响麻醉效果，故操作应轻巧。④应严格无菌操作，防止污染。⑤禁用于并发颅内占位病变或颅内压增高等产妇。穿刺部位感染，宫缩异常，头盆不称及骨盆异常，前置胎盘或有分娩大出血可能者也应禁用。

3. 蛛网膜下隙神经阻滞　由于腰穿后头痛和阻滞平面不如硬膜外阻滞易控，除极少数医院外，甚少在产科镇痛中施用蛛网膜下隙神经阻滞。近年来有人提倡用细导管行连续蛛网膜下隙神经阻滞，认为可克服上述缺点；但细管连续蛛网膜下隙神经阻滞失败率较高，有个别报道存在永久性神经损害的危险。

4. 可行走的分娩镇痛　随着分娩镇痛研究的进展，目前倡导的分娩镇痛为在镇痛的同时在第一产程鼓励产妇下床活动，可以缩短第一产程并降低剖宫产率。

具体方法为：①单纯硬膜外阻滞：使用 0.1% ~ 0.0625% 的布比卡因或罗哌卡因，局麻药中加入芬太尼 2μg/mL，持续硬膜外泵入，8 ~ 12 mL/h。②蛛网膜下隙神经阻滞硬膜外联合阻滞法：当官口开至 2 cm 时采用蛛网膜下隙神经阻滞连硬外配套装置，于 L_{2-3} 脊间隙行硬膜外穿刺，用 26 g 腰穿针经硬膜外针内置入穿破硬脊膜，见脑脊液后注入 2.5 mg 罗哌卡因，25μg 芬太尼或苏芬太尼 10μg，撤腰穿针置入连硬外导管，约 1 小时左右，经硬膜外导管持续泵入 0.0625% 的布比卡因或罗哌卡因加 2μg/mL 芬太尼液，每小时 8 ~ 12 mL，直至第二产程结束。产程中可加入 PCA 装置以克服镇痛中的个体差异。该法对产妇运动神经无阻滞，在第一产程可下床活动。

五、局部神经阻滞法

此种镇痛方法由产科医师实施，主要包括宫颈旁阻滞（paracervical block）和会阴神经阻滞（pu-dendal nerve block）或会阴浸润阻滞（perineal infiltration）。

1. 宫颈旁阻滞　胎儿心动过缓是宫颈旁阻滞最常见的并发症。其主要原因为反射性胎心过缓、胎儿中枢神经系统或心肌抑制、子宫收缩性加强和子宫或脐动脉血管收缩。

2. 会阴神经阻滞和会阴浸润阻滞　在第二产程，产痛主要来自于阴道下段及会阴体的扩张。因此，会阴神经阻滞对第二产程镇痛效果显著。只适用于出口产钳的助产操作，但对中位产钳操作、产后宫颈修补术及宫腔探查术的局部麻醉效果较差。

会阴浸润阻滞麻醉只适用于会阴侧切及阴道修补术。

第四节　剖宫产麻醉

最开始，剖腹产是作为一种抢救孕妇和胎儿的紧急分娩方式，只有在非正常情况下才使用。但是随着医疗技术水平的提高，世界各地的剖腹产率都有升高的趋势。目前国内剖宫产率越来越高，其原因可包括胎儿原因、产妇原因、头盆原因及社会原因，其中以胎儿原因最为多见。常见的剖富产指征为滞产、头盆不称、多胎妊娠、臀位、先露异常、胎儿窘迫以及剖宫产史等。

一、术前评估

大多数产科手术属急症性质，麻醉医师首先应详细了解产程经过，对母胎情况做出全面估计；了解既往病史，药物过敏史及术前进食、进饮情况。除了一般的病史采集外，还应关注孕妇保健以及相关的产科病史、麻醉史、气道情况、妊娠后心、肺功能、基础血压等，椎管内麻醉前还应检查背部穿刺部位的情况。在解释操作步骤和可能发生的并发症后，获得患者的知情同意。

化验检查血、尿常规，肝、肾功能，出凝血时间。对患有妊娠相关高血压、HELLP 综合征和其他凝血障碍相关疾病拟行椎管内麻醉的患者，尤其要关注血小板计数和凝血功能检查。

麻醉医师应与产科医师就胎儿的宫内状况，术前要进行相互沟通。

胃动力和胃食管括约肌功能的减退以及胃酸分泌过多使产妇具有较高的反流误吸的风险，所以无论是否禁食，所有产妇均应视为饱胃患者。

二、术前准备

1. 要充分认识产科麻醉具有相对较高的风险，妊娠期间呼吸、循环都发生了一系列的改变，特别是心血管系统改变最大。产妇入院后，对估价有手术可能者尽早开始禁食禁饮，并以葡萄糖液静脉滴注维持能量。临产前给予胃酸中和药。对饱胃者，应设法排空胃内容物。如有困难，应避免采用全身麻醉；必须施行者，应首先施行清醒气管内插管，充气导管套囊以防止呕吐误吸。对先兆子痫、子痫及引产期产妇或有大出血可能的产妇，麻醉前应总结术前用药情况，包括药物种类、剂量和给药时间，以避免重复用药的错误。并做好新生儿急救及异常出血处理的准备。

2. 麻醉前应准备好麻醉机、吸氧装置和相应的麻醉器械和药品，以应对潜在的并发症，如插管失败、呼吸抑制、低血压、镇痛效果不佳及呕吐等。

3. 不论选择哪种麻醉方法，麻醉后都应尽量保持子宫左侧移位。

三、麻醉选择

剖宫产麻醉方式没有一成不变的模式，麻醉方式的选择取决于手术指征、手术的紧急程度、孕妇的要求及麻醉医师的判断，包括全身麻醉和区域麻醉，即蛛网膜下隙阻滞、硬膜外腔阻滞、蛛网膜下隙与硬膜外腔联合阻滞。

（一）硬膜外阻滞

为近年来国内外施行剖腹产术的首选麻醉方法。止痛效果可靠，麻醉平面和血压的控制较容易，控制麻醉平面不超过胸$_{8}$，宫缩痛可获解除，宫缩无明显抑制，腹壁肌肉松弛，对胎儿呼吸循环无抑制。

硬膜外阻滞用于剖腹产术，穿刺点多选用腰$_{2\sim3}$或腰$_{1\sim2}$间隙，向头或向尾侧置管 3 cm。局麻药常选用 1.5% ~ 2% 利多卡因或 0.5% 布比卡因。用药剂量可比非孕妇减少 1/3。

和蛛网膜下隙神经阻滞相比，硬膜外阻滞需要使用大剂量局麻药才能达到剖宫产手术所需阻滞的平面。在剖宫产术中，经由硬膜外途径给予大量局麻药具有潜在的毒性，且孕妇硬膜外血管常处于充盈状态，穿刺置管应小心，以免误入血管。硬膜外导管有移动的可能，因此即使采用负压回抽试验也不能完全排除导管进入蛛网膜下隙或血管的可能。有多种措施可以减少局麻药中毒的危险。首先在注药前应回吸，然后给予试验剂量（如 2% 利多卡因 3 ~ 5 mL）并观察产妇的反应；其次应分次给药；最后应选择更安全的药物（如氯普鲁卡因和利多卡因）或较新的酰胺类局麻药（如罗哌卡因和左旋布比卡因）。

局麻药中添加少量芬太尼（2μg/mL）或苏芬太尼（0.5μg/mL）有助于改善麻醉效果。可乐定也用来添加至硬膜外局麻药中，但常产生镇静、心动过缓以及低血压。硬膜外已经置管行分娩镇痛的患者，拟行急诊剖宫产时，可直接利用原导管有效地实施硬膜外麻醉。

为预防仰卧位低血压综合征，产妇最好采用左侧倾斜 30° 体位，或垫高产妇右髋部，使之左侧倾斜 20° ~ 30°，这样可减轻巨大子宫对腹后壁大血管的压迫，并常规开放上肢静脉，给予预防性输液。在平卧位时约有 90% 临产妇的下腔静脉被子宫所压，甚至完全阻塞，下肢静脉血将通过椎管内和椎旁静脉丛及奇静脉等回流至上腔静脉。因此，可引起椎管内静脉丛怒张，硬膜外间隙变窄和蛛网膜下隙压力增加。平卧位时腹主动脉也可受压，从而影响肾和子宫胎盘血流灌注，妨碍胎盘的气体交换，甚至减损胎盘功能。有报道约 50% 产妇于临产期取平卧位时出现“仰卧位低血压综合征”，表现为低血压、心动过速、虚脱和晕厥。

（二）蛛网膜下隙阻滞（脊麻）

在剖宫产手术中实施蛛网膜下隙阻滞有许多优点：起效快，阻滞效果良好，并且由于局麻药使用剂量小，发生局麻药中毒的概率小，通过胎盘进入胎儿的剂量也相应减少。另外，蛛网膜下隙阻滞失败率较低，不会造成局麻药意外血管内注射，或大量注入蛛网膜下隙造成全蛛网膜下隙神经阻滞。蛛网膜下隙神经阻滞的缺点包括麻醉时间有限和容易出现低血压。

蛛网膜下隙神经阻滞最常使用的药物是重比重布比卡因（布比卡因用 10% 葡萄糖溶液稀释），常用剂量为 6 ~ 10 mg，起效时间为 1.5 ~ 2 小时，和大多数剖宫产所需时间相当。尽管增加蛛网膜下隙神经阻滞用药量可以升高阻滞平面，但超过 15 mg，低血压的发生率明显升高及麻醉平面过于广泛。低血压可通过预先给予一定量的液体（500 mL 林格液）、子宫移位（通常是左移）以及准备好麻黄碱等升压药来预防。阻滞平面的高低与产妇身高、体重等因素有一定关系，尤其是与局麻药剂量呈明显的正相关。

患者体位可采用侧卧位或坐位，对于肥胖产妇，坐位是蛛网膜下隙穿刺的最佳体位。而重比重药物比等比重药物更容易预测阻滞平面的高度，而且麻醉医生也可以通过改变手术床位置来调整平面高度。

在剖宫产中，有时尽管阻滞平面已经很高（T_4），但仍有部分产妇会产生不同程度的内脏不适，尤其是当产科医生牵拉子宫时。局麻药中加入少量麻醉性镇痛药如芬太尼（15 ~ 25 μg）、苏芬太尼、吗啡（0.1 ~ 0.25 mg）等能减少术中牵拉不适的发生。用药后要加强监护以防止迟发性呼吸抑制的发生。

（三）联合蛛网膜下隙和硬膜外麻醉

蛛网膜下隙与硬膜外腔联合麻醉（combined spinal-epidural anesthesia，CSEA）综合了蛛网膜下隙阻滞和硬膜外阻滞各自的优点。该法发挥了蛛网膜下隙神经阻滞用药量小，潜伏期短，效果确切的优点，又可发挥连续硬膜外阻滞的灵活性，具可用于术后镇痛的优点。由于腰麻穿刺针细（26 g），前端为笔尖式，对硬脊膜损伤少，故蛛网膜下隙神经阻滞后头痛的发生率大大减少。产妇蛛网膜下隙神经阻滞用药量为非孕妇的 1/2 ~ 2/3 即可达到满意的神经阻滞平面（T_8 ~ S）。近年来，CSEA 已广泛用于剖宫产手术的麻醉中。

穿刺点常选择 L_2 ~ L_3，使用“针过针”技术，由硬膜外穿刺针进入硬膜外腔后，经该穿刺针置入长带侧孔的微创性腰穿针直至刺破蛛网膜，见脑脊液自动流出，证明穿刺成功。注入局麻药后，退出穿刺针，头侧方向置入硬膜外导管 3 ~ 5 cm，必要时可从硬膜外腔给药，以实施连续硬膜外麻醉或 PCEA 术后镇痛。

（四）全身麻醉

尽管近几十年来在剖宫产中使用全身麻醉已经明显减少，但少数情况下仍需施行全身麻醉，包括产妇大出血、凝血功能障碍、威胁胎儿生存，或是产妇拒绝区域麻醉。全身麻醉的优点包括可消除产妇紧张恐惧心理、诱导迅速，较少发生血压下降和心血管系统不稳定，能够保持呼吸道通畅并控制通气。适用于精神高度紧张的产妇或并发精神病、腰椎疾病或感染的产妇。其最大缺点为容易呕吐或反流而致误吸，甚至死亡。此外，全身麻醉的操作管理较为复杂，要求麻醉者有较全面的技术水平和设备条件，麻醉用药不当或维持过深有造成新生儿呼吸循环抑制的危险，难以保证母儿安全，苏醒则更须有专人护理，麻醉后并发症也较硬膜外阻滞多；因此，全身麻醉一般只在硬膜外阻滞或局部浸润麻醉有禁忌时方采用。

目前较通用的全身麻醉方法为：硫喷妥钠（4 ~ 5 mg/kg）、琥珀酰胆碱（1 ~ 1.5 mg/kg）静脉注射，施行快速诱导插管，继以 50% ~ 70% 氧化亚氮加 0.5% 异氟烷维持浅麻醉，必要时应用肌松药。手术结束前 5 ~ 10 分钟停用麻药，用高流量氧“冲洗”肺泡以加速苏醒。产妇完全清醒后，拔出气管插管。

防止胃液反流及误吸的措施有：①气管插管迅速有效；②插管前避免正压通气；③气管插管时压迫

环状软骨（sellick 手法）；④待患者完全清醒、喉反射恢复后拔管。

现不提倡常规应用非去极化肌松药原因如下：①非去极化肌松药可影响琥珀酰胆碱作用，使其起效时间延迟、作用时间缩短、作用强度减弱，增加气管插管的难度；②研究表明非孕妇女由于肌束收缩食管下段压升高大于胃内压，防止反流的食管下段压力因肌束收缩而升高；③孕妇腹肌张力下降，胃内压力不会因肌束收缩而升高；④孕妇由于孕激素水平高、肌纤维成束收缩较少，琥珀酰胆碱所致的肌痛也较少发生。

插管失败或插管困难是麻醉相关性孕妇死亡的首要原因。假声带黏膜毛细血管充血，要求在孕妇中需要选用较小号的气管插管。对于大多数孕妇来说，最好选用 6.5 或 7.0 号带套囊的气管插管。经鼻插管或插入鼻胃管，均可能导致出血。

第五节　高危妊娠产科的麻醉

妊娠期有某些病理因素，可能危害孕产妇、胎儿、新生儿或导致难产者，称为高危妊娠。高危妊娠几乎包括了所有的病理产科。而与麻醉关系密切的高危妊娠，主要为各种妊娠并发症和并存症。

一、产前出血的麻醉

产前出血是指怀孕 28 周后，产前发生阴道出血。最常见的原因是前置胎盘、胎盘早剥等。产妇失血过多可致胎儿宫内缺氧，甚至死亡。若大量出血或保守疗法效果不佳，必须紧急终止妊娠。

（一）胎盘早剥

胎盘早剥是在胎儿娩出前正常位置的胎盘，部分或全部从子宫壁剥离，其发生率为 1.3% ~ 1.6%。临床表现可能为阴道流血和子宫紧张，由于血液积聚在胎盘之后往往低估了出血的程度。根据剥离的程度分为轻、中、重三级。胎盘剥离时可能发生 DIC，而且剥离程度较大时，其发生率可增加到 30%，可致胎儿死亡。

（二）前置胎盘

孕 28 周后，胎盘附着于子宫下段，其下缘甚至达到或覆盖宫颈内口，低于胎先露部，称为前置胎盘。前置胎盘可致妊娠晚期大量出血而危及母儿生命，是妊娠期的严重并发症。可分为完全性前置胎盘，胎盘组织完全覆盖宫颈内口；部分性前置胎盘，胎盘组织部分覆盖宫颈内口；边缘性前置胎盘，胎盘边缘到达宫颈内口，未覆盖宫颈内口。前置胎盘多见于多产妇，尤其是有剖宫产术史者。

典型症状是妊娠期间无痛性阴道出血。出血能自行停止者，可以保守治疗；对于持续流血者，为了母体安全应终止妊娠。出血量不多或非活动性出血的产妇，可选择腰麻或硬膜外麻醉。

（三）产前出血的麻醉处理

1. 麻醉前准备　由于前置胎盘和胎盘早剥的孕产妇易发生失血性休克、DIC 等并发症，因此此类患者麻醉前应注意评估循环功能状态和贫血程度。除检查血常规、尿常规、生物化学检查外，应重视血小板计数、纤维蛋白原定量、凝血酶原时间和凝血酶原激活时间检查，并做 DIC 过筛试验。警惕 DIC 和急性肾功能衰竭的发生，并予以防治。

2. 麻醉选择和管理　前置胎盘和胎盘早剥多需急诊手术和麻醉，准备时间有限，病情轻重不一，禁食禁饮时间不定。因此应该在较短的时间内作好充分准备，迅速做出选择。麻醉选择应依病情轻重，胎心情况等综合考虑。凡母体有活动性出血，低血容量休克，有明确的凝血功能异常或 DIC，全身麻醉是较安全的选择。如果胎儿情况较差要求尽快手术，也可选择全身麻醉。如果母体、胎儿情况尚好，则可选用椎管内阻滞。

麻醉管理的注意事项包括：①全麻诱导注意事项同上。②大出血产妇应开放两条以上静脉或行深静脉穿刺置入单腔或双腔导管，监测中心静脉压。记录尿量，预防急性肾功能衰竭，并做出对应处理。③

防治 DIC：胎盘早剥易诱发 DIC，围麻醉期应严密监测，积极预防处理。对怀疑有 DIC 倾向的产妇，在完善相关检查的同时，可预防性地给予小剂量肝素，并输入红细胞、血小板、新鲜冰冻血浆以及冷沉淀物等。④产妇和胎儿情况正常时可选择椎管内麻醉。

二、产后出血

产后出血量超过 500 mL 称为产后出血。产后出血的原因包括子宫弛缓无力、胎盘滞留、妊娠产物滞留、产道损伤和子宫内翻等。通常情况下，经阴道分娩的失血量约为 250 ~ 400 mL，剖宫产手术的失血量为 500 ~ 1 000 mL，实际失血量通常会被低估。因此对可能出现产后出血的孕妇需做好如下准备。

1. 做好凝血异常和大出血的准备　应开放两条静脉或行深静脉穿刺置入单腔或双腔导管，监测中心静脉压（CVP）。

2. 预防急性肾功能衰竭　记录尿量，如少于 30 mL/h，应补充血容量，如少于 17 mL/h 应考虑有肾功能衰竭的可能。除给予呋塞米外，应检查尿素氮和肌酐，以便于相应处理。

3. 防治 DIC　胎盘滞留时胎盘绒毛和蜕膜组织可大量释放组织凝血活酶进入母体循环，激活凝血系统导致 DIC。麻醉前、中、后应严密监测，积极预防处理。

三、妊娠并发心血管疾病的麻醉

（一）先天性心脏病

妊娠并发心脏病是对麻醉医生技能的一种挑战。妊娠及分娩加重了心血管系统的负担，为避免心血管系统遭致损害，麻醉医生必须清楚妊娠过程中心脏病的本质及其发展过程、产时及产褥期的正常生理变化、各种麻醉药对心血管系统的影响以及处理急症并发症的常用方法。

患有心血管疾病产妇的预后一般都与其心功能状态有关（表 4-2）。在重症肺动脉高压和明显左心室功能不全的病例，妊娠具有非常高的风险。心功能 1 或 2 级产妇的分娩死亡率低于 1%，而心功能 3 或 4 级产妇可高达 5% ~ 15%。围生期胎儿死亡率也与产妇心功能有关，心功能 3 或 4 级产妇围生期胎儿死亡率高达 20% ~ 30%。

表 4-2　纽约心脏病学会的心功能分级

分级	活动能力	症状和体征
1 级	可从事一般体力活动	无症状（症状指疲劳、心悸呼吸困难和心绞痛）
2 级	体力活动轻度受限	静息时无症状，一般体力活动可诱发症状
3 级	体力活动明显受限	静息时无症状，轻度体力活动即可诱发症状
4 级	不能从事任何体力活动	静息时即出现症状，并且任何活动可能导致不适或症状加重

先天性心血管病（congenital cardiovascular diseases，简称“先心病”）是孕龄妇女并发的主要心血管疾病，约占 60% ~ 80%。随着近年复杂先心病早期诊断和治疗的进步，重症先心病患者存活到孕龄的人数成倍增加。儿童时期成功的手术，可使先心病患者的心血管功能恢复正常。能被手术修复的心脏畸形有：房间隔缺损（atrial septal defect，ASD）、室间隔缺损（ventricular septal defect，VSD）、动脉导管未闭（patent ductus arteriosus，PDA）、法洛四联症、大血管转位和三尖瓣闭锁。

但是，经常有些孕妇就诊或临产时，其先心病畸形并未纠正或仅部分纠正，甚至在妊娠前从未发现有先心病，妊娠后才出现先心病的症状和体征，这些患者的产科和麻醉处理可能更具挑战性和复杂性。

1. 左向右分流（非发绀）型先心病　对于左向右分流（非发绀）型先心病包括 ASD、VSD 或 PDA 等心血管畸形。

产妇的处理原则如下：①应尽早由内科医师提供心血管系统诊断和治疗建议；②应于临产前收住院，密切监护，以免自然临产的应激导致心血管功能恶化；③自然分娩时，应尽早进行硬膜外或其他镇痛方法，以免疼痛应激引起儿茶酚胺水平升高和外周血管阻力增加，左向右分流加重，导致肺动脉高压和右心室衰竭；④在无痛分娩或剖宫产时，硬膜外麻醉优于腰麻，应逐渐追加用药，以延缓硬膜外麻醉的起效过程，因为交感神经阻滞，外周血管阻力骤然降低的体循环低血压，可能使无症状的左向右分流逆转为低氧血症的右向左分流，从而危及母胎安全；⑤围生期密切监测产妇心血管功能，必要时采取有创动脉压和中心静脉压监测；胎儿娩出即刻是对产妇心血管功能的最大考验，之前慎用胶体扩容，有心功能不全迹象时可采取限液、强心和利尿处理；⑥产妇应接受持续吸氧治疗，密切监测血氧饱和度，因为轻度低氧血症即可使肺血管阻力增加，导致分流方向逆转的可能；同时，也要避免高碳酸血症和酸中毒等导致肺血管阻力增加的因素；⑦静脉输液或用药时，应避免将空气注入静脉，因为，即使少量空气经畸形缺损进入体循环，也可能导致栓塞发生；⑧亦应重视胎儿的监测。

2. 右向左分流（发绀）型先心病　右向左分流（发绀）型先心病包括艾森曼格综合征、法洛四联症等。

艾森曼格综合征（Eisenmenger's syndrome）是一组先天性心脏病发展的后果。ASD、VSD、PDA 等先天性心脏病，可由原来的左向右分流，由于进行性肺动脉高压发展至器质性肺动脉阻塞性病变，出现右向左分流，皮肤黏膜从无青紫发展至有青紫时，即称为艾森曼格综合征。

艾森曼格综合征的麻醉处理原则包括：①维持足够的外周血管阻力，慎用椎管内麻醉，尤其腰麻；②维持相对稳定的血容量和回心血量，避免主动脉－腔静脉受压（仰卧综合征）；③预防疼痛、低氧血症、高碳酸血症和酸中毒，以免引发肺血管阻力的进一步增加；④避免全身麻醉期间心肌的抑制。

法洛四联症（tetralogy of Fallot）是联合的先天性心脏血管畸形，本病包括室间隔缺损，肺动脉口狭窄，主动脉右位（骑跨于缺损的心室间隔上）和右心室肥厚，其中前两种畸形为基本病变，本病是最常见的紫绀型先天性心脏病。

法洛四联症的麻醉原则包括：①避免任何可能导致外周血管阻力降低的因素，否则将加重右向左分流；②维持足够的血容量和静脉回流，在右心功能欠佳的情况下，需要高充盈压增强右心室射血，以确保充足的肺动脉血流；③自然分娩早期应用硬膜外镇痛，有助于预防肺血管阻力增加，避免右向左分流的不良后果；④需剖宫产时，硬膜外麻醉应逐渐起效，预防"仰卧综合征"，避免血流动力学的剧烈波动；⑤慎用单次腰麻，因其外周血管阻力的骤然降低可导致分流逆转和低氧血症；⑥全身麻醉原则基本同艾森曼格综合征。

（二）心脏瓣膜病

心脏瓣膜病（valvular heart disease）是以瓣膜增厚、粘连、纤维化、缩短为主要病理改变，以单一或多个瓣膜狭窄和（或）关闭不全为主要临床表现的一组心脏病。最常累及二尖瓣，约占心脏瓣膜病的70%，二尖瓣并发主动脉瓣病变占 20% ～ 30%，单纯主动脉瓣病变为 2% ～ 5%，而三尖瓣和肺动脉瓣病变极为少见。

1. 二尖瓣狭窄（mitral stenosis）　主要由风湿热引起，多见于青壮年，男女之比为 1 ：（1.5 ～ 2）；风心病二尖瓣狭窄约占 25%，二尖瓣狭窄并关闭不全约占 40%。二尖瓣狭窄的血流动力学异常是

由于舒张期左心房流入左心室的血流受阻。其临床症状表现为呼吸困难、咯血、咳嗽。孕前无症状的二尖瓣狭窄患者可耐受妊娠；孕前有症状并存在肺淤血的产妇，胎儿娩出即刻心脏前负荷骤然增加，极易导致急性左房衰竭以及严重肺水肿发生，使围生期死亡的风险明显增加。

麻醉处理原则：①维持较慢心率；②维持窦性节律，有效地治疗急性心房纤维性颤动；③避免主动脉，腔静脉受压，维持静脉回流和肺动脉楔压（PCWP），在预防肺水肿的基础上最大限度提高左室舒张末容积（LVEDV）；④维持一定的外周血管阻力；⑤避免肺血管阻力增加的诱因，如：疼痛、低氧血症、高碳酸血症和酸中毒。

2. 二尖瓣关闭不全（Mitral regurgitation）　二尖瓣关闭不全的常见原因是风湿热，导致左室收缩时血液返回左房。

二尖瓣关闭不全的主要病理生理变化是收缩期左室血液反流至左房，造成收缩期左房压升高和心排血量降低。以左房和左室扩大为特征，急性二尖瓣关闭不全时，导致左房容量过负荷，即左室收缩时将血液泵回顺应性不佳的左房，前向心排血量降低，代偿性外周血管收缩；随后肺淤血、肺水肿，肺动脉

压持续升高，进一步发生右心衰竭。慢性二尖瓣关闭不全导致左房逐渐扩大和顺应性增加，以“缓解”反流的血液；左房扩大后，导致心房纤维性颤动机会增加，心房纤维性颤动的发作可引起心悸症状；长期、严重的二尖瓣关闭不全可导致左房压升高和肺瘀血。

麻醉处理原则：①避免外周血管阻力增加；②维持心率正常或稍微增加；③尽量维持窦性节律，有效治疗急性心房纤维性颤动；④避免主动脉－腔静脉受压，维持回心血量，预防中心血容量增加；⑤避免全身麻醉期间的心肌抑制；⑥避免疼痛、低氧血症、高碳酸血症和酸中毒等增加肺血管阻力的因素。

3. 主动脉狭窄（aortic stenosis，AS） 主动脉瓣狭窄可多年无症状，直到瓣口直径缩小到正常的1/3时（正常主动脉瓣口面积是2.6 ~ 3.5 cm^2），才出现明显的血流动力学变化。轻度AS患者能较好地耐受妊娠期心血管系统变化和血容量的增加。在严重病例，对妊娠期间心血管系统需求增加的补偿能力有限，可能发展为呼吸困难、心绞痛甚至晕厥。重症AS产妇的产后死亡率高达17%，而围生期胎儿死亡率接近20%。

麻醉处理原则是：①维持正常心率和窦性节律；②维持足够的外周血管阻力；③维持血管内容量和静脉回流量；④避免主动脉－腔静脉受压；⑤避免全身麻醉期间心肌抑制。

麻醉方法：①中到重度AS是单次腰麻的相对禁忌；②连续硬膜外麻醉可采用缓慢诱导的方式，适当晶体液扩容；使患者有充足的代偿或适应时间；③腰麻联合硬膜外麻醉（CSE）可采用小剂量腰麻，硬膜外补充的方法，使麻醉效果更完善，也保证了血流动力学的稳定；④全身麻醉时，可选用依托咪酯和阿片类药物进行诱导；而硫喷妥钠可抑制心肌，氯胺酮可致心动过速，不宜作为诱导用药。全身麻醉维持用药应避免心肌抑制和降低外周血管阻力。

4. 主动脉关闭不全（aortic insufficiency，AI） 在孕龄妇女比主动脉瓣狭窄更常见，75%患者由风湿热引起，风湿性AI常伴有二尖瓣病变。左室舒张期主动脉瓣不能关闭，将导致主动脉血向左室反流，左室容量过负荷，久之，导致左室扩张和肥厚。AI产妇通常完全能耐受妊娠，因为：①妊娠会适当增加孕妇心率，可缩短舒张期血液反流的时间；②妊娠的外周血管阻力降低，有利于前向血流，由此减少血液反流量；③妊娠的血容量增加有助于维持足够的心脏充盈压。

麻醉处理原则是：①维持心率正常或稍微增加；②避免外周血管阻力增加；③避免主动脉—腔静脉受压；④避免全身麻醉期间的心肌抑制。

麻醉方法：①硬膜外麻醉可用于阴道或剖宫产分娩。临产早期采用硬膜外麻醉，可避免疼痛应激导致的外周血管阻力增加，从而避免出现急性左室容量超负荷；AI产妇不能耐受心动过缓，应注意预防并及时治疗。②在上述原则基础上进行全身麻醉，可选用短效瑞芬太尼用于剖宫产的全身麻醉维持。

四、糖尿病

妊娠前已有糖尿病的患者被称为糖尿病并发妊娠；妊娠前糖代谢正常或有潜在糖耐量降低，妊娠期才出现或发现糖尿病的称为妊娠期糖尿病。妊娠糖尿病的相关因素有：高龄孕妇、肥胖、家族糖尿病史以及孕妇有死胎、新生儿死亡、胎儿畸形或巨大胎儿病史。

（一）妊娠对糖尿病的影响

妊娠后参与胰岛素反馈调节的激素（胎盘促黄体激素、胎盘生长激素、皮质醇、黄体酮）水平增加，外周靶组织对胰岛素逐渐产生耐受，以利于孕妇向胎儿提供葡萄糖、氨基酸等营养物质。如果孕妇不能自身代偿胰岛素的缺失量，就可能导致妊娠糖尿病，分娩后多数产妇葡萄糖耐量可恢复正常，但是，由此可能成为2型糖尿病的高发人群。自然或剖宫产分娩后，胎盘的反馈调节性激素作用消失，胰岛素需求会逐渐恢复到孕前水平。

（二）糖尿病对孕妇和胎儿的影响

糖尿病并发妊娠或妊娠糖尿病都易发生妊娠高血压和羊水过多，并增加剖宫产率。糖尿病并发妊娠患者的剖宫产率可增加3 ~ 10倍，而妊娠糖尿病产妇的剖宫产率增加1.5倍。糖尿病并发妊娠孕妇的早产发生率增加2 ~ 3倍。

（三）麻醉处理

妊娠糖尿病的特殊病理生理及所伴的并发症对麻醉医师确保分娩、剖宫产过程中顺利平稳、母婴安全提出挑战。

1. 术前评估　首先，术前评估要充分：确定糖尿病的类型、围生期药物治疗情况，有无伴发先兆子痫、肾功能不全及病态肥胖、心功能是否受损等。严格的体格检查还包括气道评估及神经系统检查以排除自主神经及外周神经病变。

（1）气道评估：不论孕妇是否伴糖尿病，其困难插管的发生率较一般人群高。但糖尿病患者还伴有一些其他的气道问题，如青少年型糖尿病孕妇，28% 出现小关节、颈椎及寰椎齿样关节活动受限，且还伴其他表现如微血管并发症、身材矮小、发育延迟等。

（2）自主神经及周围神经病变：伴自主神经功能不全的患者表现为血压容易波动、区域麻醉后严重的低血压或循环不稳定，全麻诱导时亦可出现类似情况。因此需预防性补液、应用血管活性药物及放置合适的体位以防止动脉—下腔静脉受压，减少低血压的发生或持续时间。

周围神经病可表现为远端肢体感觉或运动缺失，而区域麻醉亦可出现这些症状，因此对于此类患者应于手术前详细记录感觉或运动缺失的程度及范围。另外，阴道分娩及剖宫产时均应防止不良体位所致的神经损伤。

2. 麻醉期间的管理　糖尿病产妇剖宫产腰麻或硬膜外麻醉期间，在确保母体血糖控制满意，应用乳酸林格液预扩容和及时纠正低血压的前提下，一般不会导致新生儿酸中毒。由于部分糖尿病产妇妊娠期子宫胎盘功能欠佳，无论采用硬膜外麻醉或腰麻，首先应注意维持血流动力学稳定，以确保胎儿安全。

在产程早期，可应用小量阿片类药以缓解疼痛，但必须注意阿片类药易透过胎盘引起新生儿呼吸抑制，尤其多发于应用麻醉药后即刻即娩出的胎儿，硬膜外麻醉和硬膜外复合腰麻可较好的缓解疼痛，对胎儿影响小，可安全有效地用于产科麻醉。近期有报道，硬膜外和硬腰联合可使孕妇血糖降至危险低限，因此分娩过程中要监测血糖。

糖尿病并发妊娠的患者通常易发感染。由于糖尿病是非妊娠患者发生硬膜外脓肿的高危因素，因此在所有产妇（特别是糖尿病患者）的椎管内麻醉期间都应严格采用无菌操作技术。

总之，对糖尿病孕妇剖宫产实施麻醉时要考虑以下几点：

（1）诱导好的蛛网膜下隙神经阻滞或硬膜外麻醉是很安全的，但要注意避免低血压和葡萄糖液体快速输注。

（2）诱导前用不含葡萄糖液体进行快速补液。

（3）适当静脉注射麻黄碱治疗低血压。对糖尿病产妇，轻微的低血压也不能很好地耐受。

（4）从麻醉诱导起始时，就常规将子宫左侧移位。潜在的糖尿病可使子宫和胎盘血流减少。

（5）若行全身麻醉，资料显示新生儿结局较好。

（6）全身麻醉时，需维持葡萄糖液体的输注及监测葡萄糖浓度，特别是持续注射胰岛素或外科手术时间延长时。

（7）手术后，必要时可给予小剂量胰岛素。胰岛素需求暂时性减少之后可出现血糖的快速升高。因此，在此阶段应合理地应用胰岛素和仔细监测血糖水平。

3. 麻醉监测

（1）除血压、心电图、脉搏氧饱和度外，危重产妇应行有创监测以了解中心静脉压等循环变化。

（2）加强呼吸管理，避免缺氧和 CO_2 蓄积。

（3）监测尿量以了解肾功能状态。

（4）及时测定血糖，随时调整静脉胰岛素用量。

五、甲状腺功能亢进（甲亢）

甲状腺功能亢进是由多种原因引起的甲状腺激素分泌过多所致的一组常见内分泌疾病，主要临床表现为多食、消瘦、畏热、多汗、心悸、激动等高代谢综合征，以及不同程度的甲状腺肿大和眼突、手颤、颈部血管杂音等为特征，严重的可出现甲亢危象、昏迷甚至危及生命。

（一）妊娠对甲状腺功能亢进的影响

受胎盘激素的影响，妊娠期甲状腺处于相对活跃状态，甲状腺体积增大，给甲状腺功能亢进的诊断带来一定困难。妊娠期免疫抑制加强，病情可能有所缓解，但产后免疫抑制解除，甲状腺功能亢进可能会加重。甲状腺功能亢进控制不当的孕妇，分娩或手术时的应激、疼痛刺激、精神心理压力、劳累、饥饿、感染以及不适当的停药，均可能诱发甲状腺危象的发生。

（二）甲状腺功能亢进对妊娠的影响

重症或经治疗不能控制的甲状腺功能亢进，由于甲状腺素分泌过多，抑制腺垂体分泌促性腺激素的作用，容易引起流产、早产，甲状腺功能亢进患者代谢亢进，不能为胎儿提供足够的营养，胎儿生长受限，低体重儿出生率高。妊娠期停药或服药不足，甲状腺功能亢进症状会加重。甲状腺功能亢进治疗药物可通过胎盘进入胎儿，可能导致胎儿甲低，新生儿甲状腺功能异常。另外，有些药物对胎儿可能有致畸作用。

（三）甲状腺功能亢进产妇影响麻醉处理

要点：①高动力性心血管活动和心肌病的可能；②甲状腺增大使气道受阻；③呼吸肌无力；④电解质异常。

1. 分娩镇痛　甲状腺功能亢进产妇临产时，精神通常处于紧张状态，对产痛可能更敏感，因此分娩镇痛十分重要。硬膜外麻醉应是首选镇痛方法，在镇痛同时对交感神经系统和甲状腺功能亦能起到控制作用。

2. 剖腹产的麻醉　在控制欠佳的甲状腺功能亢进产妇行剖宫产时，椎管内麻醉应作为首选，如有禁忌时可采用全身麻醉。理论上，甲状腺功能亢进患者术前用药慎用阿托品。硬膜外麻醉时，局麻药液中不要加用肾上腺素，低血压时避免应用 α 肾上腺受体激动剂（去氧肾上腺素）纠正。甲状腺功能亢进患者糖皮质激素储备相对不足，应采取补充治疗。应避免应用导致心动过速的药物，如：氯胺酮、阿托品、泮库溴铵。硫喷妥钠可能有抗甲状腺作用，可用于全麻诱导药的首选。Graves 患者多患有突眼征，全身麻醉时应对角膜重点保护。在甲状腺功能亢进产妇可采用术前深度镇静的方法，但是，此方法有母体过度镇静、误吸和新生儿抑制的风险。

3. 甲状腺危象的预防和治疗　术前充分准备可最大限度降低围手术期甲状腺危象的风险。术前准备的目的是使患者甲状腺功能维持正常。紧急手术时，在控制甲状腺功能的基础上，应该做好处理围手术期甲状腺危象的准备。

六、病态肥胖

由于社会中肥胖的盛行，肥胖孕产妇可能是产科麻醉医生遇到的最常见的高危患者。肥胖可增加妊娠期死亡的风险。高龄和高血压、糖尿病、血栓性疾病以及感染发生率的增加均构成肥胖产妇围生期死亡的高危因素。妊娠期肥胖的定义有多种：①孕前 BMI 大于 $29kg/m^2$；②妊娠期体重≥ 200 磅（91kg）；③妊娠后体重增加 > 20%。

1. 对肺功能的影响　体重超标时能量消耗、氧耗、二氧化碳产生均增加。①肺动力学：胸壁增厚，

使通气时需要消耗更大的能量来产生吸气动作，氧耗成本随体重而增加。常见以浅快呼吸通过降低潮气量尽可能减少能量消耗。多数病态肥胖孕妇妊娠期 $PaCO_2$ 可正常，但肺功能储备降低。②肺容量：潮气量、功能残气量、呼气储备量、肺活量、吸气储备量、肺总量和最大分钟通气量在病态肥胖患者都减少。③氧合作用：极度肥胖患者肺弥散能力降低，胸壁顺应性降低和腹部肥胖促使肺下部的气道闭合，通气主要在顺应性好的肺上部进行，肺血流状况正好相反，从而导致通气血流比率失调和低氧血症。

2. 对心血管的影响　肥胖患者的血容量和心排血量增加，心脏指数可正常，心排血量增加主要是每搏量的增加。肥胖患者多伴有高血压，$BMI>30kg/m^2$ 时高血压发生率增加 3 倍。肥胖、左室肥厚的高血压产妇，其左室收缩功能虽正常，但舒张功能多异常，说明存在左室舒张功能不全的容量过负荷，并需要通过有效的利尿治疗，以减少过多的血容量。

3. 对胃肠道的影响　病态肥胖患者加上妊娠因素，发生胃内容物反流和肺误吸的风险进一步增加。

4. 对内分泌的影响　肥胖是糖尿病的易发人群，肥胖病患者妊娠期间通常存在胰岛素相对不足。

肥胖产妇多伴有内科疾病，需要尽早进行麻醉前评估。①脉搏氧饱和度可用来评估产妇氧合状态；②血气分析对肥胖产妇通气状态的评估很重要；③先兆子痫患者须检查血小板计数；④除非血压袖带的长度＞上臂周长的20%，否则产妇血压的测量会高于其实际血压。在慢性高血压或先兆子痫以及围生期需监测动脉血气的患者，可放置动脉导管直接测压并方便监测动脉血气。

对于自然分娩的产妇，硬膜外镇痛是肥胖产妇分娩镇痛的优先选择；腰麻联合硬膜外镇痛也可用于病态肥胖产妇的分娩镇痛，但需注意蛛网膜下隙注入阿片类药物有导致产妇呼吸抑制的风险，单纯应用低浓度局麻药即可达到满意的分娩镇痛。

在病态肥胖产妇，剖宫产有增加产妇和胎儿致病和致命的风险，对麻醉的挑战在于椎管内麻醉穿刺的困难和气道控制的难度，以及胃内容物反流和肺误吸的风险。肥胖可能导致蛛网膜下隙神经阻滞后难以预测的广泛局麻药扩散，故肥胖产妇对局麻药的需求量降低。与蛛网膜下隙神经阻滞相比，硬膜外麻醉的优点包括：①能适时调节局麻药的剂量；②降低低血压的发生率；③减轻运动神经阻滞的呼吸影响；④麻醉时间不受限制。肥胖可影响硬膜外局麻药的扩散，阻滞平面与BMI和体重呈正比，而与身高无关。病态肥胖产妇完全能耐受高平面感觉神经阻滞，在感觉阻滞平面过高产妇，并不一定出现明显的呼吸窘迫感，但应予以关注。病态肥胖产妇进行剖宫产全身麻醉时，困难插管的发生率高达33%。而且，曾经成功气管插管的患者，并不能保证此次插管就顺利。麻醉医师应事先准备好喉镜、不同型号喉镜片和气管导管、经环甲膜穿刺和切开器械以及经气管通气的器械。另外，也可利用可视或纤维喉镜在产妇清醒下进行气管插管。清醒下置喉镜和插管刺激时，儿茶酚胺释放和血压升高，可导致原有高血压恶化，并对子宫血流产生不利影响，因此，插管前有效的表面麻醉极其重要。麻醉前气道评估基本正常的产妇，如果无禁忌证可行全身麻醉快速诱导，方法是：全身麻醉前有效的预吸氧去氮，因为，肥胖患者在诱导的呼吸暂停期更易出现低氧血症，可在诱导前深呼吸100%氧3分钟或30秒内最大吸气100%氧4～5次，即可预防插管期间呼吸暂停的低氧血症。

第六节　麻醉并发症

一、低血压

足月产妇处于仰卧位时会出现血压下降、心动过速及股静脉压升高，这是由于妊娠子宫压迫下腔静脉导致静脉回流降低及心排血量降低所致，也被称作“仰卧位低血压综合征”。许多麻醉药及椎管内麻醉产生的交感神经抑制作用可导致血管扩张，进一步降低静脉回流，加重低血压。低血压的发生率和严重程度取决于阻滞平面的高低、产妇的体位以及是否采取了预防性措施。如果发现和处理及时，产妇的一过性低血压与产妇和胎儿的死亡无关。

孕妇出现低血压后，麻醉医生应及时扩容、改变体位，必要时给予血管加压药。

1. 扩容　对剖宫产产妇在区域麻醉前可输入达10 mL/kg的晶体液，以增加血管内容量。含糖液不应用于扩容，可能导致产妇和胎儿高血糖症，随之产后发生新生儿低血糖。在新生儿酸碱状态方面使用乳酸林格液和0.9%的氯化钠似乎并无差别。然而一些人更喜欢用胶体液预扩容，因为其血管内半衰期更长。使用胶体也存在风险，少数患者可能出现过敏反应，瘙痒发生率升高。

2. 变化体位　腰麻下行剖宫产的产妇可能由于交感神经阻断和静脉回流下降而经历低血压，尤其同时存在下腔静脉压迫时。预防主动脉腔静脉压迫很重要，向左侧倾斜手术台15°～30°，或者右臀下放置楔形物会缓解大多数孕妇的主动脉腔静脉压迫。但是这些做法不一定绝对有效，麻醉医生必须高度关注孕妇及胎儿的体征。

3. 使用血管加压药　仅凭静脉输液不足以预防腰麻后低血压，子宫左倾进一步降低了腰麻后低血压的发生率，在此基础上辅用预防性血管加压药取得了最好的效果。同时具有 α 和 β 作用的激动剂（如麻黄碱）使子宫胎盘血流得以更好地恢复。

二、困难插管

产科麻醉中呼吸道管理是一个非常重要的问题。大多数麻醉相关性死亡是由于困难气道导致的低氧血症。最常见的呼吸不良事件是插管失败。妊娠导致的体重增加、胸廓增大以及咽喉水肿等体格因素会增加气管内插管的难度。妊娠产妇插管失败的处理措施如图 4–2。

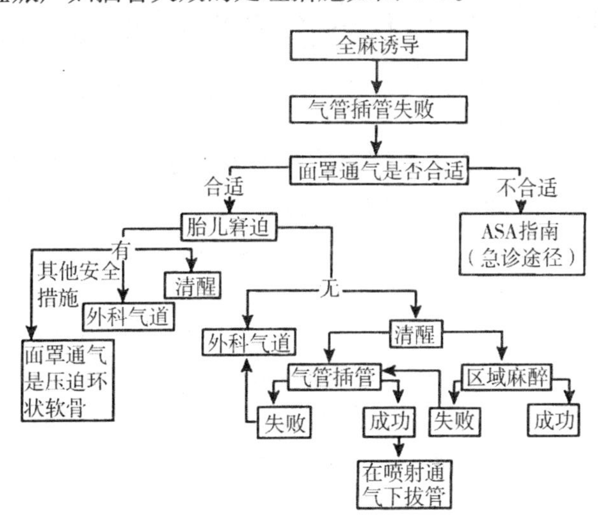

图 4–2 孕妇插管失败的处理措施

三、胃内容物反流与误吸

妊娠期间胃功能受到机械性刺激与激素的双重影响，导致胃排空延长、酸性产物增加、胃 – 食管反流发生率高，胃内容物反流进入咽喉部而可能发生误吸。肺误吸是一种复杂的疾病，可导致化学性肺炎、细菌性肺炎或气道阻塞性肺不张。胃内容物中的盐酸成分可对支气管组织造成最严重的损伤。

（一）禁食要求

美国麻醉医生学会产科麻醉分会指南推荐产妇可在分娩期间直至麻醉诱导前 2 小时内饮用适量的清亮液体。择期剖宫产的妇女进行麻醉或镇痛操作之前 6 ~ 8 小时不应摄入固体。

（二）预防用药

没有一种药物或食物被认为在预防误吸时更有效。预防误吸的理想药物应当是快速起效、增加胃排空速度、增加胃 pH 值，而同时减少胃容量。推荐应用非特异性抗酸剂、H_2 受体拮抗剂或多巴胺受体拮抗剂。静脉内给予甲氧氯普安可明显加快行择期剖宫产孕妇的胃排空。昂丹司琼是另一种常用于辅助预防误吸的止吐药。与甲氧氯普胺相比，给予 4 mg 昂丹司琼的孕妇发生恶心呕吐更少且满意度更高。

（三）诊断

诊断肺误吸时常比较困难。对于那些有风险的患者应当保持高度警惕。最明显的体征应当是口咽部存在胃内容物，尤其在应用喉镜检查时可见。患者可能发生心动过速、青紫、哮鸣、呼吸急促、低血压及呼吸困难。胸部 X 线检查的典型表现为弥漫性片状浸润，患者表现出肺泡—动脉氧张力梯度增加及吸氧后亦无改善的低 PaO_2。

（四）处置方法

如果采用全身麻醉，应当进行环状软骨压迫下快速顺序诱导直至确认插管。预吸氧的理想方法是使患者呼吸 100% 氧气或者按潮气量通气 3 分钟或者让易合作的患者在新鲜气体流量为 5L/min 时进行 8 次深呼吸，最好让肥胖患者处于头高位。诱导时使用丙泊酚是最佳选择。除非存在禁忌，琥珀酰胆碱因其快速起效及可创造良好的插管条件成为首选的肌松剂，至少需要 0.6 mg/kg 的剂量才可进行插管。如果禁忌使用琥珀酰胆碱时，应用罗库溴铵 > 0.6 mg/kg 作为替代。

（五）治疗

尽管采取了以上预防措施，误吸仍然会发生。如果患者发生中度至重度的误吸，或误吸了固体，应当立即应用带套囊的气管内导管进行插管。插管后，建议重复进行吸引以移除颗粒性物质。不再推荐进行支气管肺泡灌洗，因其可加压使颗粒物质深入肺内部且可进一步损伤肺组织。患者应当在足够的吸入氧浓度下进行至少 8 h 的机械通气。如果病情需要可采用持续气道正压通气。不再推荐常规给予抗生素及类固醇进行治疗。持续监护患者的动脉血气、胸部 X 线及临床状态。

四、椎管内麻醉剖宫产的神经并发症

区域麻醉导致神经损伤的危险因素包括神经缺血（推测与应用血管收缩药或患者长时间低血压有关），放置穿刺针或导管时损伤神经，感染，局麻药的选择。另外，患者术中体位摆放不当、手术敷料包扎过紧及手术创伤造成的神经损伤也常常被归咎于区域麻醉。

（一）引起神经并发症的影响因素

1. 局麻药　虽然大多数临床浓度与剂量的局麻药不损伤神经，但是长期接触、大剂量及／或高浓度的局麻药可造成永久性神经损伤。局麻药神经毒性的差异取决于 pKa、脂溶性、蛋白结合率。局麻药浓度越高、脊神经接触药物时间越长则局麻药的毒性反应越强。注射速度对于局麻药浓度也有很大影响，推注速度越快则药物在脑脊液中形成涡流而易于被更快地稀释。先前已存在的神经状况可使患者更易受到局麻药的毒性作用影响。

2. 神经缺血　如果并发血管解剖变异、硬膜外血管破裂出血、注药压力增高，可能造成麻醉后下胸段和腰段脊髓缺血坏死。硬膜外血流可受肾上腺素的影响，应用含有肾上腺素的局麻药理论上可导致外周血管缺血，因其造成脊髓前动脉及节段性动脉持续收缩，而出现相应节段的脊髓血流中断或血栓形成，脊髓缺血缺氧，尤其可见于患有微血管疾病的患者。另外，神经元长时间接触高浓度的局麻药可以引起神经元血流减少，如果加入肾上腺素可进一步延长脊神经与局麻药的接触时间而加剧血流障碍。扩大的血肿也可造成神经缺血，神经受压的严重性取决于血肿的体积。

3. 麻醉操作　麻醉操作可导致对脊髓或脊神经的机械性损伤。硬膜外穿刺操作不当时，穿刺针可损伤脊髓或脊神经，并可形成脊髓内或椎管内血肿。穿刺针如刺穿硬膜外血管则可导致硬膜外腔血肿，注射气体过多则导致气肿，均可压迫神经。腰穿针可能触及马尾神经，出现一过性麻木或放电样感觉，对神经的损伤较轻微，临床较多见而极少出现后遗症。

4. 既往病史　妊娠前已患有糖尿病的孕妇可能已并发有外周神经损害，进行区域麻醉可能加剧已有的神经损害。患有腰椎椎管狭窄、腰椎椎间盘突出和黄韧带肥厚的孕妇，如长时间处于截石位可造成对脊神经的压迫或牵拉，使神经外膜及其营养血管血流中断造成神经营养性退变，重者可导致神经纤维肿胀。此类孕妇对局麻药的毒性作用及血管收缩药导致的神经缺血更加敏感。应用更低浓度或更少量的局麻药可减小局麻药毒性反应的风险。在妊娠晚期巨大而坚硬的胎头持续压迫腰骶神经干，脊柱的过度前屈可导致过度牵拉或压迫脊神经根，耻骨联合分离，坐骨神经受压等。在产前产妇可能仅表现为下肢轻微麻木或无症状，但是此时已经存在神经损伤的潜在基础，进行区域麻醉可能加剧神经损伤，表现为闭孔神经综合征、股神经痛、阴部神经和生殖股神经剧痛。

（二）椎管内麻醉剖宫产的神经并发症临床表现

1. 神经根或神经干损伤　神经受到局麻药直接毒性、穿刺针损伤、压迫、牵拉、缺血及完全横断的伤害。穿刺针的直接创伤可导致严重的神经损伤，尤其是当穿刺针刺穿神经束膜进入神经束。穿刺针针尖或硬膜外导管刺激神经时患者多描述为一过性麻木感，而如果刺入脊髓、神经根或神经干内则患者表现为剧烈的神经疼痛。麻醉后患者可出现脊神经功能异常，严重者可出现脊髓横断性损害。腰椎管狭窄或胎头压迫所导致的神经根或神经干损伤，多表现为一支或多支脊神经或某神经干的功能障碍，表现为一侧下肢麻木、感觉迟钝或无力、股神经痛、耻骨联合痛、会阴部痛等。机械性损伤可表现为一支或数支脊神经支配区域感觉缺失，单侧或双侧下肢肌肉运动异常，严重时可表现为双侧横断性截瘫等。

2. 短暂神经综合征　局麻药及其他化学性毒性损害的表现主要有短暂神经综合征（transient neurological symptoms，TNS），应用各种局麻药时均可见，骶尾部可能是对局麻药比较敏感的部位，脊髓背根神经元兴奋引起肌肉痉挛，在接受腰麻后 4 ~ 5 小时腰背部可出现中度或剧烈的疼痛，放射向臀部和小腿，也可伴随有感觉异常，但无明显运动和反射异常，一般 7 天内均可恢复，不遗留感觉运动障碍。

3. 马尾综合征　马尾综合征（cauda equina syndrome，CES）表现为低位脊神经根损伤的症状，可出现直肠、膀胱功能障碍，会阴部感觉异常及下肢运动麻痹等。

五、椎管内麻醉的其他并发症

（一）硬脊膜穿刺后头痛（postdural puncture headache，PDPH）

PDPH 病因是复杂的，最常见的原因是脑脊液从刺破的硬脊膜不断流出造成脑脊液的压力降低所致；另一个原因可能为颅内血管扩张。其典型症状为由平卧位转为坐位或直立位时出现剧烈头疼，尤其在咳嗽或突然活动时疼痛加剧，在平卧位时疼痛缓解。PDPH 可在穿刺后立即发生，也可发生在数日后，据统计，最常见是在穿刺 48 h 内发生，大多数头疼在 7 d 内即可自行缓解。

（二）全蛛网膜下隙神经阻滞

全蛛网膜下隙神经阻滞是罕见但非常严重的并发症，多由硬膜外麻醉的大剂量局麻药误入蛛网膜下隙所致，或由于硬膜外导管移位误人蛛网膜下隙所致。临床表现为注药后迅速出现广泛的感觉和运动神经阻滞，意识不清、双侧瞳孔扩大、呼吸停止、肌无力、低血压、心动过缓甚至室性心律失常或心搏骤停等。

第五章

老年患者的麻醉

第一节　老年对生理及药理的影响

一、严重影响生理的年龄

美国已经完成的统计资料表明老年患者围术期死亡率呈逐年下降趋势：20 世纪 60 年代为 20%，80 年代已经下降到 5% ~ 6%；近年统计研究进一步提示，即使是特别高龄的患者，围术期死亡率也不高于成人组。Warner 等 1998 年报道 31 例 100 岁以上患者围术期无一死亡，1 个月内死亡率为 16.1%，1 年内死亡率为 35.5%，患者的生存率与相同年龄段未接受手术者几乎没有区别。虽然随着年龄的增长，机体生理会出现不同程度的变化；而且年龄增长本身可以增加手术并发症发生的可能性，但是并发症增加的主要原因是由于随着年龄增加而出现的一些重要脏器的器质性病变如心血管疾病等的发病率增加。因此年龄是否独立的危险因素一直存在争论，有些学者不同意年龄作为单独的危险因子。但是多数麻醉医师并不区分年龄本身还是老年性疾病在麻醉中的作用，往往把两者合在一起考虑。

如果综合考虑年龄对心血管、呼吸和神经等重要系统的影响，可以建议把 70 ~ 80 岁作为严重影响生理的年龄。

二、高龄对机体生理的影响

由于机体遗传背景和环境影响因子的差异，高龄对机体生理的影响个体差异较大，下面简要描述高龄对不同生理系统的影响。

1. 对心血管系统的影响　心脏窦房结和心肌出现胶原纤维增多、脂质沉着等结构变化不同程度地影响心血管功能。高龄老年人不同程度出现窦性心率下降，传导阻滞或心律失常。心电图可以出现 P-R 间期延长、QRS 和 T 波等变化。心肌胶原纤维老化，收缩舒张功能降低；心肌细胞动作电位时程延长，因此高龄老年人对正性肌力药物的变力反应和 β 受体激动药的反应也降低。由于心脏收缩舒张功能降低和高龄对心脏前后负荷、神经内分泌调节的影响，与年轻人相比，心排血量平均每年下降 0.75% ~ 1.01%，健康老年人左心室射血分数平均只有 60%，70 岁以上多在 50% 左右；老年人心排血量对应激刺激的反应性下降非常显著，例如老年人对运动引起的心率增加反应性较年轻人降低 30%，射血分数增加幅度也较低。动脉因退行性变化和粥样硬化使管壁变性、钙化，冠状动脉狭窄，主动脉和大动脉的弹性减弱，心缩期血压升高，左心室后负荷增加。

2. 对呼吸系统的影响　随着年龄增加，老年人呼吸系统组织结构逐渐出现退行性改变，呼吸肌肌力减退、胸廓顺应性降低、小气道闭塞、残气量增加，最终使老年人呼吸功能储备减少。产生这些变化的结构基础是老年人呼吸道黏膜变薄、腺体萎缩、分泌功能减退，纤毛减少，小气道管壁弹性减弱；同时由于长期尘埃吸入和沉积，肺顺应性变差；老年性骨质疏松、肋软骨钙化可使胸廓顺应性降低；呼吸肌萎缩使吸气动力减退。呼吸系统的这些组织结构改变是高龄老年人呼吸系统功能改变的基础：老年人肺活量明显降低，80 岁老年人肺活量仅占年轻人的 40%，残气量和功能残气量增加，最大通气量、用力肺活量、1s 量（FEV1.0）和 1s 率（FEV1.0%）明显下降。随肺组织结构老化出现气体交换面积缩小、肺泡壁毛细血管总表面积减少、功能残气量增加等使老年人肺换气和弥散效率降低。同时由于心血管系统老化导致的心排血量降低、通气 / 血流比例失调等使老年人动脉血氧分压逐年降低。

由于化学感受器对刺激感知、中枢神经系统处理能力等下降老年人对低氧和高二氧化碳血症的代偿反应随年龄增加变得迟钝，70 岁以上老年人对低氧导致的通气反应较年轻人降低 40%，对高二氧化碳血症的代偿反应降低 50%。

3. 对神经系统的影响 机体老化过程中，由于神经元减少、胶质细胞增生、有髓神经纤维减少，70 岁以上老年人某些皮质区域神经元减少 30% ~ 50%. 小脑 Purkinje 细胞下降约 20%。老年人大脑形态学主要表现为重量减轻、脑沟变宽变深、脑回变窄、脑室体积增大等。老年人脊髓神经细胞、后根神经节细胞和周围自主神经节细胞减少，前角细胞和后根神经节细胞出现脂褐素堆积。脊神经根和周围神经的轴突出现变性、脱髓鞘等，老年人因此出现神经纤维的传导速度减慢、传入冲动减少，痛阈提高。同时由于老年人椎管狭窄、骨关节结构改变、椎管内脑脊液含量减少等原因使施行椎管内麻醉时对局麻药的敏感性增加，而且一旦发生低血压及缺氧时脊髓神经细胞受损程度也高于年轻人。老年人神经元有氧代谢降低，脑血管自动调节能力降低，对高二氧化碳血症的反应明显减弱，脑血流量减少，如果同时并发糖尿病、高血压、动脉粥样硬化等疾病则脑血流量减少更明显。

老年人神经递质（如某些儿茶酚胺和多巴胺）合成减少、一些神经元受体（如胆碱能受体、GABA 受体）密度发生改变，GABA 受体密度增加可能与老年人对苯二氮䓬类敏感性增加有关。老年人由于丘脑 - 垂体 - 肾上腺轴功能降低使得其对应激的反应性降低，自主神经兴奋阈值提高使其对心血管系统的调节功能减弱，体温调节中枢功能减低使其对外界温度的适应能力下降。

4. 对消化系统的影响 老年人消化系统老化可以表现为牙齿缺如、腺上皮萎缩和分泌功能降低、胃运动功能减弱（如排空减慢等）。老年人肝重量降低、肝血流量减少，肝合成蛋白质能力降低，主要代谢药物的脱甲基功能随年龄增加而降低。

5. 对泌尿系统的影响 随年龄增加而出现的生理性肾小球硬化、肾血管硬化等减少了肾有效滤过面积。肾血流逐渐降低，每 10 年最大可下降 20%，20 岁时约为 600 mL/min，到 80 岁时只有 50% 左右，肾小球滤过率进行性下降，但约 1/3 老年人没有明显变化。由于髓襻的溶质转运障碍和髓质血流的相对增加影响髓质高渗形成，老年人肾浓缩功能下降；肾小球滤过率降低是老年人肾稀释功能降低的主要原因。老年人对血钠、血钾调节能力降低，低血钠时对钠回吸收不能有效增加，急性钠及水负荷又不能有效地排钠排水。老年人在应激条件下对酸负荷的反应下降，持续时间延长。

6. 对内分泌系统的影响 虽然老年人多数内分泌器官和内分泌轴功能表现为降低，但除性激素外，基础血清激素水平可能在正常范围。由于内分泌的变化还涉及激素的合成、分泌、代谢以及组织对激素的反应等，因此实际上老年人在应激状态下常表现为储备功能减退。

7. 对血液系统的影响 骨髓造血干细胞的增生能力随年龄增加而明显降低，在应激状态下黄骨髓转变为红骨髓恢复造血的能力也明显降低。老年人血红蛋白含量随年龄增长略有下降，红细胞渗透脆性增加，寿命缩短。血清铁含量下降，骨髓铁储备减少，对需求增加时反应不足，易导致贫血，白细胞总数偏低，对应激、药物的反应低于年轻人；对微生物的趋化性、吞噬性及杀伤作用减弱。血小板聚集、释放功能增强，对药物、胶原等聚集诱导物非常敏感；血浆中凝血因子Ⅴ、Ⅶ、Ⅷ活性和纤维蛋白原含量显著升高，纤溶酶原激活物活性降低，AT- Ⅲ、TM 蛋白的抗凝活性下降。

三、高龄对药理及其相互作用的影响

充分了解老年人生理功能变化对药物药理作用的影响是保证老年人特别是高龄老年患者围麻醉期用药安全的基础，下面从药代动力学、药效动力学和常见药物相互作用 3 个方面做一个简略说明。

1. 老年人药动学特点 药动学包括药物在体内的吸收、分布、代谢和排泄的过程以及药物浓度随时间的变化规律。老年人药动学特点主要表现为被动转运吸收的药物吸收不变、主动转运吸收的药物减少，药物代谢能力减弱，排泄能力降低，消除半衰期延长，血药浓度增高等。

（1）药物的吸收：胃肠道改变是影响老年人口服药物吸收的主要因素，老年人胃酸分泌减少可以使药物在胃中吸收减少；胃肠排空速度降低延迟药物到达小肠的时间，使药物通过小肠的吸收减慢，有效血药浓度到达峰值时间推迟；另外胃肠道血流量降低、肠腔内液减少也可能降低药物的溶解。因此，麻醉前应该了解患者口服药的用药情况。由于老年人局部血液循环较差，心排血量降低，所以其他给药途径如肌内注射、静脉注射、舌下给药等方式的药物吸收也与年龄有相关性。

（2）药物的分布：药物分布与药物本身的特性、机体组织成分、血浆蛋白结合率、组织器官的血液循环、体液pH以及组织器官的药物结合率等因素相关。老年人的细胞内液减少，体内总水分明显下降，因此水溶性药物的分布容积有所减少，从而使作用部位药物浓度增加；老年人体内脂肪量不同程度增多，脂溶性药物的分布容积有所增大，药物作用时间延长，容易出现蓄积。老年人血浆蛋白含量降低，与血浆蛋白结合的药物相应减少，游离药物浓度升高，因此老年人使用蛋白结合率高的药物时应该适当减少剂量；α 酸性糖蛋白（AGP）在老年人体内含量有所升高，AGP可以使一些特定药物（如利多卡因等）的游离血药浓度升高，因此应当适当调节这些药物的剂量；此外还应该注意老年人红细胞结合某些药物的能力降低，如哌替啶年轻人红细胞结合率为50%，而老年人仅为20%。同时老年人由于并发多种疾病，服用多种药物，这些药物可以竞争性结合血浆白蛋白从而改变血中其他药物的游离浓度，严重时可能产生毒性作用。

（3）药物的代谢：药物主要通过肝代谢，老年人肝对药物的代谢能力随年龄增加而降低。代谢能力降低的原因包括肝微粒体酶的活性降低、肝对外界因素诱导和抑制药物酶作用的反应性降低以及肝血流量降低减少了药物的首关效应。应该注意的是老年人一般肝功能检查正常不一定说明肝内药物代谢能力正常。

（4）药物的排泄：多数药物主要通过肾排泄，老年人药物排泄能力约比年轻人下降40%。由于老年人肾小球滤过率、肾小管的分泌和重吸收功能均有所减少，影响药物的排泄，使其半衰期延长。老年人肌酐产生减少，所以血肌酐水平不能作为衡量老年人肾功能的唯一指标，应该选择血肌酐清除率。对一些以药物原形排泄、治疗指数窄、可能损害肾功能的药物，应该特别注意调整剂量。

2. 药效动力学　药效学的变化主要涉及靶器官对药物敏感性的改变。产生敏感性改变的原因可以由于药物感受器的数量变化，可以是由于与细胞偶联的信号传导机制的变化。通常老年人药物药效学的改变主要表现为对于药物作用特别是作用于中枢神经系统的药物（如苯二氮䓬类、吸入麻醉药等）的敏感性增加，这种作用的增加与血药总浓度、游离药物浓度没有明确的关系。但是另一方面，随着机体的老化，导致 β 受体介导的器官反应性降低。这些现象的发生可能与老年人神经系统的生理功能变化相关。

3. 常见药物相互作用　下面简要叙述常见用药对老年患者麻醉可能产生的影响。

（1）抗生素：围术期应用抗生素可能是手术前治疗，也有可能用于预防感染。大部分接受外科手术的老年患者同时需要进行抗生素治疗，抗生素对麻醉的主要影响在于其与肌松药的相互作用。有些抗生素包括氨基糖苷类、四环素类等可以增加肌松药的肌肉松弛作用，特别当老年患者合并有神经肌肉疾病者。同时一些麻醉手术可能使用的其他药物如维拉帕米、利多卡因、氟烷等可以增强这些抗生素的肌松作用。抗生素的这种作用可能导致患者呼吸抑制，此时发生的呼吸抑制作用一般不能被新斯的明拮抗。

（2）三环类抗抑郁药：三环类抗抑郁药的主要药理作用是抑制去甲肾上腺素和5-羟色胺的再摄取，同时可以产生抗胆碱、抑制房室传导和降低心肌收缩力的作用。因此这类药物可以成倍增加一些药物如去甲肾上腺素、肾上腺素和去氧肾上腺素的心血管作用，严重者可能引起心律失常、高热、高血压危象甚至死亡。另外三环类抗抑郁药还可以增加奎尼丁、普鲁卡因胺的传导抑制作用和巴比妥类药物的作用。

（3）单胺氧化酶抑制药（MAOI）：MAOI由于其对单胺氧化酶的抑制可以显著地增加一些拟交感药物如肾上腺素的心血管作用，可能发生高血压危象、惊厥或高热昏迷。MAOI与阿片类药物的相互作用分两种：一种为与哌替啶作用，产生兴奋表现甚至惊厥、高热和昏迷；一种为抑制，因为MAOI抑制了阿片类药物的肝代谢从而可能增加后者的呼吸抑制、镇静和降低血压的作用。如果可以停用MAOI，建议手术前至少停用2 ~ 3周。

（4）锂剂：锂剂可以延长一些肌松药如潘库溴铵、维库溴铵和琥珀胆碱的肌松作用；还可以降低房室和室内传导，因此合用 β 受体阻滞药、钙拮抗药、吸入麻醉药、奎尼丁和普鲁卡因胺时应该特别注意可能发生的传导抑制作用。

（5）钙拮抗药：钙拮抗药类药物种类繁多，不同的药物对心肌收缩性、传导性和外周和冠脉系统血管的影响不同。如维拉帕米和 β 受体阻滞药合用可能发生心肌收缩性和传导性的严重抑制；吸入麻醉药、氧化亚氮和镇痛药物可以增强钙拮抗药对心肌收缩性、传导性和周围血管阻力的影响。维拉帕米可以增强去极化和非去极化肌松药的肌松作用。

（6）β 受体阻滞药：地高辛、维拉帕米可以增加 β 受体阻滞药对心率和心肌传导性的抑制，已经使用 β 受体阻滞药的患者应该避免静脉应用维拉帕米。麻醉和手术对肝血流和肝代谢活动的作用可以影响 β 受体阻滞药的清除。

（7）血管紧张素转化酶抑制药（ACEI）：ACEI 常用于高血压的治疗，与利尿药合并使用时存在手术中发生严重低血压的可能；在有肾功能损害的患者，甚至可能发生急性肾衰竭。ACEI 类药物与非甾体类镇痛药物合用时可能加重肾损害。也有报道 ACEI 类药物卡托普利可以增加地高辛血药浓度。

（8）地高辛：由于地高辛在老年患者中广泛应用和其狭窄的治疗指数，因此应该特别重视地高辛对麻醉的影响。地高辛本身可以导致房室传导阻滞、室性心律失常等。一些药物如非甾体类镇痛药物、奎尼丁等可以加重这种作用；另外，内环境紊乱如低钾、低镁或低钙和甲状腺素、儿茶酚胺等均可加重地高辛的毒性。

（9）抗心律失常药：奎尼丁可以加重地高辛的毒性，还可以通过抑制胆碱酯酶而延长琥珀胆碱作用时间。普鲁卡因胺可以延长琥珀胆碱的作用时间和增加奎尼丁浓度，西咪替丁可以通过抑制清除而增加普鲁卡因胺的血药浓度。利多卡因可以用于治疗室性心律失常，但是低钾时此种治疗作用消失；同时利多卡因可以增加普萘洛尔、钙拮抗药和吸入麻醉药的负性肌力作用。广谱抗心律失常药物胺碘酮可以降低心内传导，非竞争性抑制 α、β 受体和抑制心肌收缩等作用，全身麻醉时可能发生心率减慢和对升压药物反应不佳的低血压。

（10）某些术前用药可能影响老年患者手术后意识功能：如所有的抗胆碱药物均可以增加术后认知功能障碍发生率，因此老年患者术前不推荐使用此类药物；某些合并器质性心脏病的老年患者术前使用阿托品可以加快心率，增加心肌氧耗，可能诱发心肌缺血；阿托品也存在诱发老年患者青光眼急性发作的可能。老年患者对镇静药物敏感性增加，部分苯二氮䓬类药物可能引起烦躁、意识混乱从而造成患者坠床的危险，因此不建议用于老年患者。哌替啶由于其代谢产物作用时间长且具有神经毒性，反复使用此毒性作用可以累加，所以应该避免使用，改用吗啡。H_2 受体阻滞药特别是西咪替丁可能引起术后意识功能改变。

（11）通常在手术前 1 周应该停用阿司匹林；推荐应用肝素代替华法林，因为肝素半衰期短于华法林，停药几小时可以保证手术安全进行。

（12）为防止容量降低和低血钾发生，建议术前晚上停用呋塞米。

第二节　高龄对麻醉的影响

一、高龄对硬膜外麻醉的影响

高龄对硬膜外麻醉的影响包括解剖学、生理学和局麻药物药理等方面。

1. 解剖学方面　与年龄相关的脊柱关节的退行性改变使椎间隙变窄甚至闭锁，注射局部麻醉药可能较年轻人扩散的平面更广；老年人蛛网膜的绒毛体积增加，硬脊膜的通透性增加，所以老年人硬膜外麻醉起效较快。因此，超过 60 岁的患者应该适当减少局麻药物的用量。

2. 生理学方面　老年人硬膜外麻醉后交感神经阻滞，易于发生血压降低；处理低血压时应该注意老年人对肾上腺素能受体兴奋剂的敏感性降低。此外，硬膜外麻醉后血管扩张，老年人可能发生体温降低，有可能诱导发生危险的心血管并发症。

3. 局部麻醉药物药理　方面正常老化过程中发生的生理反应以及老年人并发疾病的严重程度，均可不同程度地影响硬膜外麻醉时局麻药物药代动力学和药效动力学。

局麻药物的吸收决定于注射部位的血液供应和药物在注射部位的组织溶解度、分解率、浓度及通透性。老年人的病理或生理造成的局部血液灌注的改变可以显著影响局麻药物的吸收率和清除率，如血容量不足或其他疾病引起的组织灌注不足，可能减缓局麻药物的吸收，而伴有酸中毒的老年人可以增加局麻药吸收从而增加局麻药中毒的发生率。多数局麻药物主要通过肝微粒体酶代谢而排出体外，一些研究结果证明由于年龄增加而引起的肝微粒体酶代谢减弱可以显著减低部分局麻药物（如利多卡因等）的血浆清除率。同时由于老年人血浆蛋白含量降低，与血浆蛋白结合药物的量相应减少，游离药物浓度升高，因此，老年人使用蛋白结合率高的局麻药物药物时应该适当减少剂量。其他药物的相互作用也可以影响局麻药物的药代动力学，例如 β 受体阻滞药可以减少肝血流、抑制肝细胞对药物代谢从而降低利多卡因等的清除率。

由于老年人神经系统的生理功能变化，老年人对局麻药物敏感性可以发生改变。产生敏感性改变的原因可以由于药物感受器的数量变化，可以是由于与细胞偶联的信号传导机制的变化，也可能是其他药物的相互作用。

二、高龄选择全身麻醉还是部位麻醉

麻醉的实施应该保障患者安全，尽可能提供满意的手术条件。选择麻醉方法的依据包括：患者的基本情况和并存疾病的状态；拟行手术的种类；麻醉医师个人经验和设备条件；麻醉方法和药物的优缺点。原则上尽量选用操作简单、易于控制的麻醉方式，确有指征时才选用复杂的麻醉方法。一般说来，青壮年患者适用的麻醉药物、技术均可以应用于生理条件允许的老年患者。但是由于机体衰老和本身并存疾病的影响，麻醉方法和药物剂量应该根据老年患者的具体情况作适当调整。例如神经丛阻滞非常适合于四肢手术，老年患者疝气和白内障手术可以选择局部麻醉。

1. 区域麻醉　一般认为与全身麻醉比较，区域麻醉具备以下优点：可以提供良好的术中、术后镇痛，恢复迅速，患者满意度高；可以方便预镇痛（preemptive analgesia）；可以避免气管插管和机械通气，呼吸系统并发症低；可以降低应激反应和对免疫系统的抑制；可以减少由于应用阿片类药物引起的并发症如胃肠道的不良反应如恶心、呕吐，胃肠道可以提前通气；良好的镇痛可以降低接受门诊手术患者的再入院率，手术后血栓栓塞和手术后认知功能障碍发生率较全身麻醉低，减少入住 PACU 和 ICU 的时间，费用低廉。至于区域阻滞麻醉能否降低心血管并发症的发病率和死亡率目前仍存在不同的意见。

但是老年患者行椎管麻醉可能存在穿刺困难、阻滞不全和内脏反射存在等缺点，同时由于老年患者交感神经调节功能受损和动脉弹性降低，接受椎管内麻醉时更容易发生低血压。因此，对于那些并发严重心血管疾病而需要严格控制血压水平的老年患者，全身麻醉可能更加理想。有人总结了 17 个临床观察共 2800 例股骨骨折的患者手术麻醉后发现：区域麻醉可以降低手术后 1 个月内的死亡率；但是如果做更长时间（>1 个月后）的死亡率分析，全身麻醉和区域麻醉没有显著性差异。随着神经刺激器和 B 超定位的应用，神经丛阻滞的效果明显提高、并发症显著降低，但是操作不熟练者可能导致麻醉效果不佳、局麻药中毒甚至神经损伤等并发症。

2. 全身麻醉　随着对老年人生理变化的进一步了解和新型短效麻醉药物和监测技术应用，麻醉医师对维持老年患者全身麻醉时稳定的血流动力学越来越有信心，老年患者接受全身麻醉更加普遍。老年患者接受全身麻醉应该选择合适麻醉诱导药物和技术提供心血管系统稳定、血液氧供和减少应激反应。同时使用短效麻醉药物如丙泊酚、瑞芬太尼、七氟烷和地氟烷维持老年患者麻醉，同时辅以 BIS 监测；手术将近结束时缓慢降低药物浓度以避免苏醒过程的延长。加强体温管理、液体管理、必要时合理使用 β 受体阻滞药可以增加老年人全身麻醉的安全性。

第三节　高龄并发症及病情对麻醉及手术“危险性”的评估

人均寿命延长，人口老龄化的出现以及麻醉学和外科学的进步，使得每年接受麻醉和手术的老年患者迅速增加。在美国 65 岁以上者每年有 21% 接受手术治疗。由于机体衰老引起的重要器官功能改变和

老年患者本身并发的多种慢性疾病，老年患者围术期并发症的发病率和死亡率明显高于青壮年患者。因此应该重视老年患者麻醉风险的评估，细致和认真的评估是降低围术期并发症和死亡率的基础，可以大大提高患者接受手术治疗的安全性。年龄增长本身可以增加手术并发症发生的可能性，但是并发症增加的主要原因是由于随着年龄增加，一些重要脏器的器质性病变如心血管疾病等的发生率增加。虽然对年龄是否独立的危险因素一直存在争论，但是多数麻醉医师并不区分年龄本身还是老年性疾病在麻醉中的作用，往往把两者合在一起考虑。

随着年龄的增长，人群接受外科手术治疗的比例随之增加。美国的统计表明：45 ~ 60 岁人群中只有近 12%，而 60 岁以上的人群中 21% 将接受手术和麻醉。由于麻醉技术的进步和高水平麻醉医师的增加，与 20 年前相比，老年患者接受手术和麻醉出现并发症的可能性有所降低，但是由于老年患者急诊手术比例较高，衰老和慢性疾病对重要器官功能的影响使老年机体对创伤、感染等应激的防御能力降低，对麻醉药物的耐受性降低，所以围术期并发症的发生率和死亡率仍然高于普通人群。

老年患者麻醉风险仍然适合使用美国麻醉医师协会（ASA）提出的病情估计分级。ASA 分级Ⅰ、Ⅱ级的患者，其麻醉手术耐受性一般良好。多数老年患者 ASA 分级在Ⅱ级以上，ASA 分级Ⅲ级的老年患者，接受手术麻醉有一定的危险性，应该进行充分的术前准备，积极预防和治疗围术期可能出现的并发症；ASA 分级Ⅳ、Ⅴ级的老年患者麻醉风险极大，术前准备更加重要。ASA 分级对老年患者麻醉风险的评估有一定的应用价值，多数老年患者麻醉风险研究中同时将生理功能状态测定和特定疾病状态作为危险因子和影响预后的因素。一般麻醉医师都认为应该将所谓老年人的功能状态作为评估麻醉风险的一个重要部分，功能状态可以定义为维持日常生活的能力，包括社会功能和认知功能。

一、老年患者围手术麻醉期可能出现的风险和并发症

1. 死亡　美国的统计资料表明老年患者围术期死亡率呈逐年下降趋势：20 世纪 60 年代为 20%，80 年代已经下降到 5% ~ 6%。近年的统计研究提示，即使是特别高龄的患者，围术期死亡率也不高，Warner 等 1998 年报道 31 例 100 岁以上患者围术期无一死亡，1 个月内死亡率为 16.1%，1 年内死亡率为 35.5%，患者的生存率与相同年龄段未接受手术者几乎没有区别。增加老年患者围术期死亡率的危险因子包括：

（1）急诊手术：一项包括 795 例 90 岁以上患者的研究表明：急诊手术死亡率是择期手术的 13 倍（7.8% ： 0.6%）。

（2）手术部位也是重要的影响因素：胸、腹部手术的死亡率和并发症的发生率明显高于其他类型手术。

（3）老年患者并发的各种疾病也是预测围术期是否死亡的重要因素，研究资料证实并发疾病的种类比年龄高低更能预测患者的预后。

（4）评估人体营养状态的白蛋白水平，也可以作为预测老龄患者手术预后的重要指标。

2. 心血管并发症　老年患者往往并发心血管疾病，而且随着年龄的增加，冠心病、高血压等疾病的发病率和严重程度明显增加，因此引起的围术期并发症的发生率和死亡率也明显上升。Pedersen 在 1990 年报道：与 50 岁以下患者心血管并发症发生率 2.6% 相比，80 岁以上患者围术期心血管并发症高达 I6.7%；手术前有心血管病史特别是充血性心力衰竭、冠心病、心肌梗死者，围术期心血管并发症高达 40%。近几年的一项包括 367 例 80 岁以上的患者的研究表明围术期心血管并发症发生率为 12.5%。老年患者接受非心脏手术的心脏风险可以采用 Goldman 心脏危险指数来评估，它把年龄作为一个独立的危险因子。也有人认为这一评估体系更注重冠状动脉疾病而忽略了手术的应激。多数研究者认为麻醉种类的选择并不影响心血管并发症的发生率，而平稳控制围术期血流动力学更为重要。对于有心血管病史的老年患者，如果没有特殊检查手段可以准确估计心脏功能，最大限度地改善其心功能和控制症状是非常重要的。心脏核素扫描、Holter 监测和运动试验可以进一步评估心脏功能，预测并发症发生率。在高危老年患者，手术中推荐进行直接动脉测压，但有创测压在减少心血管事件的同时又带来其他风险。

3. 肺部并发症　由于衰老引起的通气储备量减少、通气和换气功能减低和清除呼吸道分泌物能力

的下降导致老年患者手术后肺部并发症明显增加。同时既往有充血性心力衰竭和神经系统病史也可以增加肺部并发症的发生率，因此手术前将老年患者的呼吸功能调至最佳状态是非常重要的。在发达国家，大量的多中心研究表明，80 岁以上患者围术期肺部并发症的发生率为 10% 左右（7% ~ 10.2%）。吸烟、过度肥胖、低白蛋白血症、既往呼吸系统疾病史、慢性阻塞性肺病（COPD）和高龄均增加肺部并发症如肺炎、肺不张和需要机械通气的发生率。肺功能检查 MBC<50%，FEV_1<2L 及 $PaCO_2$>45mmHg 预示肺部并发症增加，而且因此引起的病死率也增加。因此手术前可以通过病史询问、体检、胸部 X 线片、肺功能检查甚至结合血气分析结果对肺部情况做出综合判断，对于高度危险的老年择期手术患者应该通过治疗改善肺功能，同时停止吸烟和增加运动耐量来减少肺部并发症的发生；接受急诊手术且易于发生肺部并发症的老年患者应该在手术后接受机械通气支持治疗。

4. 神经系统并发症　近年来，老年患者手术后认知功能障碍（postoperative cognitive dysfunction，POCD）引起了麻醉医师和社会的普遍关注，其发生率各家报道不尽一致。一般认为老年患者中枢神经系统功能减退所以易于发生 POCD，POCD 发生的机制可能是麻醉进一步降低了老年患者已经减少的神经递质。与 POCD 相关的麻醉因素可能为低血压、低氧血症、药物作用等。这些麻醉药物包括可以诱发谵妄的麻醉药物如氯胺酮、苯二氮䓬类药物、丙泊酚和抗胆碱类药物。Moller 等进行的大宗老年病例研究提示 POCD 发病率手术后 1 周为 25.8%，术后 3 个月为 9.9%；而对照组没有接受手术的老年患者入院 1 周认知功能障碍发病率为 3.4%，3 个月发病率为 2.8%。增加手术后认知功能障碍发生率的因素包括年龄、麻醉时间、教育程度低、2 次手术、既往神经系统疾病（如抑郁、痴呆）、酗酒、代谢紊乱、手术后感染和呼吸道并发症。目前的研究表明麻醉种类的选择与 POCD 发生无关。而且至今没有研究提示为何同样的麻醉药物和麻醉技术在年轻和老年患者中产生不同的影响。由于目前尚未阐明 POCD 的发生机制，因此没有有效的预防措施。可以采用的预防方法包括：最大限度地降低所用药物的种类、避免低氧和高二氧化碳血症、完善的术后镇痛。同时统计分析表明接受门诊手术的老年患者较少发生 POCD，可能与接受门诊手术的老年患者接受较少的麻醉药物、迅速回到正常的生活环境有关。

总之，虽然近年来麻醉及相关技术的进步大大降低了老年患者围术期死亡，但是老年患者麻醉的风险仍然很大。在术前评估中，老年患者的并存疾病比单纯年龄更为重要。同时在手术前将老年患者各个器官的功能状态调整到最佳，尽量控制并发症，进行充分的术前准备以避免急诊手术，充分改善患者营养状况等都有助于改善老年患者预后。

二、老年患者的麻醉前评估

同所有其他手术一样，对老年患者的麻醉前评估应该在手术前完成，评估包括病史、体检和相关检查。同时应该积极与外科医生沟通以了解手术的方式和可能发生的危险，与患者及其家属沟通以减轻患者的顾虑和缓解紧张。应该向患者充分解释围术期可能需要的治疗处理，例如：留置导尿管、胃管和中心静脉置管，这样患者苏醒后就不会发生焦虑；同时应该签署征求患者或者家属意见的麻醉同意书；如果患者手术后将被安置在其他病房，最好事先告知患者或者安排患者参观术后病房以减少患者手术后的困惑。应该进行完整的病史询问与复习、体检，全面地评估心脏、肺和肾等重要器官的功能和疾病情况。

所有的老年患者均应行心电图和胸部 X 线检查，同时也应该记录老年患者认知功能状态和了解其所生活的社会环境，后者可能影响围术期的预后和手术后康复计划的制定。ASA 分级可以较好地预测患者预后，因此术前的 ASA 分级是非常必要的。

老年麻醉前评估重点应该包括：器官生理状态、认知功能、营养状况和功能状况。下面分别详细叙述所要评估的内容。

1. 器官生理状态评估　对老年人器官生理状态评估应该包括心脏、肺、肾、血液、皮肤和软组织，同时对老年患者的器官基础功能状态应该做完善的记录，一旦手术前评估时发现重要器官功能状态不佳，应该考虑手术后在 ICU 进行过渡治疗和观察。

（1）老年患者心血管并发症较多，围术期与心血管并发症相关的病死率明显高于青壮年患者。接受非心脏手术时，Hamel 等统计发现 80 岁以上老年患者心肌梗死、肺水肿和心搏骤停的发生率分别为 1%、

1% 和 2.1%，与上述并发症相关的死亡率明显高于年轻患者，分别高出 48%、29% 和 88%。因此所有老年患者均应该进行细致的心血管评估，最好根据美国心脏病协会和美国心脏学会（ACC/AHA）的非心脏手术的围术期心血管评估指南进行。这些评估从病史、体检开始，应该特别注意可能增加围术期心血管并发症的主要危险因子，包括 6 个月以内的心肌梗死、严重的心绞痛、充血性心力衰竭、严重的瓣膜疾病和室性心律失常；中度危险因子包括糖尿病、轻度心绞痛、心肌梗死病史和肾功能不全；年龄、非窦性心律、生理功能降低和脑血管意外则属于轻度危险因子。评估应该围绕心血管危险因子为主进行，但如果具有主要和中度危险因子而接受的手术具有高风险性，则应该做进一步的检查如运动耐量试验、超声心动图或者冠状动脉造影检查，ACC/AHA 对此有非常详细的描述。完整的心血管评估应该包括运动耐量试验，运动耐量较好者手术后死亡率明显降低；运动耐量较差患者可能是因为同时并存心功能不全、贫血或者关节炎，这些疾病最好在手术前进行控制。但如果具有中度危险因子而接受高风险性的手术也应该考虑进一步的检查以判别能否使用 β 受体阻滞药和是否需要行冠状动脉成形。还有各种其他有关心血管危险因子的评估标准（如美国医师协会的评分）也可以作为参考。虽然有些研究认为手术前常规进行心电图检查显示的异常结果对预测老年患者预后的意义不大，但如果心电图表现为左术支传导阻滞、ST 段压低可以提示心脏风险增加。

①合并缺血性心脏病的老年患者麻醉前评估：接受手术治疗的老年患者缺血性心脏病的发病率明显高于青壮年患者，而合并缺血性心脏病的患者围术期死亡率为一般患者的 2 ~ 3 倍。对合并缺血性心脏病的老年患者的评估，应该结合患者的过去病史、体检结果、有关手术和药物治疗史、实验室和特殊检查结果来综合评估，重点了解患者缺血性心脏病的类型、严重程度和心脏功能。怀疑合并缺血性心脏病的老年患者，应该行 24 h 动态心电图监测，并根据监测结果决定是否需要进一步做冠状动脉造影检查。

老年患者手术前心脏病的治疗处理取决于患者心血管风险评估结果和所要实施手术的风险。有心绞痛病史者应该明确其类型，根据心绞痛的类型并结合内科医师的会诊意见对患者进行积极处理，待症状稳定后再考虑接受手术治疗，内科治疗无效时可以考虑冠状动脉成形或冠状动脉搭桥。许多研究比较了手术前冠状动脉成形的作用，例如 Eagle 等的一项前瞻性研究提示在腹部和大血管手术前冠状动脉成形可以将心血管并发症或死亡率从 4% 降低到 2%。ACC/AHC 指南推荐具有高危险的冠心病患者在高或中危手术前接受冠状动脉成形。另有资料表明有冠状动脉搭桥手术（CABG）指征者，行 CABG 手术后 30 d 再接受择期手术治疗更安全。

围术期急性心肌梗死（AMI）是老年患者的最危险的并发症，发生 AMI 后死亡率明显增加。合并缺血性心脏病者发生率高出非缺血性心脏病者 10 倍。围术期 AMI 与手术种类、时间和手术部位密切相关，有心肌梗死病史者围手术期再发率明显增加。大多数麻醉医师认为有心肌梗死病史的患者接受择期手术的安全间隔为 6 个月以上，需要接受急诊手术者围术期应该严密控制血流动力学的变化，同时保证冠状动脉血流，减少心肌氧耗。

②合并高血压的老年患者麻醉前评估：高血压的发病率与年龄呈正相关。增加老年患者围术期危险性的主要原因是高血压引起的重要器官功能障碍，如左心功能不全、肾功能损害和脑血管病变等。麻醉前评估时应全面了解老年患者的高血压病史、药物治疗情况、重要器官功能状况和有无其他严重并发定（如冠心病、糖尿病等）。为了稳定血压、避免手术中血压波动及降低围术期危险性，推荐术前的抗高血压治疗一直持续到手术当日。了解药物治疗情况，主要是长期治疗可能发生的不良反应包括水、电解质紊乱等。

③合并心律失常的老年患者麻醉前评估：心律失常是老年患者的常见疾病，有统计报道 60 岁以上无心脏疾病人群中，74% 存在房性心律失常，64% 存在室性心律失常。对合并心律失常的老年患者进行麻醉前评估时应该首先查明病因如有无器质性心脏病、药物中毒或电解质紊乱等，尽可能针对病因进行治疗。然后可以根据心律失常的类型选用不同类型的抗心律失常药物作对症治疗。下面详细介绍老年患者比较常见的两种心律失常的评估。

心房纤颤在住院患者的检出率达 15% ~ 30%。房颤是心房内出现各部分肌纤维不协调、不规则的颤动，其频率为 350 ~ 600/min，此时心房失去了有效的机械收缩。老年人房颤的常见病因为风湿性心脏病、高血压性心脏病、肺心病、甲状腺功能亢进、心肌病或洋地黄中毒等。临床表现为心律绝对不规则，心室率一般 100 ~ 160/min，心音强弱不等。对于老年人房颤首先应该针对病因治疗，消除病因后大部分房颤可以消失；房颤伴心室率持续超过 100/min 者，应该使用药物（如洋地黄类）将心室率控制在休息时 60 ~ 70/min，轻微体力活动时 80 ~ 90/min 较为合适。对于持续性房颤者，一般不推荐复律。同时老年房颤患者行术前准备时推荐做心脏 B 超检查以明确有无心房内附壁血栓形成。

心动过缓可以发生于有或无心脏病的老年患者，一般为窦性心动过缓。老年患者窦性心动过缓的原因可能是迷走神经张力过高或颈动脉窦敏感性增高所致，也可能是器质性心脏病（如冠心病、心肌病、窦房结病变等）或其他病因（如药物作用、颅内压增高、梗阻性黄疸）引起。一般的窦性心动过缓，如不影响血压且无临床症状，术前可以不作特殊处理，必要时可以应用阿托品、异丙肾上腺素治疗。窦性心动过缓伴Ⅱ度 2 型或Ⅲ度房室传导阻滞、三束支阻滞、病窦综合征和 Adams-Stokes 病史者推荐在术前安装临时或永久性人工心脏起搏器。

④合并心脏瓣膜病的老年患者麻醉前评估：老年患者由于机体退化、免疫力降低、营养不良和心脏储备能力降低，如果同时合并心脏瓣膜病，特别是由于瓣膜病引起心力衰竭、心律失常、感染和血栓形成等，麻醉的危险性明显增加。合并心脏瓣膜病者围术期推荐常规应用抗生素预防感染性心内膜炎。心功能Ⅲ、Ⅳ级者麻醉手术风险极大，围术期心血管并发症难免，Ⅳ级者禁忌择期手术。二尖瓣狭窄伴肺动脉高压者易于发生急性肺水肿，伴心房颤动者存在围术期栓塞的危险。二尖瓣关闭不全者一旦出现左心功能不全则麻醉手术风险很大。主动脉瓣狭窄严重者可以影响血流动力学而出现心绞痛、充血性心力衰竭或晕厥等症状，麻醉手术具有高度危险性。主动脉瓣重度关闭不全可以导致冠状动脉供血不良，麻醉风险极大。因感染性心内膜炎或主动脉夹层动脉瘤引起的急性主动脉瓣膜关闭不全者，对麻醉耐受性差。

有人工瓣膜并拟接受非心脏手术的老年患者，围术期主要危险是并发感染性心内膜炎和血栓栓塞。

⑤ β 受体阻滞药：一些随机临床试验已经证实围术期 β 受体阻滞药应用可以降低心脏危险性，McGory 等完成的包括 632 例临床试验发现 β 受体阻滞药应用将 6 个月的心源性死亡率从 12% 降低到 2%，心肌缺血发生率从 33% 降低到 15%。迄今没有研究证实何时开始使用 β 受体阻滞药最佳，美国心脏病协会推荐应该在手术前开始使用，目标是将心率控制在 60/min 以下。

（2）肺功能的评估：呼吸系统并发症是老年患者非心脏手术后最常见的并发症，肺功能的评估应该从病史和体检开始，同时注意可能影响呼吸功能的病史如严重肺部疾病、肺切除术后、病态肥胖和严重吸烟。这些患者一般需要做进一步的肺部检查。老年患者胸部 X 线拍片检查应该作为常规，研究报道老年患者胸部 X 线片不正常的比例为 2.5% ~ 37%；手术前动脉血气检查对患有严重的阻塞性肺病（COPD）者非常有意义，而肺功能试验可以为准备接受肺切除手术的患者提供有用的参考。影响肺功能的因素包括：

①高龄：70 岁时肺活量约减少 40%，90 岁时减少至原来的 30%。一项对 80 岁老年患者的研究发现接受非心脏手术者 5% 罹患肺炎，其中 30% 死于并发的肺炎；3% 的患者需要较长时间机械通气，其中的病死率高达 40%。不同的研究者也发现老年患者肺部并发症可以高达 40%。另外研究表明 80 岁以上接受胸部手术者约有 30% 术后需要做呼吸支持。

②吸烟史：有长时间吸烟史的患者即可认为合并慢性支气管炎，手术后肺部并发症明显高于不吸烟者。所有的患者手术前均应该停止吸烟，虽然手术前停止吸烟的时机存在争议，有研究发现术前停止吸烟 2 个月，术后并发症减少 1/4；如果术前戒烟 6 个月以上，其术后并发症与不吸烟者相似。目前一般推荐术前戒烟的时间最好是 8 周以上。

③病态肥胖：体重超过标准体重 30% 以上者胸廓扩张受限，呼吸功耗高于正常，呼吸运动效率低下，手术后易于发生肺部并发症。

④老年慢性支气管炎：慢性支气管炎是由于感染或非感染因素引起的气管—支气管黏膜及其周围组织的慢性非特异性炎症，是老年人的一个常见多发病。主要表现为慢性咳嗽、咳痰或气喘等，病变加重时可出现呼吸困难甚至呼吸衰竭。手术后易于并发肺通气不足或肺不张，因此手术前应该行痰培养，抗

感染治疗。

⑤慢性阻塞性肺疾病（chronic obstructive pulmonary disease，COPD）：COPD发病缓慢，病程漫长，稳定期和加重期交替。患者可以表现为咳嗽、咳痰、胸闷气急、疲乏，合并感染时常有发热；严重者可以出现呼吸衰竭和心力衰竭的表现。临床上可以分为三型：气肿型、支气管炎型和混合型。年龄 >70 岁的患者，约 50% 存在慢性肺部疾病，并可伴发肺动脉高压和肺心病。美国胸科协会根据肺功能损害的程度将其分为三期。

Ⅰ期：$FEV_{1.0}$ ≥预期值的 50%。

Ⅱ期：$FEV_{1.0}$ 为预期值的 35% ~ 49%。

Ⅲ期：$FEV_{1.0}$<35%。

COPD是术后并发呼吸衰竭的主要原因。对于COPD及其并存的疾病，手术前应该明确诊断，仔细准备，在手术前将肺功能调至最佳状态；有急性呼吸系统感染的患者应该推迟择期手术，并使用适当的抗生素治疗。

（3）肝功能评估：由于机体衰老，肝萎缩，肝细胞体积增大而数量减少并伴有不同程度的变性，肝功能降低，可能影响机体的代谢、解毒和凝血功能。由于肝的储备功能，正常的衰老虽然可以延长经肝代谢的麻醉药物作用时间，但一般不增加麻醉危险性。既往有肝炎、营养代谢障碍病史和长期饮酒史的老年患者应该特别注意其肝功能的变化。

轻度肝功能不良对麻醉影响不大；并发症如贫血、凝血机制障碍、肝性脑病的严重肝功能不全者应该推迟择期手术。

（4）肾功能评估：随着年龄的增加，肾小球滤过率、肾血流和肾浓缩功能均有不同程度的降低，肾功能这种与年龄相关的变化使得老年患者围术期的液体治疗变得非常重要；如果同时合并高血压，糖尿病等可以进一步降低肾功能，围术期的麻醉手术应激和血流动力学变化可能导致肾功能损害加重甚至急性肾衰竭。Dzankic 等的统计研究提示 70 岁以上的患者，0.5% ~ 5% 血电解质有不同程度的异常，12% 血肌酐高于 1.5 mg/dl，7% 血糖高于 200 mg/dl。手术前通过计算肌酐清除率来评估老年患者肾功能的改变是非常必需的，因为肾功能变化可以影响麻醉药物剂量、手术中输血输液管理和电解质平衡维持。

可以根据老年患者的病史、体检和实验室检查结果对肾功能进行初步了解，对高度怀疑存在肾功能损害的老年患者应该进行多项肾功能检查，了解肾功能状态。肾衰竭者应该尽可能在手术前行透析以纠正电解质紊乱，纠正体液失衡。急性肾炎患者一般禁忌手术麻醉，需治疗稳定 4 ~ 6 周后再考虑择期手术。

（5）血液系统功能评估：有统计研究表明 70 岁以上的患者，10% 的患者血红蛋白（Hb）低于 10 g/dl。根据不同人群和不同标准，老年人贫血发病率的报道不一，从 3% 到 61% 不等。贫血与老年患者痴呆密切相关。虽然没有证据表明术前贫血可能影响外科治疗的预后，但是一般、认为在手术前对贫血的原因进行评估和治疗是必需的。英国标准委员会关于血液病的指南推荐 65 岁以上的老年患者，特别是同时患有心血管和呼吸疾病者，一旦手术前血红蛋白低于 8 g/dl，应该进行输血治疗。

老年患者特别是 75 岁以上者发生深静脉血栓的危险性大大增加，所以应该特别关注既往有深静脉血栓、下肢瘫痪、慢性下肢水肿、急性心力衰竭、制动、高凝倾向、恶性肿瘤或糖尿病病史、骨科手术、创伤以及有血栓家族史的患者。接受大手术、骨科手术和具有上述其他危险因子者均可以归纳为深静脉血栓的高危患者。预防深静脉血栓可以采用低分子肝素治疗、弹力袜和序贯性压力装置，临床试验已经证明上述措施是安全有效的。

（6）皮肤和软组织评估：对皮肤和软组织的仔细评估可以预防围术期由于压迫引起的溃疡，压迫性溃疡是花费较大但是可以预防的并发症。比较具有特异性的危险因子包括大便失禁、贫血和长期住院治疗。评估内容主要包括贫血和皮肤的营养状况。预防的关键是处理大便失禁、减轻压力和改善营养状况。

2. 认知功能评估　老年患者围术期一旦发生认知功能的损害，则易于发生术后谵妄。MMSE（the

folstein mini-mental state examination）是床边定量分析认知功能损害的工具，评分少于24分者发生术后谵妄的危险增加。虽然手术前患者的痴呆和认知功能障碍不一定能纠正，但是精确地评估术前认知功能基线可以了解老年患者发生认知功能障碍的危险性和用于评估术后认知功能是否恢复到术前水平。因此术前应该仔细评估老年患者精神状态，这样有助于评估患者术后有无认知功能障碍（POCD）发生。应该关注可能增加认知功能障碍的药物如抗胆碱能药物、苯二氮䓬类、抗抑郁药和抗帕金森病药物。也有报道其他药物如阿片类、皮质激素、非甾体类抗炎药和一些抗生素也可以增加POCD发生率。

3. 营养状况评估　老年患者营养不良发生率较高，65岁以上营养不良者达10%～15%。营养状况可以通过不同的方法评估，例如BMI（body mass index）和清蛋白测量。BMI低于18.5kg/m² 提示营养不良。低清蛋白提示营养不良，清蛋白低于21 g/dl者手术后并发症发生率和死亡率分别高达65%和29%。但是清蛋白并非测量营养状况的特异性指标，因为一些其他疾病也可以影响清蛋白水平。1个月体重下降5%或6个月体重下降10%也提示营养不良。老年患者体重下降是预后不良的危险因子，但是由于患者一般无法量化体重变化，同时由于膳食更改，因此体重改变作为营养状态的评估不是特别可靠。对于营养状态特别差的患者，可以通过非胃肠道营养解决使老年患者的营养状况达到最好状态，并应避免长时间禁食。

4. 功能评估　功能状态主要通过询问患者是否具有从事日常活动的能力。这些能力包括进食、沐浴、更衣和排便。

总之，老年患者进行术前访视、麻醉评估时应该注重以下问题：患者神经精神状况是否适合区域麻醉；有无冠心病史及其治疗经过，特别注意可能存在而没有发现的冠心病；注意患者功能储备情况，如能否上下楼梯；有无肺病史，有无呼吸困难，能否平卧；有无高血压病史，记录基础血压；患者是否厌食、有无脱水和特别虚弱，或者患者与年龄比较显得年轻；患者对自己所用药物是否了解；患者有无手术史，能否耐受麻醉，有无POCD病史。

第四节　术后并发症对高龄患者的威胁

1. 器官功能降低　不管有无疾病影响，随着年龄增加，器官功能均有不同程度降低。这种功能降低的基础是基因表达和细胞信号传导系统变化，宏观上表现为所有重要器官功能降低。因此当老年患者遭受外来伤害时，其维护体内稳态的能力就大大降低了。

2. 生理储备降低　心、肺、肾、肝以及血管的老年性变化大大降低了生理功能储备，使得术后老年患者可以代偿的范围较小。

3. 慢性疾病影响增加　由于环境和基因共同作用，老年人罹患慢性疾病的比例增加，慢性疾病对老年人患者的影响增加。所以危重和接受大手术的老年患者由于慢性疾病影响，危险性大为增加。

虽然根据年龄分组研究，老年患者术后并发症包括疼痛、恶心和呕吐、中枢神经系统症状、心血管系统症状、呼吸系统症状和出血等发生率是否高于青壮年患者存在不同的研究结论和意见；但是根据手术类型和麻醉种类分组的研究发现老年患者最常接受的骨科手术和全身麻醉术后并发症发生率高。同时由于上述老年患者的特殊病理生理状况，对老年患者应该根据其病史、年龄造成的生理功能改变和当前疾病病情来制定治疗计划。

4. 对老年患者术后并发症的管理　具体如下。

（1）吸氧和加强生命体征监护：通过非门诊手术麻醉事件研究发现，PACU患者呼吸和气道事件发生率分别为23%和21%，而且38%PACU患者肺水肿继发于气道梗阻。呼吸和气道事件发生的原因包括：肌松作用残留、患者疲惫乏力、肺部并发症、阿片类药物过量、肥胖等。老年患者术后吞咽和咳嗽反射恢复慢于青壮年患者，因此应该注意防止误吸发生。同时随着年龄的增加术后肺部并发症如肺炎、低氧血症、通气不足、肺不张、ARDS、肺栓塞发生率和再次插管率均明显增加。研究发现合并心血管、呼吸系统疾病且接受腹部、胸部手术的老年患者，其低氧血症可以持续到手术后第5天。如果术中失血较多或手术后应用阿片类药物镇痛者，更易于发生低氧血症。根据上述老年患者特殊情况，建议老年患者术后常规行鼻导管或面罩吸氧，同时应该常规监测 SpO_2 直到没有低氧血症发生的趋势为止，这可以降低低氧血症的发生率。通常接受全身或椎管内麻醉的老年患者应该辅助吸氧48 h。必要时行机械通气支持治疗。

PACU 中老年患者心血管并发症明显多于青壮年患者，接受门诊手术患者65岁及以上者发生率为1.06%，而65岁以下者为0.41%：一项对住院老年患者（78 ± 6 岁）的研究发现术后心血管并发症高达10.3%，这些并发症包括高血压、心律失常、心肌缺血和心力衰竭等。建议对怀疑冠状动脉供血不足的患者，持续心电图监测直到第2天，同时加强血压等的监护。

统计研究发现：神经系统并发症发生率如果不区分年龄，PACU 中患者为0.6%；70岁以上接受非心脏手术的住院患者，术后神经系统并发症发病率为7.7%；80岁及以上者，发生率更是高达15%。这些并发症包括困倦、谵妄、激惹和脑血管意外。因此应该密切注意患者的意识状态，随时处理患者的神经系统并发症。

（2）镇痛：良好控制术后疼痛可以减少老年患者心血管、呼吸和胃肠道系统的并发症，完善镇痛还可以促进患者早期活动，从而早期出院。手术疼痛控制不佳可能导致老年患者恢复缓慢和 POCD 发生率增加。由于担心镇痛药物的不良反应，通常老年患者的术后疼痛没有得到完善控制，如果患者同时并发痴呆、认知功能障碍也使医务人员难于评估其疼痛程度。即使如此，对老年患者而言，语言疼痛评估体系比其他非语言评估体系更合适；另外多数没有认知功能障碍的老年患者可以自我评估疼痛的程度。鉴于上述特殊情况，老年患者术后镇痛药物和技术的选择应该根据患者具体情况决定。

老年患者术后使用对乙酰氨基酚等 NSAIDs 类药物镇痛时，应该考虑到老年患者易于发生肾功能损害、消化性溃疡等并发症。老年人对阿片类药物敏感性增加，同时由于组织血流灌注的差异，老年患者肌内、皮下注射阿片类药物时其吸收程度可能存在较大差异。因此，应该根据患者疼痛具体情况来调节合适的药物剂量，在使用 PCA 时应该注意患者是否存在认知功能障碍、意识是否清晰。采取 NSAIDs、局麻药、抗惊厥药和氯胺酮预镇痛可以改善术后镇痛的效果，多种镇痛方式的合并使用如合并应用区域阻滞可以降低阿片类药物的用量从而降低其不良反应。硬膜外镇痛效果优于静脉镇痛，同时可以减少血栓栓塞、心肌梗死、出血、肺炎、呼吸抑制和肾衰竭等并发症；神经阻滞提高镇痛满意度，降低阿片类药物用量，减少 PACU 滞留和住院时间，减少术后恶心和呕吐发生率。

因此，老年患者术后比较可取的镇痛方式应该为区域神经阻滞合并严密监测下的静脉阿片类药物应用，剂量可以从青壮年的25% ~ 50%开始，同时监测其镇静和呼吸。并根据镇痛评估的结果调整镇痛药物的用量，这样既可提高镇痛效果又可以减少与术后镇痛相关的并发症。

（3）输液管理：老年患者手术后易于发生液体输注不当，因此严格管理是非常必要的，建议详细记录出入量并能解释其变化的原因，这样可以大大降低手术后并发症的发生率和死亡率。由于肾功能的衰退，老年患者手术通常易于发生电解质失衡，其中低血钠和低血钾较为常见，老年女性特别易于发生低钠血症。手术中使用成分不当的静脉液体或不适当地使用利尿药可能加重已经存在的电解质失衡。

（4）处理恶心、呕吐：年龄增长是否增加术后恶心、呕吐发生率目前没有定论，不同的医疗单位报道不同的研究结果。早期有人认为恶心发生率与年龄没有相关性，而年龄可以增加呕吐发生率；最近有研究发现年龄每增长10岁，术后恶心、呕吐发生率增加17%。因此应该关注老年患者术后恶心、呕吐预防和治疗。

（5）早期活动：早期、频繁的物理治疗和活动可以促进术后恢复和减少住院日。如果患者全身情况容许，手术后24 h应该进行活动和多种形式的康复治疗，同时也可以容许伤腿负重（身体重量）行走。早期活动可以预防组织受压和深静脉血栓，早期活动并辅以适当的物理治疗可以减少肺部并发症。

（6）预防便秘：应该积极预防便秘，特别是髋部骨折的老年患者。手术后镇痛时阿片类药物（即使少量）的应用、脱水、食物中纤维减少和活动减少等均为导致便秘因素。可以采取以下措施治疗便秘：

轻泻药、增加液体摄入量、增加膳食中纤维和早期活动。

（7）其他应该考虑的因素：①把定时查看患者作为 PACU、ICU 的常规；②具有发生深静脉血栓危险的老年患者（如卧床多日的股骨颈骨折者）应该进行预防处理；③定期检查有无下列手术后并发症：感染（伤口、肺部、尿路）、深静脉血栓及肺栓塞、败血症、水电解质失衡、缺氧、乙醇或毒品戒断、认知功能障碍或痴呆及其引起的意识混乱；④及早进行肠道内或肠道外营养可以促进康复；⑤推荐多科室合作使用多种手段促进恢复。

第六章

口腔颌面部及颈部手术麻醉

第一节　唇腭裂手术麻醉

一、外科要点

1. 概述　手术矫治是先天性唇腭裂患者恢复正常面部形态和功能的唯一方法，经过手术，其功能和形态都可恢复到正常状态的90%以上。随着外科及麻醉技术的发展，主张尽早实施手术，使解剖结构和生理功能恢复更趋正常，从而改善喂养和发声问题。唇裂术最好的时机是6 ~ 9个月月龄，此时病儿有一定抵抗力，门齿已萌出，及时手术还可避免上门齿外突畸形。唇腭裂手术时间可再晚些，因为病儿口腔太小，手术进行困难，一般12 ~ 18个月月龄即可手术。

2. 其他术式或入路　单侧唇裂整复术（下三角瓣法、旋转推进法）、双侧唇裂整复术（保留前唇原长、前唇加长）、腭裂整复术（腭成形术、咽成型术）。

3. 通常的术前诊断

（1）唇裂：单侧唇裂、双侧唇裂、阴性唇裂、唇裂术后畸形。

（2）腭裂：软腭裂、不完全性腭裂、单侧完全性腭裂、双侧完全性腭裂。

4. 手术规程　见（表6-1）。

表6-1　唇腭裂手术规程

	唇裂整复术	腭裂整复术
体位	头后仰垫肩	头后仰垫肩
切口	裂隙缘的两侧分别形成两个三角瓣	松弛切口和裂隙切口
特殊器械	两脚规、骨膜剥离子、刻度尺、眼科用剪刀	开口器、骨膜剥离子、腭裂分离器
特殊注意事项	皮肤、肌肉及黏膜精确的对位 唇红缘对称连接 上唇轻度外翻 瘢痕轻微 两侧鼻孔对称 鼻翼基底的位置对称 恢复任重、红白唇脊背及唇珠的解剖形态	术后注意喉头水肿，术后出血，术后腭部穿孔或复裂
手术时间	1.5 h（双侧延长0.5 h）	1 ~ 1.5 h
估计失血量	20 ~ 30 mL	50 ~ 100 mL
术后护理	清醒后及时进食，以牛奶及清水为主；唇部伤口的减张，唇部伤口的局部清洁，全身抗生素的应用；伤口局部药物应用；拆线时间一般为术后5 d	术后半个月流食，半个月半流食，然后可改为普食，避免奶瓶喂养1个月；尽量避免因静脉输液或肌内输液引起的哭闹；常规使用抗生素预防感染；口内伤口缝合使用可吸收线者不拆线，术后2 ~ 3 d可以出院

（续 表）

	唇裂整复术	腭裂整复术
病死率	极少	极少
并发症	白种人 1/750；亚洲人更高；美洲非洲人较少；左侧多于右侧，单侧多于双侧	1/1 000
疼痛评分	4分	4分

二、患病人群特征

1. 年龄范围　口腔颌面部最常见的先天性畸形，主要见于新生儿。

2. 发病率　发生率约为 1.5 ∶ 1 000，有上升趋势。男女性别之比为 1.5 ∶ 1，男性多于女性。

3. 病因学　遗传、营养、感染和损伤、内分泌、药物、物理、烟酒。

4. 相关状态　①合并其他畸形：唇腭裂小儿往往合并多处畸形（多见先天性心脏病），使其对麻醉和手术的耐受力大大降低。②低龄多期手术：现多主张实施早期手术。这类手术尤其腭裂修补术常常十分复杂，需要分阶段施行多期手术才能获得满意效果。

三、麻醉要点

1. 术前准备　除了常规小儿麻醉术前评估，注意有无其他器官的先天性异常，唇腭裂疾病常伴有程度不等的营养不良，常规体检包括体重、胸部 X 线片、化验及心电图检查等。

（1）改善营养：小量多次输血及注射水解蛋白和维生素。白蛋白低下者，可给浓缩蛋白注射液；血红蛋白不足 100 g/L，术前应输全血，使其血红蛋白至少提高到 90 g/L。

（2）控制气道炎症：详细查体，注意白细胞计数及体温，术前抗生素控制炎症。

（3）禁食禁饮：择期手术 2 岁以上患儿，术前禁食 8 h；1 ~ 2 岁患儿，术前禁食 6 h，术前晚上禁食固体食物；6 个月左右的婴幼儿，禁饮禁食 4 h。

（4）手术体位：麻醉后双肩下垫薄枕，使头略后仰，既保持呼吸道通畅，又防止术中出血积于口腔内，便于吸出。

（5）麻醉前用药：阿托品常用量为 0.02 mg/kg，其作用可维持 1 h，手术时间较长，应静脉追加 0.01 mg/kg; 苯巴比妥钠的常用量为 2 ~ 4 mg/kg，6 个月以下唇裂手术小儿不用。

（6）输血输液准备：单纯唇裂或腭裂手术，时间较短、失血少，可以不输血。对唇腭裂一次性修复术，术中或术后应输血。术前血红蛋白 90 ~ 100 g/L 或更低者，术中应补充全血，血红蛋白正常者可补充血浆。

2. 术中麻醉　麻醉技术：小儿唇裂手术一般选择全身麻醉，要求气管内插管；极少数采用基础麻醉加局部麻醉；腭裂手术均选择气管插管全身麻醉。

（1）麻醉诱导与气管内插管

①诱导方法：麻醉诱导前必须准确预测患儿气管插管的困难程度，正确选择麻醉诱导方法。对估计麻醉诱导后呼吸道容易保持通畅者，或显露声门满意者，一般主张在快速诱导下进行气管内插管；估计插管有较大困难，则应采用保留自主呼吸的插管方法；对于不易确定插管是否顺利者，亦可在充分镇静、表面麻醉后试放喉镜暴露声门，如声门显示较好，或会厌显露完好，则可吸氧、静脉注射短效肌松药，在快速诱导下插管。

②插管径路：唇腭裂手术原则上选择经口气管插管，其优点是经口操作较经鼻简单，损伤小，出血少。腭裂手术小儿插管后，将导管偏于一侧口角，并将导管紧贴颊部固定，对手术基本无干扰。唇裂手术小儿固定导管时，将固定缝线的根部缝在一侧颊部，此处组织活动度小，可避免导管滑脱。

（2）麻醉维持与管理。麻醉维持方法的选择：静脉复合维持或吸入 + 静脉复合维持麻醉。

①非气管内插管的管理：过去认为唇裂手术可以不插管，但临床研究证明此法不安全，麻醉医师不易主动控制气道。对手术失血少、操作时间短、技术熟练者，可谨慎采用。

②气管内插管的管理：唇腭裂手术小儿，头面及手术野较小，术者往往占据头部，迫使麻醉医师远离患儿监测呼吸。口内手术出血较多，稍不注意，血和分泌物就有可能流入气管内。远距离的观察则难于及时发现误吸和呼吸道梗阻，因此唇腭裂手术原则上应选择气管内插管。插管后将气管套囊充气，如导管无套囊，周围用纱条填塞，确保呼吸道通畅。

③输液治疗及管理：婴幼儿总体血容量少，手术中失血须严加控制，要精确监测其失血量，并及时补充。同时计算盐、糖及全血的输入比例和总量，防止失血性休克和水、电解质失衡。唇腭裂患儿往往发育、营养欠佳，对失血的代偿能力较差。腭裂手术出血较多，麻醉过程平稳、骨膜剥离迅速可减少出血。控制性降压和肾上腺素外用纱布压迫止血也较常用。

④麻醉监测：呼吸运动、呼吸音；观察口唇黏膜、指甲、耳垂及手术野出血的颜色；脉搏血氧饱和度监测；心脏听诊；无创血压测定；心电图。

（3）注意事项

①隔离口腔和气道：口腔填塞纱布及用带套囊的气管导管。

②注意呼吸道通畅：术中麻醉医师远离患儿头部，不能直接进行呼吸管理，应密切观察生命体征及呼吸。

③预防喉水肿：给予地塞米松，气管导管选择比估计小一号。

④拔管指征：要求更严格，呼吸通气正常，吞咽咳嗽反射恢复，呼之能应。

（4）麻醉苏醒期处理：拔管后应密切注意患者有无呼吸道梗阻、呕吐误吸、通气不足等异常情况，及时发现、及时处理。对于一些创面大、术时长、术中失血多的患者，恢复期内应积极预防和治疗可能出现的术后低血压、高热、低温、苏醒期延迟、水电酸碱失衡等并发症。

此外，由于这类患者头部被多层敷料包裹，常会产生恐惧、焦虑心理，术后疼痛更会使其躁动不安，容易损坏已修复的组织器官。因此，恢复期内可酌情给予适量的镇静、镇痛药物，对麻醉后患者的苏醒并无不利。

3. 术后恢复

（1）并发症：呼吸道梗阻，术后出血，术后穿，术后感染，术后继发畸形。

（2）疼痛治疗：术后疼痛轻。吗啡 1 ~ 4 mg，静脉注射直到舒适为止。

（3）辅助检查：HCT、电解质、发热时查血象、调整血浆渗透压、胸部 X 线片（CXR）、ECG。

第二节 口腔颌面部肿瘤手术麻醉

一、外科要点

1. 概述

（1）根治性外科与功能性外科：现代社会进步和外科治疗水平的发展，患者对术后生存时间与生存质量的要求却较前有明显提高。许多肿瘤患者不仅需要实施肿瘤根治性手术，而且有必要使肿瘤根治后大面积组织缺损和功能障碍得到一定程度的修复。不管采取何种修复方式，都要尽量达到最佳效果，也就是说功能和外形的最大程度的恢复，以往在修复重建方面强调简单化原则，能用带滞的不用血管化的，随着外科技术的进步，这个观念应当改变，如果血管化游离组织瓣能够使功能和外形明显优于带蒂组织瓣，应当选择血管化游离组织瓣。

（2）治疗个体化：不同部位、不同患者、不同肿瘤术后造成的组织缺损都是不同的，不但是缺损的大小不同，缺损的形状、组织量也是不同的，针对每个患者的缺损设计个性化的组织瓣进行修复，才能满足口腔颌面部复杂的解剖结构需要，也才能更好地恢复口腔颌面部外形和功能。“个体化”医疗的现代理念促进了“个体化”修复外科的发展。

（3）综合治疗与序列治疗：放疗、化疗等其他方法与外科手术合并进行综合治疗。

2. 其他术式或入路

（1）根治性手术：囊肿摘除术，肿瘤切除术，根治性切除术，根治性颈淋巴清扫术。

（2）功能性手术：功能性颈淋巴清扫术，皮瓣移植术。

3. 通常的术前诊断

（1）口腔颌面部囊肿：软组织囊肿、颌骨囊肿。

（2）良性肿瘤：色素痣、牙龈瘤、纤维瘤、牙源性肿瘤、脉管瘤、神经源性肿瘤、骨源性肿瘤。

（3）恶性肿瘤：癌、软组织肉瘤、骨源性肉瘤、恶性淋巴瘤、恶性黑色素瘤。

4. 手术规程　见（表6–2）。

表6–2　口腔颌面部肿瘤手术规程

	根治性颈淋巴清扫术	功能性颈淋巴清扫术
体位	仰卧位，肩部垫高，头偏健侧并后仰	仰卧位，肩部垫高，头偏健侧并后仰
切口	“Y”形切口、类矩形切口	“T”形或矩形切口
特殊器械	负压引流管	负压引流管
特殊注意事项	应保留颈动脉及迷走神经，锁骨上三角区警惕胸导管、胸膜顶、颈内静脉和锁骨下静脉撕裂	彻底清扫淋巴组织，但应保留副神经、颈内静脉、胸锁乳突肌，所以必须认真、仔细操作
手术时间	0.5 ~ 1.5 h	0.5 ~ 1.5 h
估计失血量	50 ~ 100 mL	50 ~ 100 mL
术后护理	取平卧位，头偏患侧；保持呼吸道通畅；保持引流通畅；使用抗生素、给予镇痛药，定时做口腔清洁护理；第7天拆线	取平卧位，头偏患侧；保持呼吸道通畅；保持引流通畅；使用抗生素、给予镇痛药，定时做口腔清洁护理；第7天拆线
并发症	乳糜漏、气胸、大出血、气栓	乳糜漏、气胸、大出血、气栓
疼痛评分	1分	1分

二、患病人群特征

1. 年龄范围　40 ~ 60岁为主，年龄呈逐渐增长趋势。

2. 发病率　口腔癌是全身恶性肿瘤第6位。恶性肿瘤多发生于男性，男女构成比为2 ∶ 1。头颈部癌：男性11.8/10万，女性8.4/10万。口腔、唾液腺癌：男性1.9/10万，女性1.6/10万。

3. 病因学　外在因素：物理、化学、生物、营养因素。内在因素：神经精神、内分泌因素、机体免疫状态，遗传、基因突变。

4. 相关状态　口腔恶性肿瘤的发病年龄都有明显老龄化的趋势，患者多已存在动脉硬化、心脏和外周血管病变，以及慢性阻塞性肺疾病等并发症，对手术麻醉的耐受力显著降低。舌体、舌根、口底、软腭、会厌和颌面部等处肿瘤的占位、组织浸润和粘连固定，可造成气道部分阻塞、通气面罩漏气，喉镜放置困难、声门暴露不佳、视线被阻挡等。当肿瘤侵犯颞下颌关节、翼腭窝、咬肌、颞肌时，可引起张口困难。当肿瘤破坏骨组织时，可造成牙齿松动或病理性颌骨骨折。部分已接受过手术治疗的肿瘤复发患者，前次手术后可遗留口腔、咽喉、颌面部组织缺损、移位及瘢痕粘连挛缩等畸形改变。多次接受放射治疗的患者，还会出现咽喉组织广泛粘连固定等。

三、麻醉要点

特殊性：张口受限，肿瘤挡住气管导管的径路和暴露声门的视线，血供十分丰富，全身情况差，手术操作、气管插管与呼吸道的管理均应细心严谨。

1. 术前准备 除了一般常规的术前准备，应注意以下两个方面。

（1）患者大多是中老年人，可能存在一些术前的内科疾病，需着重了解其器官功能损害的严重程度，并予以适当治疗，恶性肿瘤患者全身状况很差，加上摄食障碍，常出现贫血、营养不良和低蛋白血症，术前尽可能改善和纠正。

（2）预测气道困难及其程度。

2. 术前用药 根据呼吸道阻塞程度，药量酌情减少，有明显呼吸困难者仅用阿托品或东莨菪碱。

3. 术中麻醉 麻醉技术：局部麻醉，仅适用于病变范围局限、时间短、操作简单的小手术，其他应全身麻醉。

（1）麻醉诱导与气管内插管

①诱导方法：麻醉诱导前必须准确预测气管插管的困难程度，正确选择麻醉诱导方法。

②插管径路：预计有气道困难和病情危重者，原则上均应考虑采用清醒插管。巨大的肿瘤阻碍气道或因手术原因影响术后通气功能，如双侧颈部淋巴清扫术，口底、颌颈部联合根治术等，可在术前或术毕时施行预防性的气管切开术。

（2）麻醉维持与管理

①麻醉维持方法的选择：静脉复合维持或吸入 + 静脉复合维持麻醉。

②呼吸管理 ：插管后气管导管固定牢靠，吸净呼吸道分泌物，导管套囊充气 ；严密观察有无导管扭曲、折叠、滑脱及接口脱落等异常情况，及时发现，及时处理；长时间机械通气应定时做血气分析，以避免缺氧、二氧化碳蓄积和酸碱平衡失调。术中注意失血量并控制性降压。

③颅内压监测与控制：颅颌面肿瘤根治术常涉及颅脑，将颅内压控制在一个安全范围内以预防脑疝和脑水肿的发生。临床上常采用的降颅内压措施：施行过度通气；输注利尿药如甘露醇等；应用肾上腺皮质激素；实施低温；做脑脊液外引流。

④控制性降压和低温技术：恶性肿瘤手术创伤大，血液丢失多，手术时间长，采用控制性降压技术能有效地减少手术失血量，避免大出血对患者造成的生命威胁和输注库血带来的种种不良反应。涉及颅脑部的手术，例如巨大的颌面神经纤维瘤、双侧颈内静脉结扎、颈动脉体瘤和颅面扩大根治等手术，较多采用的是实施浅低温（30 ～ 34℃）。

⑤麻醉监测：视情况在无创监测的基础上使用有创监测手段，包括直接动脉压、中心静脉压、肺动脉压和心排血量等。

⑥拔管指征：完全清醒，呼吸通气正常，吞咽咳嗽反射恢复，手术部位无活动性出血，口底、颌颈部联合根治手术等，可气管切开或保留气管导管至手术创伤肿胀高峰后拔管。

4. 术后恢复

（1）并发症：创口感染，口腔黏膜病变，术后血肿，呼吸道梗阻，气胸，乳糜漏，气栓，神经损伤。

（2）疼痛治疗：术后疼痛轻者吗啡 1 ～ 4 mg，静脉注射，直到舒适为止。中重度疼痛者可使用非甾体消炎药、弱阿片制剂等口服镇痛，效果不佳者可加用术后经静脉镇痛。

（3）辅助检查：HCT、电解质、发热时查血象、调整血浆渗透压、胸部 X 线片（CXR）、ECG。

第三节 口腔颌面外伤手术麻醉

一、外科要点

1. 概述随着现代交通技术的飞速发展，因交通事故导致口腔颌面部损伤的病例日益增多。口腔颌面部处于消化道和呼吸道的入口端，邻近颅脑和颈部，解剖位置的特殊性使这一部位损伤的麻醉处理有别于其他部位，颌骨骨折后组织移位致软腭下垂或舌后坠、口咽腔及颈部软组织肿胀或血肿形成、咽喉处血液或分泌物阻塞、破碎组织阻挡等均可造成急性上呼吸道梗阻，若不迅速清理气道，有发生窒息的危险。另外，颌面损伤较易并发颈椎和颅脑损伤。据统计，在颌面损伤患者中，10% 伴有颈椎损伤；而在颈椎损伤的患者中，18% 伴有颌面损伤。额骨和上面部损伤与颈椎过伸性损伤之间有一定的关联。X 线片易漏诊的部位多发生在 $C_{1\sim2}$ 和 $C_{7\sim8}$ 的位置上。颌面损伤尤其是上颌骨或面中 1/3 部损伤时易并发颅脑损伤，包括颅底骨折、颅内血肿、脑组织挫伤等。

2. 其他术式或入路软组织损伤的清创缝合术，牙齿再植术，牙槽骨骨折复位固定术，颌骨骨折牵引、固定术，颧骨及颧弓骨折复位固定术。

3. 通常的术前诊断

（1）软组织损伤：擦伤，挫伤，切割伤，刺伤，挫裂伤，撕裂伤，咬伤及火器伤。

（2）牙和牙槽骨损伤：牙挫伤，牙折断，牙脱位，牙槽突骨折，上、下颌骨骨折，颧骨及颧弓骨折。

4. 手术规程见（表 6–3）。

表 6–3 口腔颌面外伤手术规程

	软组织损伤的清创缝合术	牙槽骨复位内固定术	颌骨顺着拆切开复位内固定术	颌骨骨折拆复位内固定术
体位	仰卧位，头后仰	坐位	仰卧位	仰卧位
切口	视情况	视情况	视情况	视情况
特殊器械		铝丝或不锈钢丝，吊颌绷带帽	钢丝、绷带、额托，钛夹板、螺钉	骨膜分离器，钛夹板、螺钉
特殊注意事项	彻底清除异物和坏死组织，充分止血，尽可能恢复解剖结构上的连续性。新鲜离体组织要争取再植成功		下颌骨骨折预防呼吸道梗阻上颌骨骨折须足以有无颅脑损伤的伴发	复位之后应检查张口度。复位之后应做可靠地固定。避免损伤面神经等神经
术后护理	密切观察伤口变化。应用抗生素、破伤风免疫球蛋白，术后 5 ~ 7 d 可拆线	术后固定 4 ~ 6 周后拆除	注意呼吸道通畅、应用抗生素、床旁应有吸引装置。上颌骨夹板固定 3 ~ 4 周，下颌骨固定 4 ~ 6 周。注意口腔卫生	
疼痛评分	1 分	1 分	1 分	1 分

二、患病人群特征

1. 年龄范围　20 ~ 40 岁为高发年龄段。

2. 发病率　男女之比约为 3 ∶ 1。

3. 病因学　交通事故伤占 50% 以上，战争所致全身伤中颌面外伤发生率已升至 15% 以上。

4. 相关状态　在全身伴发伤中，以颅脑损伤最为多见。窒息和出血性休克是颌面部损伤的主要致死原因。伤情特点是直接致死性小，对面容和口腔功能的破坏性大。严重创伤可能继发永久性功能障碍和面部畸形，给患者造成心理损害。

三、麻醉要点

1. 术前准备　此类手术急诊较多，紧急救治的主要步骤是迅速清理气道，维持气道通畅，有必要时先局部麻醉行气管切开插管。

（1）麻醉前用药：根据情况，镇静镇痛药可减量或不给予。

（2）输血输液准备：口腔颌面部血供丰富，损伤后易有较多失血，若伴大面积、严重损伤或有复合外伤时，可因急性大量失血导致低血容量性休克，甚至危及生命。

2. 术中麻醉　除轻伤局部麻醉外，必须行气管内麻醉。

（1）麻醉诱导与气管内插管

①诱导方法：误吸风险极大，颌骨骨折或软组织损伤后还可影响患者的张口及提颌功能，给麻醉诱导时面罩通气及气管插管操作带来困难，所以宜行清醒插管或慢诱导插管。

②插管径路：依伤情而定，多合并颈椎损伤，避免插管时加重损伤。

（2）麻醉维持与管理

①麻醉维持方法的选择：静脉复合维持或吸入 + 静脉复合维持麻醉。

②减少术中失血：控制性降压，局部降温，暂时间断性阻断手术侧颈外动脉，尽量缩短手术时间，术中适当应用止血药。

（3）拔管指征：完全清醒，呼吸通气正常，吞咽咳嗽反射恢复，呼之能应。

（4）麻醉苏醒期处理：拔管后应密切注意患者有无呼吸道梗阻、呕吐误吸、通气不足等异常情况，依情况止吐、镇痛。

3. 术后恢复

（1）并发症：血肿、感染、呼吸道梗阻。

（2）疼痛治疗：术后轻中度疼痛，吗啡 1 ~ 4 mg，静脉注射，直到舒适为止。

（3）辅助检查：HCT、电解质、发热时查血象、调整血浆渗透压、胸部 X 线片（CXR）、ECG。

第四节　颞颌关节病变手术麻醉

一、外科要点

1. 概述　随着外科技术的发展，颞颌关节手术范围逐渐扩大，除了颞颌关节本身病变手术外同时用正颌技术一次矫正颌面畸形，以达到同时恢复张口功能和矫正颜面的目的。关节镜的出现，使颞颌关节疾病的诊断和治疗有了突飞猛进的发展，增加了手术适应证的人群。

2. 其他术式或入路　传统手术、颞下颌关节镜手术。

3. 通常的术前诊断　颞下颌关节紊乱病、颞下颌关节脱位、颞下颌关节强直。

4. 手术规程　见（表 6-4）。

表 6-4　颞颌关节病变手术规程

	关节盘成形复位术（传统手术）	关节镜下关节粘连松解灌洗术
体位	侧卧位，肩部垫高，头偏健侧	仰卧位
切口	耳面交界处的手杖形切口	紧贴颧弓下缘、髁突上方横形切口
特殊器械	巾钳、不锈钢针、增宽关节腔维持器	关节镜

（续 表）

	关节盘成形复位术（传统手术）	关节镜下关节粘连松解灌洗术
特殊注意事项	皮肤切口要整齐；缝合唇红缘，应对准定点，防止错位；唇红向前缝合应做“Z”字形交叉缝合	分离粘连时，要保持内芯针从关节盘表面划过并与关节面呈接触状态名同事牵拉下颌骨向下、向前
手术时间	每侧 1.5 ~ 3.5 h	0.5 h
估计失血量	少到中量	少量
术后护理	头偏向一侧；清醒后 4 h 进食；术后第 1 天去除敷料，涂敷抗生素油膏；继续使用抗生素，术后 5 ~ 7 d 拆线	门诊复查
病死率	极少	极少
并发症	20% 成人有颞颌关节功能障碍	20% 成人有颞颌关节功能障碍
疼痛评分	5 分	5 分

二、患病人群特征

此处因不是单一疾病，故无法详述，下面以颞下颌关节紊乱病为例。

1. 年龄范围　20 ~ 30 岁青壮年为高发年龄段。

2. 发病率　发病率较高，国外统计资料为 28% ~ 88%，男女无差别。但患病率、就诊率女性明显高于男性。

3. 病因学　心理社会因素、颌因素、免疫因素、关节负荷过重、关节解剖因素、其他因素。

4. 相关状态　本病主要有 3 个临床特征：①下颌运动异常；②疼痛；③弹响和杂音。常常伴随其他症状，如各种耳症、各种眼症，以及吞咽困难、言语困难、慢性全身疲劳等。其中伴有耳症的较多，包括：耳闷、听力下降、耳鸣等。

三、麻醉要点

1. 术前准备　常规术前准备，估计气管插管困难程度。

2. 麻醉前用药　颞颌关节疾病多存在关节僵直，严重者可出现睡眠呼吸暂停综合征，通常术前禁用或慎用镇静镇痛药。

3. 术中麻醉　麻醉技术：关节镜手术可采用局部麻醉加强化，其他应采用全身麻醉。

（1）麻醉诱导与气管内插管

诱导方法：麻醉诱导前必须准确预测气管插管的困难程度，正确选择麻醉诱导方法。真性关节强直清醒插管，肌性关节强直可行快速诱导插管，通常经鼻插管。

（2）麻醉维持与管理

①麻醉维持方法的选择：静脉复合维持或吸入 + 静脉复合维持麻醉。

②神经系统的监测和管理：术中经常使用骨凿等工具，若使用不当可造成颅内组织损伤或出血，加强围术期神经系统的检测可早发现，早治疗。

③拔管指征：要求更严格，呼吸通气正常，吞咽咳嗽反射恢复，呼之能应。

（3）麻醉苏醒期处理：拔管后应密切注意患者有无呼吸道梗阻、呕吐误吸、通气不足等异常情况，及时发现、及时处理。

4. 术后恢复

（1）并发症：咬合不稳定，感染，疼痛，血肿。

（2）疼痛治疗：术后疼痛轻，吗啡 1 ~ 4 mg，静脉注射，直到舒适为止。

（3）辅助检查：HCT、电解质、发热时查血象、调整血浆渗透压、胸部X线片（CXR）、ECG。

第五节 颈部手术麻醉

一、外科要点

1. 概述 颈部手术主要包括颈部肿瘤、甲状腺和甲状旁腺疾病、颈部淋巴结、先天性畸形、外伤等手术。这些手术部位主要在颈前方，虽然手术范围不太广泛，但因毗邻气管、颈部大血管和神经，手术刺激或手术不当，则可出现大出血、休克、空气栓塞或反射性循环功能紊乱。手术操作若损伤喉返神经则可造成声音嘶哑，甚至呼吸困难。

2. 其他术式或入路 颈部一般手术、颈部血管手术、颈部外伤手术、颈部巨大肿块手术。

3. 通常的术前诊断 颈部肿瘤、甲状腺和甲状旁腺疾病、颈部淋巴结、先天性畸形、外伤。

4. 手术规程 见（表6–5）。

表6–5 颈部手术规程

	血管手术	一般手术、甲状腺手术
体位	仰卧位，头颈部伸展，稍向健侧	仰卧、颈部过伸拉
切口	胸锁乳突肌前缘切口	胸骨上缘与颈前部皮纹一致切口
特殊器械	脑电图监测十分流器	
特殊注意事项	注意保护舌下、迷走、交感、副交感神经、喉上神经及分支，全身肝素化	避免损伤喉上神经外支、喉返神经、放置引流管位置得当，切口爆炸松紧适度
手术时间	颈动脉阻断30min 总时间90min	1～2 h
估计失血量	100～200 mL	50～75 mL
术后护理	抗凝治疗7～10 d，仔细观察引流量，注意观察神志	24～48 h拔出引流管；隔日换药，7 d拆线；术后注意观察颈部创口、引流及呼吸情况
病死率	1%	＜0.5%
并发症	在常见的血管外科手术中位于第二位（仅次于腹主动脉瘤修补术）	癌少见 良性多见
疼痛评分	5分	5分

二、患病人群特征

此处疾病范围广，不一一详述。

三、麻醉要点

1. 术前准备 除常规麻醉术前检查治疗外，应做颈胸部正侧位X线片及CT检查，了解气管受压移位情况，管腔狭窄大小和部位，心肺有无异常；了解有无气管软化，常规检查电解质、心电图、肺功能、血气分析等；声音嘶哑者应做间接喉镜检查，了解声带情况。

2. 术前用药 已有气道压迫或呼吸困难者，镇静或镇痛药减量或不用；甲状腺功能亢进症患者不用阿托品。

3. 术中麻醉 麻醉技术：①局部浸润或神经阻滞病变较局限并为良性，且手术范围小，同时患者较合作，则可选择局部浸润麻醉或颈浅丛神经阻滞。对一些疾病性质未定，需先行局部切除，待病理检查结果确定后再决定手术方式者，可以先行颈深丛神经阻滞或颈部硬膜外阻滞（$C_{4\sim7}$或C_7–T_1棘突间隙），如果确需行根治性手术，或手术范围较大，而上述麻醉方法不能满足手术需要，则可临时改气管内全身麻醉。②全身麻醉术前病变伴有呼吸道压迫症状或手术体位患者难以耐受者、患者高度紧张或手术范围广、手术操作可能引起气胸者，则应选择气管内全身麻醉。对疑有插管困难者或气道压迫症状存在者则应考虑清醒气管内插管，而后者最好选用管壁带金属环的气管导管（rein–forced tube）。

（1）麻醉诱导与气管内插管

①诱导方法：无呼吸困难，无气道压迫者，可快速诱导气管插管；有气道压迫或呼吸困难者，气道管腔内径已变窄，清醒插管。

②插管径路：尽量经口明视插管，困难者则经口盲探或经鼻气管内插管。

③导管粗细及长度：根据 X 线片气道受压的程度决定，一般用小 1 号的气管导管，导管要通过狭窄区之下 1 ~ 2 cm。

（2）麻醉维持与管理

①麻醉维持方法的选择：静脉复合维持或吸入 + 静脉复合维持麻醉，无呼吸困难和气道受压，可应用各种麻醉药；有气道梗阻或肺部有炎症者，可用对气道黏膜刺激性小的吸入麻醉药或静脉药。

②麻醉管理：重点保持呼吸道通畅，麻醉期间均应密切监测患者生命体征，颈部重大手术，可造成胸膜破裂，出现大出血或迷走神经反射性血压下降，心律失常或心搏骤停，需暂停手术，积极抢救和处理。

③气管拔管：拔除气管导管时应重点防止由于气管壁软化发生气管塌陷或手术损伤喉返神经而出现窒息。对怀疑气管软化者，可做预防性气管造口术，或首先将气管导管退至声门下，然后仔细观察患者是否有呼吸道梗阻，如果出现气管塌陷症状则立即将导管重新插入气管内。

4. 颈部常见手术的麻醉

（1）颈部一般手术的麻醉：如果病变部位较浅，手术范围小，则可选择局部浸润麻醉或颈丛神经阻滞，如果手术范围较广或患者不合作，则应选择气管内全身麻醉。

①颈部囊肿和瘘管手术：均为先天性疾病患者多为小儿，故常选用气管内全身麻醉。

②斜颈及颈肋手术：斜颈及颈肋均为先天性畸形，前者一般主张 1 周岁左右松弛紧张纤维化的胸锁乳突肌。麻醉方法可选用静脉麻醉，但应保持呼吸道通畅，或选用气管内全身麻醉。

③颈部淋巴结手术：位置较表浅，则可选择局部浸润麻醉或颈丛神经阻滞。如果病变部位较深，或手术范围较广，则需选择气管内全身麻醉。

（2）颈部血管手术的麻醉

①颈动脉内膜剥脱术：患者同时存在其他疾病，术前应仔细访视患者，准确评估重要器官，如心、肾、脑等器官功能。麻醉可选择局部麻醉或全身麻醉。手术期间除常规监测，包括有创动脉和中心静脉压监测外，应重点监测脑血流灌注，术中也可采取一些措施加强脑保护，并可通过监测脑电图（BIS）或皮质诱发电位变化而判断有无神经功能缺陷。并发症包括：压力感受器功能紊乱所致的动脉血压异常；颈动脉体功能紊乱；心肌梗死；神经功能缺陷和神经功能障碍。

②颈动脉瘤切除术：麻醉前应着重了解如下几个方面。动脉瘤是否压迫气管，是否伴有呼吸道梗阻及呼吸困难；是否有晕厥、失语、偏瘫等脑缺血症状与体征；颅内侧支循环的血液供应状况。麻醉方法应依患者病情、病变部位及手术范围而定，颈外动脉瘤可选用局部麻醉，而颈内或颈总动脉瘤则选择气管内全身麻醉。应该强调的是：麻醉诱导、维持及清醒期应力求血流动力学平稳；阻断颈总动脉之前应实施控制性降压，减少术中出血及预防发生意外；必要时可考虑实施头部或全身物理降温，降低脑氧耗和脑代谢，预防或减轻各种意外所致的脑损害。

（3）颈部外伤手术的麻醉：可发生大出血、空气栓塞、误吸而窒息，以至危及生命。对于在局部麻醉下行气管造口术的患者，麻醉医师应重点保持呼吸道通畅，必要时行气管插管术，同时纠正并维持循环功能的稳定。若需行动脉修补术或血管移植术，则需实施气管内麻醉，手术期间尽量维持血流动力学稳定，有条件者应施行有创动脉及静脉压监测，同时监测脑血流量。

（4）颈部巨大肿块手术的麻醉：颈前部巨大肿块常压迫周围邻近的组织器官，如气管、食管、动脉、静脉及喉返神经等。气管壁长期受压而软化（tracheomala-Cia），在全身麻醉快速诱导后或术后可因气管塌陷（collapse）而出现窒息。访视患者时，可将患者置于甲状腺手术体位，即颈部垫高，头过度后仰平卧位，观察有无呼吸困难及憋气。根据所了解患者情况和颈段气管 X 线片，选择适当的气管导管（最好是带金属螺旋环的气管导管）、麻醉药物及麻醉用具（如喷雾器、喉气管麻醉管、纤维支气管镜等）。

5. 术后恢复

（1）并发症：切口感染，血肿，呼吸困难，声音嘶哑。

（2）疼痛治疗：术后疼痛轻。吗啡 1 ～ 4 mg，静脉注射直到舒适为止。

（3）辅助检查：HCT、电解质、发热时查血象、调整血浆渗透压、胸部 X 线片（CXR）、ECG。

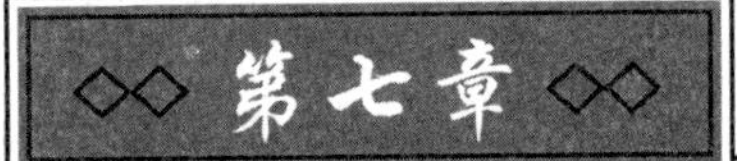

眼科手术麻醉

第一节　眼球破裂或撕裂后的修复麻醉

一、外科要点

1. 概述　眼球破裂包括角膜或巩膜的撕裂，可为钝性挫伤、贯通伤、撕裂伤。外科治疗的首要目标是替换突出的眼球内容物，缝合缺口并除去所有异物。在结膜做360° 开口，分离每根跟外肌，充分检查整个巩膜表面，分别缝合撕裂的角膜、巩膜，缝合前绝不可做咽鼓管充气检查，以防眼内压升高引起眼球内容物膨出。

2. 其他术式或入路　眼球恢复完整后，可以进行其他相关损伤的修复，包括结膜撕裂的修复，眼外肌损伤及撕脱，视网膜脱落或治疗外伤性白内障。

3. 通常的术前诊断　眼球破裂。

4. 手术规程　见（表7–1）。

表7–1　眼球破裂手术规程

体位	仰卧，平面旋转90° ～ 180°
切口	球结膜环状切开术（360° 结膜切口）暴露后巩膜
特殊仪器	手术用显微镜
抗生素	静脉注射庆大霉素和头孢唑林，结膜下局部给予抗生素
术毕考虑	避免咽鼓管充气检查
手术时间	1 ～ 2 h
EBL	少量
术后护理	住院患者静脉输注抗生素
病死率	极少
并发症	伤口漏、感染、交感性眼炎
疼痛评分	4

二、患病人群特征

1. 年龄　通常小于40岁。
2. 男：女　9 ∶ 1。
3. 发病率　常见。
4. 病因　工作或运动相关性损伤，运动意外事故。
5. 相关因素　中毒，眼窝外伤，头外伤。

三、麻醉要点

1. 术前准备　常规术前准备，另外注意：外伤者往往是健康人群并且具有饱胃、眼内压2度以上升高的特点，多因损伤、哭泣、搏斗所致。饱胃考虑. 如损伤发生在最近一次进餐的8 h内，伤口引起的疼痛和不适会减慢胃排空故相当数量的患者会出现腹胀现象。目标在于通过降低胃内容量及酸度降低吸入性肺炎的风险，可尽早使用甲氧氯普胺（10 ~ 20 mg，静脉注射）、抗酸药及 H2 受体拮抗药（雷尼替丁 50 mg，静脉注射）。

2. 术中麻醉

（1）麻醉技术：全身麻醉。因眼内压上升与开放性眼损伤及区域阻滞有关，故球后局部麻醉为禁忌。另外对于无法配合的患者、复杂手术、复合创伤或术前合并基础疾病老年患者全身麻醉更加适宜。

①诱导：力求快速、平稳，避免呛咳、屏气等动作造成的眼内压升高或反流、误吸。a. 充分给氧，避免面罩给氧时压迫眼球；b. 咪达唑仑、芬太尼、硫喷妥钠、异丙酚，药效明确且可降低眼内压。肌松药物尽量选择非去极化肌松药，如维库溴铵、阿曲库铵或罗库溴铵，琥珀胆碱起效迅速虽然可以为插管创造良好机会，但因其可短暂升高眼内压，故应酌情使用。

②维持：常规维持，保持适宜麻醉深度。

③苏醒：拔管前麻醉深度不宜过浅，以免吸痰及拔管操作引起剧烈呛咳而造成眼内压升高。可于手术结束前 30min 给予甲氧氯普胺或格雷司琼预防术后恶心、呕吐。

（2）血液和液体需要量：NS/LR 5 ~ 10 mL/（kg・h）温暖液体。

（3）监测：常规监测，注意肌松效果，术中追加肌松药物避免患者体动。

（4）体位：受力点加垫。

（5）并发症：跟内容物凸出合并眼内压升高，胃内容物吸入。

3. 术后恢复

（1）并发症：术后恶心、呕吐；角膜磨损；吸入性肺炎；畏光；复视；视网膜病。

（2）疼痛管理：常规术后疼痛处理。

（3）辅助检查：HCT、电解质、发热时查血象、调整血浆渗透压、胸部 X 线片（CXR）、ECG。

第二节　MAC 条件下眼科手术的麻醉解析

1. 概述

眼科手术的局部麻醉患者处于清醒状态，精神多高度紧张，可使血压升高、心率加快、肌紧张度上升、疼痛加剧，术中牵拉眼外肌、眼球，可诱发眼心反射，出现心动过缓、房性室性心律失常，严重时可导致患者心率骤降，甚至心搏骤停，若未及时发现将危及患者生命。目前美国麻醉医师协会对 MAC（监控下麻醉护理）的定义是：MAC 麻醉是指一些局部麻醉，或根本不需要麻醉的情况下，需要专业麻醉医师提供的特殊服务，监护控制患者的生命体征，并根据需要适当给予麻醉药物或其他治疗方法。其目的是使患者在接受手术时消除焦虑或恐惧情绪，减轻疼痛或其他不适刺激，使其较好地配合手术并提高围术期的安全性和舒适性。

2. 术前准备　MAC 患者的评估与准备。

与其他麻醉一样，术前评估包括诊断并发疾病、风险评估、优化治疗和制订个体化麻醉方案。通过对既往史的了解和基本体格检查，对各系统危险因素进行评估，尤其应对患者气道进行正确评估，维持麻醉期间的呼吸通畅。通过告知 MAC 技术的利弊、局限性及可以替代的其他麻醉方法消除患者的顾虑和紧张情绪，并告知接受 MAC 的患者术前 6 ~ 8 h 禁食，2 ~ 3 h 禁水。

3. 术中麻醉

（1）麻醉技术：典型的局部麻醉由眼科医生进行。0. 5% 丁卡因，配以 2% 利多卡因。表面麻醉，上直肌鞘浸润麻醉，结膜下注射，球前、球后阻滞，球周阻滞。

（2）血液及液体需要量：NS/LR 1.5 ~ 3 mL/（kg・h）。

（3）常规监测：保持术中与患者交流（避免引起头部移动），注意语言反应。

（4）体位：受力点加垫，对侧眼保护。

（5）并发症：

①心律失常，尤其心率减慢：继发牵引，使眼及眼周处于斜视状态。

②血压升高：继发焦虑、疼痛，适当镇痛、控制血压。

③球后出血：绷带压力包裹，停止手术。

④球穿孔：如果用针进行常不需要修复。

⑤局部麻醉继发抽搐：同局部麻醉药中毒反应处理。

⑥呼吸停止：继发蛛网膜下隙注射，处理 CPR。

⑦血压下降：多因牵拉所致，停止操作，使用阿托品。

4. 术后恢复

（1）并发症：心肌缺血、角膜磨损、畏光、N/V、复视。

（2）疼痛治疗：对乙酰氨基酚 325 ~ 1 000 mg，口服。

第三节　白内障摘除和眼内晶状体置入麻醉

一、外科要点

1. 概述　白内障——世界上主要的可治性失明疾病. 定为不透明的晶状体。白内障有先天性白内障和后天性白内障两大类。最常见的为老年性白内障，发病年龄多在 50 岁左右，系晶状体退行性改变所致，双眼可先后发病或同时发病；由于眼外伤导致晶状体混浊称为外伤性白内障；另外糖尿病、眼内的炎症、出血等疾病可导致并发性白内障。

天然的晶体具有一个囊袋，即晶状体囊，按照手术摘除时晶体核与囊袋的关系，分为囊内摘除和囊外摘除，大多数白内障手术通过囊外技术完成。在摘除混浊的晶体后，往往还要放入一个人工晶体，人工晶体的位置可以放置在前房或者后房，在后房又可以在囊内或者囊外。放置人工晶体除了可以恢复视力，还可以恢复眼内的解剖关系，防止前部玻璃体的脱出，如果前部玻璃体从玻璃体腔内脱出到前房和角膜或者虹膜组织相粘连，可能会对视网膜造成牵拉。

（1）白内障囊外摘除术（ECCE）：开关式截囊，娩出晶体。

（2）超声乳化晶体摘除术（Phaco）：白内障超声乳化技术是显微手术的重大成果，目前在发达国家已普及，我国自 1992 年开始引进并推广。进行手术时，在术眼角膜或巩膜的小切口处伸入超乳探头将浑浊的晶状体和皮质击碎为乳糜状后，借助抽吸灌注系统将乳糜状物吸出，同时保持前房充盈，然后置入人工晶体，使患者重见光明。超声乳化技术真正实现了切口小，无痛苦，手术时间短，不需住院，快速复明的手术理想。

2. 其他术式或入路　白内障囊内摘出术（ICCE）：

这类手术通常由于韧带老化，晶状体中心破裂往往需要大切口切开角巩膜缘，进入后用冷冻头冻住晶体，向外牵拉造成悬韧带的断裂，娩出晶体。

3. 通常的术前诊断　白内障。

4. 手术规程　见（表 7–2）。

表 7–2　白内障摘除手术规程

体位	仰卧，平面旋转 90° ~ 180°
切口	3mm 多周角膜（晶状体乳化法）或 8 ~ 10mm（角膜巩膜连接处）
特殊仪器	外科显微镜，晶状体乳化法的机器
抗生素	结膜下的头孢唑林或庆大霉素或局部的氟喹诺酮
手术时间	20 ~ 60min

（续 表）

EBL	无
术后护理	尽可能 24 h 戴眼罩，局部给药
病死率	极低
并发症	后膜破裂：3.1% 角膜水肿：< 2% 黄斑水肿：1% ~ 2% 视网膜脱落：小于 1% 脉络膜出血：0.3% 眼内炎：< 0.2%
疼痛评分	1 ~ 2 分

二、患病人群特征

1. 年龄范围　3 个月至 75 岁。
2. 男：女　1 ： 1。
3. 发病率　美国每年超过 100 万。
4. 病因　学先天性、代谢性、创伤性、老年性、药物诱发（类固醇）。
5. 相关状态　老年性全身疾病、心血管疾病、糖尿病、HTN。

三、麻醉要点

见 MAC 条件下眼科手术麻醉解析或第一节麻醉要点。

第四节　斜视手术麻醉

一、外科要点

1. 概述　斜视是指两眼不能同时注视目标，属眼外肌疾病。可分为共同性斜视和麻痹性斜视两大类。前者以眼位偏向颞侧，眼球无运动障碍，无复视为主要临床特征；麻痹性斜视则有眼球运动受限、复视，并伴眩晕、恶心、步态不稳等全身症状。斜视的发生率占人群总数的 3% ~ 5%，斜视手术时最常见的可操作性的小儿眼科手术。现认为斜视患者接受手术的年龄越早越好。

外科手术经常通过下面两种方法中的一种来实施：在角膜和结膜连接处的角膜缘切口，可在任何一边肌肉的象限中行放射状的松弛切口；穹隆或穹隆顶开口，在肌肉旁边的象限中远离角膜缘 8mm，取穹窿处的切口，术后立即体现出舒适和美观的良好效果。

2. 其他术式或入路　非常合作的稍大的儿童，可以使用可调节变更的缝合技术。包括暂时的固定肌肉，但不是最终使之瘫痪直至患者苏醒。一旦患者苏醒重新采取措施，使肌肉固定在最佳位置，以便正确调节眼球，然后牢固安全地固定。调节可在手术当天或第 2 天进行。可校正的斜视手术，可理想地降低再次手术的频率，通过减轻不理想的早期矫正不足或过度矫正，增加手术的成功概率。

3. 通常的术前诊断　斜视。

4. 手术规程　见（表 7–3）。

表 7-3　斜视手术规程

体位	仰卧
切口	边缘或穹隆
抗生素	在手术结束时，局部和（或）角膜下使用抗生素
手术时间	依赖手术形式和肌肉的数量，通常为 30 ~ 80min
特殊考虑	询问外科医生是否需使用神经阻滞药物，如果使用琥珀胆碱，在做眼球加强转向实验前需等待 20min，保持患者在稳定的麻醉状态，以使眼球制动且无颤动
术后护理	回家前在 PACU 观察几小时，通常不行眼包扎
病死率	极少
并发症	失败以至于达不到预期的矫正效果 感染 出血 前半部出血
疼痛评分	2 ~ 4 分

二、患病人群特征

1. 年龄范围　小儿（最常见）。

2. 男：女　1 ∶ 1。

3. 发病率　占人群 5%。

4. 病因学　常为先天性. 由创伤所致的肌肉瘫痪、炎性、肿瘤和（或）缺血；继发于甲状腺疾病的限制性斜视、纤维化综合征或巩膜弯曲或聚集。

5. 相关状态　早产儿、小龄妊娠妇的新生儿发病率高，这些患者常常存在明确的斜视家族史、颅缝早闭综合征或相关的中枢神经系统疾病。

三、麻醉要点

1. 术前准备　尽管大多数患者非常健康，但是斜视的患儿中可能合并其他先天性疾病，如脑瘫、脑膜水肿。另外实施此类手术的麻醉需注意以下问题：①斜视手术中牵拉眼肌，特别是内直肌时易引起眼 - 心反射，术中应监测心电图，密切观察及时给予阿托品缓解，并提示术者暂停操作；②恶性高热. 如术中出现心动过速、呼吸频率加快、呼气末 CO_2 分压增高，但不能用麻醉过浅解释者，应测量体温，对于体温上升迅速，15min 内增高 0.5℃以上者，必须警惕热性高热；③眼肌手术后恶心、呕吐发生率高，是由于眼 - 胃反射所致，可予氟哌啶醇和甲氧氯普胺等加以预防。

2. 术中麻醉

（1）麻醉技术：成人可局部麻醉，合作较好的大龄儿童可在 MAC 条件下进行，小儿则需要全身麻醉。气管内插管、喉罩通气均可，静吸复合或全凭静脉麻醉均可。

①诱导：遵循标准儿科诱导方案。

②维持：常规维持，保持适宜麻醉深度。

③苏醒：拔管前麻醉深度不宜过浅，以免吸痰及拔管操作引起剧烈呛咳而造成眼内压升高。可于手术结束前 30min 给予甲氧氯普胺或格拉司琼预防术后恶心、呕吐。

（2）血液及液体需要量：NS/LR 替换计算失液量和维持需要量。

（3）监测：常规监测，保持术中与患者交流（避免引起头部移动），注意语言反应；温度。

（4）体位：仰卧位或同肘肩膀。

（5）并发症

①眼－心反射/眼－呼吸反射：眼球外肌的收缩能引起迷走神经对心率减慢的调节、心室率或室上性心律失常，除此之外，能出现抑制自主呼吸，使用七氟醚麻醉可显著减少以上两种并发症；一旦术中出现眼－心反射/眼－呼吸反射，给予阿托品缓解，并提示术者暂停操作。

②恶性高热：难以解释的 $ETCO_2$ 升高，肌肉僵硬、痉挛，温度升高（晚期表现）考虑恶性高热。立即停止麻醉和改变麻醉剂量，尽可能停止手术，给患者吸入 100% 纯氧. 给予静脉注射丹曲林同时给予患者降温，并纠酸，控制高血钾。

③意外脱管：手术复位或手术大单的移动可能导致意外脱管，应将导管牢固固定，麻醉医师密切注意。

3. 术后恢复

（1）并发症：恶心呕吐、热性高热。

（2）疼痛治疗：术后疼痛轻，通常非麻醉性镇痛药或可待因口服可缓解。

第五节 小梁切除术麻醉

一、外科要点

1. 概述 青光眼是以渐进性眼内压（IOP）增高压迫视神经，造成视神经紊乱为特征的眼部疾病，该病是眼科急诊之一，如不及时治疗，视野可以全部丧失而至失明。青光眼是导致人类失明的三大致育眼病之一，总人群发病率为 1%，45 岁以后为 2%。眼内压增高是最为严重的危险因素。当药物治疗无效时，小梁切除术是减轻 IOP 的最普遍的外科手术。在小梁切除术中，在前房与结膜下共同创建一瘘管，使房水流向引流管。首先在结膜上做切口，显露下面的巩膜，在巩膜层边缘固定一定厚度（4 ~ 5mm）巩膜，即可完成。由于瘢痕是引起手术失败的最常见原因，代谢产物抑制药，如氟尿嘧啶 -C 或氟尿嘧啶经常用于手术部位来减慢或阻止纤维原细胞增殖。然后在前房做一切口，直到巩膜底层并通过重新移来一块 1mm×4mm 的角膜、巩膜组织来修复切除的巩膜。为阻止虹膜进入瘘管和确保前房角关闭，可实施虹膜切除，用 10–0 尼龙线缝合巩膜层。关闭前，避免咳嗽、反抗或者咽鼓管充气等检查手法，这些都可能引起超急性的出血或眼内容物的脱出。然后用 8–0 号或 9–0 号 Vicry 线缝合结膜。

2. 其他术式或入路 在小梁切除术失败的患者中，各种各样的引流管被用于维持瘘管的通畅，这些装置（例如 Ahmed，Molteno，Krupin，Baerveldt）包括塑料容器被放置在 sub–Ienon 空间并连接一管道进入前房。这些装置有不同的尺寸，并且有些内部装有活瓣来防止过多的液体，长期靠引流管降低眼内压并不能得到小梁切除术的较好效果。

在婴儿和儿童的先天性青光眼中，前房角发育异常，经常需要手术治疗，正常的前房角房水可通畅流过。前房角切开术打开施雷姆管，通常是最初的手术选择。另一类手术是小梁切开术，通过在角膜巩膜上做一静脉造口术暴露施雷姆管（排水系统）来完成。在施雷姆管内切开小梁，并将其翻转，在小梁网内建立泪管，允许前房和施雷姆管直接交通。

3. 通常的术前诊断 青光眼。

4. 手术规程 见（表 7–4）。

表 7–4 小梁切除术手术规程

体位	仰卧，平面旋转 90° ~ 180°
切口	眼以上部分
特殊设备	外科显微镜
抗生素	结膜下的头孢唑林或庆大霉素
手术时间	30 ~ 60min

（续　表）

特殊考虑	防止咳嗽、低头，当睁开眼睛时，咽鼓管充气检查法应防止严重的主动脉瓣窦动脉瘤破裂和内容物脱出
术后护理	24 h戴眼罩，长期局部免疫抑制来减小瘢痕，缝合的角膜层术后可用激光切除来增加流量
病死率	极少
并发症	超过滤，导致眼压降低渗出大疱 瘘管瘢痕感染
疼痛评分	1～2分

二、患病人群特征

1. 年龄范围　任何年龄，老年人多见。

2. 男：女　1∶1。

3. 发病率　白种人1.7%；非洲裔美国人5.6%。

4. 病因学　房角开放的主要因素不明，但IOP压高是最重要的危险因素。许多次要因素包括房角闭合、创伤、炎症、新血管生成和先天畸形。

5. 相关状态　老年性疾病，包括心血管疾病、高血压、糖尿病有多发畸形的儿童。

三、麻醉要点

见MAC条件下眼科手术麻醉解析或第一节麻醉要点。注意事项：对未经手术治疗的闭角型青光眼禁用肾上腺素、胆碱能阻断药、安定类镇静药；氯胺酮可升高眼压和颅内压因此禁忌使用；琥珀胆碱致眼外肌成束收缩，使眼内压增高已属禁忌。

第六节　视网膜手术麻醉

一、外科要点

1. 概述　视网膜手术适用于多种情况（见术前常规诊断）。大多术后视网膜脱离是由于玻璃体分离的拉力引起一个或几个小裂口所致。视网膜手术最终的目的是通过恢复后段的正常解剖结构，保存或恢复视力。视网膜手术包括多种独立的和综合的方法，其中有巩膜环扎术、玻璃体切割术、气－液交换和玻璃体内容替代物注射。巩膜扣带是缝合至眼球壁的硅胶制造的支架，使其呈锯齿状，以缓解玻璃体牵拉力并功能性闭合视网膜裂口。不管是未穿透眼球的创伤还是被细针刺透巩膜和视网膜下的回流系统，巩膜环扎术都可作为扩展手术施行。

玻璃体切割术是20世纪70年代初发展起来的高水准现代显微眼科手术，在发达国家的眼科治疗中心，玻璃体手术仅次于白内障摘除人工晶体置入术，成为第2位主要的眼科手术。玻璃体切割术是一种眶内手术，首先于角膜缘后2mm环形切开球结膜；做上、下直肌牵引固定线，如拟做环扎，则四直肌均应包括：巩膜切口位置应选择接近水平位的颞上、下及鼻上、下，应避免伤及前睫状动脉：灌注头放置及固定；接触镜环Landers环的固定；开始眼内操作，切除玻璃体，进行增殖膜的处理；气－液交换，激光封闭裂孔。必要时注入膨胀气体或硅油。气－液交换前必须终止给N_2O，以避免眼内和眼后气泡体积的变化，后者可能伴有眼内压异常。

视网膜巨大裂口的病例中，患者以俯卧位进行气—液交换直至手术结束。患者需卧于可塑金属框上，这样可以随气—液交换的需要而改变体位。

气体视网膜分层剥离在门诊局部麻醉下进行或少数情况下 MAC，其他途径经常需要 MAC，根据医生的要求和患者的机体条件也可以用全身麻醉。

2. 通常的术前诊断　简单或复合视网膜剥离，糖尿病视网膜病，玻璃体出血（积血）或混浊化，黄斑隔膜，其他手术修复黄斑情况，比如黄斑洞或黄斑代谢病或出血，眼内炎 ROP。

3. 手术规程　见（表 7–5）。

表 7–5　视网膜手术规程

体位	仰卧
切口	结膜
特殊仪器	玻璃机摘除机、冷冻探针、激光、简介检眼镜、手术用显微镜
特殊考虑	裂开球体——避免 IOP 升高，气、液交换前停 5 ~ 10minN_2O 的供应
抗生素	手术一开始便使用抗生素，手术结束时用结膜下抗生素
术毕考虑	防止术后呕吐
手术时间	呼吸机：1 h 巩膜扣：1 ~ 3 h 玻璃体切割术：1 ~ 4 h 组织撕裂：2 ~ 4 h
EBL	极少
术后护理	防止术后呕吐
病死率	极少
并发症	出血 < 5% 视网膜剥离 < 5% 感染 < 1%
疼痛评分	1 ~ 2 分

二、患病人群特征

1. 年龄　成年居多，偶尔是早产儿视网膜病和儿童（视网膜剥离或外伤）。
2. 男：女　1 ：1。
3. 发病率　1/20 000 晶体炎，1/250 幻视。
4. 病因　大多数先天，一些和系统疾病或外伤相关。
5. 相关因素

（1）先天：视网膜剥离，上位视网膜视黄斑洞。
（2）糖尿病视网膜：出血或牵引性视网膜剥离。
（3）眼镜前期手术：视网膜剥离。
（4）黄斑变性：出血。
（5）创伤：玻璃体积血，视网膜剥离，球体损伤。
（6）眶内异物。
（7）高血压：玻璃体积血。
（8）过早熟：早产儿视网膜病，视网膜剥离。

三、麻醉要点

视网膜剥离手术一般可在局部麻醉下进行，如果手术时间大于 2 h 选择全身麻醉适宜。见 MAC 条件下眼科手术麻醉解析或第一节麻醉要点。

第八章

耳鼻喉手术麻醉

第一节　耳手术麻醉

一、外科要点

1. 概述　耳科手术的患者多为由于耳部炎症及解剖学异常、耳部外伤等导致的继发性病变而影响听觉及平衡觉，简单短暂的手术可在局部麻醉下完成。中耳及内耳的手术时间长、操作精细，多在全身麻醉显微镜下完成。耳部手术特点有以下 3 个。

（1）头偏向一侧，术中头部被消毒巾覆盖，操作时应注意消毒巾下的气管导管，避免弯折气管导管，影响手术进程。

（2）操作多在显微镜下进行，应完善术前诊断，结合辅助检查，确保手术快速良好进行。

（3）术中应注意无菌操作，以防造成鼻窦及其他窦室感染，影响预后。

2. 手术方式　显微外科手术、耳神经外科。

3. 通常的术前诊断　耳部畸形、炎症、肿瘤、外伤、听力障碍、平衡障碍等。

4. 手术规程　见（表 8-1）。

表 8-1　耳手术的手术规程

	显微外科手术	耳神经外科手术
体位	仰卧头偏向一侧	仰卧头偏向一侧
切口	耳部	耳部
特殊器械	耳显微镜、微型电锯	耳显微镜、微型电锯
特殊注意事项	避免损伤神经及内耳，手术操作精细	避免损伤神经及内耳，手术操作精、细
手术时间	3 ~ 6 h	3 ~ 6 h
估计失血量	50 ~ 200 mL	50 ~ 200 mL
病死率	＜ 1%	＜ 1%
疼痛评分	依据手术范围	依据手术范围

二、患病人群特征

耳部先天性畸形、后天性损伤、外伤等。

三、麻醉要点

1. 术前准备

（1）详细了解患者病史、既往史、家族史、辅助检查等，术前访视应检查患者颈部活动度，以免术中无法达到手术头位。

（2）仔细评估患者气道，判断插管后摆头位是否影响机械通气，准备合适类型及管号的气管导管。

2. 术中麻醉

（1）麻醉者远离患者头部，应重视气道及呼吸管理。

（2）仔细评估患者气道，判断插管后摆头位是否影响机械通气，准备合适类型及管号的气管导管。

（3）一般情况下耳科手术出血量不多，但出血使显微手术野不清，可取头抬高位 10° ~ 15°，以利静脉回流。术者常局部使用肾上腺素，应注意其全身作用。

（4）术后恶心、呕吐发生率较高，应联合性应用止吐药。

（5）人工耳蜗置入术，外耳成形术患者多为小儿。

（6）有些耳科病变涉及颅脑，需开颅手术。

3. 术后注意　按时进行术后访视，及时收集患者反馈，重视术后患者头晕、恶心、呕吐等并发症的预防。

第二节　鼻腔及鼻窦手术麻醉

一、外科要点

1. 概述　多数手术可在局部麻醉下完成，随着鼻内镜手术的开展，手术范围扩大。全身麻醉手术量也随之增长。特点有以下 3 个。

（1）减少皮肤黏膜的损伤和骨骼的破坏。

（2）显示精确，便于操作。

（3）维系鼻腔鼻窦的正常生理功能。

2. 手术方法　鼻内镜下鼻窦手术、鼻内镜下鼻腔手术。

3. 通常的术前诊断　鼻塞、鼻漏、嗅觉障碍、鼻源性头痛、鼻出血。

4. 手术规程　见（表 8–2）。

表 8–2　鼻腔鼻窦手术规程

	鼻窦手术	鼻腔手术
体位	仰卧位	仰卧位
切口	鼻内切口	鼻内切口
特殊器械	咬切钳、咬骨钳等	咬切钳、咬骨钳等
特殊注意事项	避免损伤其他组织，注意减少出血量	避免损伤其他组织，注意减少出血量
手术时间	1 ~ 2 h	1 ~ 2 h
估计失血量	500 mL 左右	500 mL 左右
术后护理	注意控制出血，应用抗生素，加强吸氧	注意控制出血，应用抗生素，加强吸氧
并发症	颅内并发症 2%、鼻内并发症 3%	颅内并发症 2%、鼻内并发症 3%
疼痛评分	3 分	3 分

二、患病人群特征

多有吸烟史、生活地区空气污染、家族史等。

三、麻醉要点

1. 术前准备

（1）详细了解患者病史、既往史、家族史、辅助检查等，尤其检查凝血项，以防术中黏膜出血难以止血。

（2）术前高血压患者入室后可诱导前静注镇静药，减少其紧张不安，血压升高，心率增快，对术中血压管理有利。

2. 术中麻醉

（1）控制性降压可良好控制出血，保持术野清晰。同时吸入七氟醚、异氟醚等具有良好协同降压作用，可控性好。同时要控制心率，有研究表明 50 ～ 70/min，鼻黏膜血流较小。

（2）可合用血管活性药控制血压，保持出入量恒定。为减少术野渗血，可取头高位 10° ～ 20° 。

（3）气管导管套囊良好充气，并在下咽部填塞纱布，防止误吸的发生。

（4）术毕鼻腔填塞止血，应在完全吸尽残血待清醒后拔除气管导管，确保经口呼吸通畅。

3. 术后麻醉注意

（1）患者术后鼻腔无法有效气体交换，靠口腔呼吸，麻醉结束后应合理给予镇痛药，防治嗜睡导致呼吸抑制的情况加剧，与病房良好沟通，及时吸氧，术后进行有效护理。

（2）术后患者呼吸不畅，多有面部肿胀、头晕、口腔积血等症状，送返病房时应向患者及家属说明，减少紧张情绪及提高患者术后护理质量。

第三节　喉显微激光手术和声带手术麻醉

一、外科要点

1. 概述　此类手术时间较短，对喉部刺激强。多在支撑喉镜下完成。固定支撑喉镜引起的血流动力学改变剧烈，特别是既往有高血压病史者改变更为明显。

2. 治疗方法　全身麻醉下支撑喉镜切除法、电子喉镜切除法。

3. 通常的术前诊断　较长时间的声嘶，重者吸气性喉喘鸣、呼吸困难。

4. 手术规程　见（表 8–3）。

表 8–3　喉手术规程

	支撑喉镜切除术	支撑喉镜下激光手术
体位	仰卧位	仰卧位
切口	喉镜直视下声带部位	喉镜直视下声带部位
特殊器械	支撑喉镜	支撑喉镜
特殊注意事项	避免损伤其他组织，注意减少出血量	避免损伤其他组织，注意减少出血量
手术时间	5 ～ 15min	5 ～ 15min
估计失血量	少	少
术后护理	术后禁声 2 周，抗生素与糖皮质激素雾化吸入	术后禁声 2 周，抗生素与糖皮质激素雾化吸入
病死率	低	低
并发症	常见	常见
疼痛评分	1 分	1 分

二、患病人群特征

多见于成年男性，与吸烟、嗜酒、喉慢性炎症及维生素 A、维生素 B 缺乏等因素有关。常被认为是癌前病变，与喉癌发病有关。主要症状是声嘶，随病变发展而加重。

三、麻醉要点

1. 术前准备

（1）气管插管不宜过粗，成人选择 ID5.0 ~ 6.5。

（2）氧浓度不宜过高，25% ~ 30% 为宜。为防止导管被激光引燃．可使用特制导管，也可在导管外包裹铝箔。

2. 术中麻醉

（1）喉息肉手术时间较短，但需要较深麻醉，因而对麻醉可控性要求较高，宜选用起效快、作用时间短的药物。肌松药常用米库氯铵，注意预防性应用地塞米松，以防止组胺释放导致的过敏反应。

（2）因可发生气道水肿，可常规静脉注射激素。

（3）因术中心血管反应强，可酌情应用血管活性药物，维持循环稳定。

第四节　气管异物取出术麻醉

一、外科要点

1. 概述　患者多于进食中突然发生呛咳、剧烈的阵咳，可出现气喘、声嘶、发绀和呼吸困难，长时间的气管异物，有类似化脓性气管炎的临床表现：咳痰带血、肺不张或肺气肿，引起呼吸困难和缺氧。

2. 治疗方法　直接喉镜异物取出术、支气管镜异物取出术、开胸异物取出术。

3. 通常的术前诊断　剧烈呛咳甚至窒息、喘鸣、痰多、呼吸困难、烦躁不安、面色苍白及发绀。

4. 手术规程　见（表 8–4）。

表 8–4　气管异物取出术手术规程

	直接喉镜异物取出术	支气管镜异物取出术
体位	仰卧位	仰卧位
切口	无	无
特殊器械	直接喉镜	支气管镜
特殊注意事项	避免损伤其他组织，注意减少出血量	避免损伤其他组织，注意减少出血量
手术时间	10 ~ 30min	10 ~ 30min
估计失血量	最小	最小
术后护理	给予抗生素及糖皮质激素，防止喉水肿发生	给予抗生素及糖皮质激素，防止喉水肿发生
病死率	＜ 1%	＜ 1%
并发症	导管阻塞、喉部水肿、重新插管	导管阻塞、喉部水肿、重新插管
疼痛评分	1 分	1 分

二、患病人群特征

患者多为儿童，于进食时突然发生，因小儿氧储备不如成人丰富，情况危急时可发生严重呼吸困难，甚至窒息、死亡。

三、麻醉要点

1. 术前准备

（1）患者多为儿童，手术操作占用呼吸道，使麻醉中气道控制难度增大，可用喷射通气。

（2）麻醉诱导前应充分吸氧，完善表面麻醉，诱导不宜应用肌松药，以防面罩加压通气改变异物位置及气管镜放入困难带来的通气障碍。

2. 术中麻醉

（1）因手术刺激强，气管镜放入后可适当加深麻醉，并以喷射通气控制呼吸，高频通气不易发生二氧化碳蓄积。

（2）术前表面麻醉或术中经气管镜表面麻醉有利麻醉平稳，降低喉痉挛的发生。

（3）这类患者常伴有肺部感染，异物取出后应在气管镜下吸尽深部气道分泌物，听诊双肺以防肺不张。

第五节　腭垂腭咽成形术麻醉

一、外科要点

1. 概述　腭垂腭咽成形术是治疗鼾症和OSAS的主要术式。通过切除部分肥厚软腭组织、腭垂、多余的咽侧壁软组织及肥大的腭扁桃体，达到扩大咽腔，解除腭后平面阻塞的目的。腭垂腭咽成形术适用于以下几个方面。

（1）单纯鼾症患者，鼾声影响同室睡眠者或由于职业原因要求手术者。

（2）60岁以下的患者，判定为轻度或中度OSAS者。

（3）经定位检查，证实上气道阻塞部位在软腭后平面者。

2. 其他手术方式　硬腭截短软腭前移术、软腭射频消融术。

3. 通常的术前诊断　睡眠时呼吸暂停及通气不足，伴有打鼾，睡眠形态紊乱．频繁发生血氧饱和度下降，白天嗜睡等现象。

4. 手术规程　见（表8–5）。

表8–5　腭咽成形术手术规程

	腭咽成形术	短腭截短软腭前移术
体位	仰卧位	仰卧位
切口	经口	经口
特殊注意事项	避免损伤其他组织，注意减少出血量	避免损伤其他组织，注意减少出血量
手术时间	3～4 h	3～5 h
估计失血量	200～500 mL	200～500 mL
术后护理	呼吸道通畅，保持口腔清洁，做好气管切开准备	呼吸道通畅，保持口腔清洁，做好气管切开准备
病死率	低	低
并发症	术后出血、伤口感染	术后出血、伤口感染
疼痛评分	5分	5分

二、患病人群特征

患者多肥胖，血黏滞度增高．并伴有高血压和心肌缺血、劳损等。

三、麻醉要点

1. 术前准备　全面了解正确评估循环与呼吸代偿功能，术前镇静药和诱导药应酌情减量。对气道困难做出估计。

2. 术中麻醉

（1）以经鼻插管为宜，对预计插管难度大者，应在镇静镇痛患者主动配合下，慢诱导盲视下插管。充分表面麻醉很重要。

（2）手术操作可使导管扭曲打折，应密切观察。当患者完全清醒后方可拔管，同时做好再插管和气管切开准备。

（3）术毕应给予地塞米松 10 mg，有条件者可在麻醉恢复室观察后再行拔管。

（4）送回病房前应吸干患者口内分泌物及血液，并加强呼吸检测。

3. 术后处理　术后咽喉痛明显，48 h 内镇痛要求高，可静脉泵入阿片类制剂。但剂量应合理控制，否则会出现头晕，过度镇静，甚至加重呼吸困难。

第六节　扁桃体腺样体摘除术麻醉

一、外科要点

1. 概述

（1）扁桃体摘除术是耳鼻咽喉科中常用的也是基本的手术。要求将整个扁桃体连同包膜完整切除，以治疗反复发生的慢性扁桃体炎，具有一定效果。

（2）腺样体又称咽扁桃体、增殖体，为一群淋巴组织，如果儿童时期受到感染，腺样体会肿大和发炎，也可能造成永久性的肥大。腺样体肥大或腺样体受到感染的儿童，通常可用手术连同扁桃体割除。

2. 其他治疗方法　中药治疗、治疗方法、按摩治疗、低温等离子射频。

3. 通常的术前诊断　畏寒、高热、头痛小儿可因高热而抽搐、呕吐、昏睡、咽痛、吞咽困难，以及耳鼻咽喉等症状。

4. 手术规程　见（表 8–6）。

表 8–6　扁桃体腺样体摘除术手术规程

	扁桃体切除术	腺样体刮除术
体位	仰卧位	仰卧位
切口	经口	经口
特殊器械	扁桃体钳、圈套器	等离子低温射频系统
特殊注意事项	避免损伤其他组织，注意减少出血量，减少术后呛咳现象	注意术毕吸净小儿口腔内容物
手术时间	1 h	1 h
估计失血量	20 mL	20 mL
术后护理	吐出口腔内容物，不要咽下，次日改用半流质食物	吐出口腔内容物，不要咽下，次日改用半流质食物

（续 表）

	扁桃体切除术	腺样体刮除术
并发症	术后出血：3% 伤口感染：5% 肺部并发症：＜1%	术后出血：3% 伤口感染：5% 肺部并发症：＜1%
疼痛评分	2分	2分

二、患病人群特征

患者如为儿童，常有全身营养及发育障碍，主要表现为慢性中毒反射性神经症状，常有打鼾。少数由于慢性鼻阻，长期缺氧而出现发育不良，神经系统症状。成人多表现为咽内发干、发痒、异物感、刺激性咳嗽等轻微症状。严重时出现呼吸不畅，睡时打鼾，吞咽障碍。

三、麻醉要点

1. 术前准备

（1）详细了解病史及术前诊断，由于患者多为小儿，应注意其是否合并有先天性疾病。

（2）小儿易哭闹，进入手术室后应备好吸痰管，便于诱导后及时吸痰减少肺部并发症。

（3）应用咪达唑仑，减少小儿童与家长分离的焦虑及大儿童对针刺注射的恐惧。

2. 术中麻醉

（1）患者多为儿童，使用氯胺酮 0.2 ～ 0.3 mg/kg 静脉注射可起到良好的镇痛作用。

（2）气管插管以“U”型管为佳，该类导管不易打折，以便固定，注意开口器不可压迫导管。

（3）喷射通气控制呼吸，注意避免 CO_2 蓄积。

（4）手术结束，患儿各种保护性反射恢复前，应听诊双肺判定是否有吸入血和分泌物的可能。应尽量吸干分泌物和血液。

3. 术后注意　如为病孩注意有无频繁的吞咽动作，以估计有无出血的可能。如有鲜血吐出，应及时进行检查止血。进行及时多次术后访视，尤其是儿童患者。

第七节　全喉或部分喉切除术麻醉

一、外科要点

1. 概述　喉癌是喉部最常见的恶性肿瘤，其发病率目前有明显增长趋势，空气污染重的重工业城市高于污染轻的轻工业城市。

（1）鳞状细胞癌占全部喉癌 93% 左右，腺癌、未分化癌等极少见。

（2）声带癌占 60%，一般分化较好，转移较少，声门上癌次之，占 35%，声门下型癌极少见。

（3）喉癌继发性癌较少见，一般系直接从邻近器官（如喉咽或甲状腺等）的癌肿浸润而来。

2. 手术技术

（1）喉部分切除术：喉纤维 CO_2 激光手术、喉裂开声带切除术、喉垂直部分切除术、喉水平垂直部分切除术、喉次全部分切除术等。

（2）喉全切除术。

（3）喉全切除术后喉功能重建：气管咽吻合术、食管气管造口术、人工喉和电子喉。

（4）颈淋巴结清扫术。

3. 通常的术前诊断

（1）声门上型：早期无明显症状，后咽喉痛，放射至耳部，吞咽时疼痛加重，痰中带血，常有臭味。

（2）声门型：早期为声嘶，逐渐加重，进一步增大则阻塞声门，引起呼吸困难，不易向颈淋巴结转移。

（3）声门下型：早期症状不明显，溃烂则咳嗽及痰中带血，向上侵及声带则引起声嘶，肿物增大则引起呼吸困难。

4. 手术规程　见（表 8–7）。

表 8–7　喉切除术手术规程

	喉部分切除术	喉全切除术
体位	仰卧位	仰卧位
切口	颈部	颈部
特殊器械	颈部手术常用器械	等离子低温射频系统
特殊注意事项	当手术进行时，患者应当完全制动，因为任何制动都可引起喉部血管神经损伤	当手术进行时，患者应当完全制动，因为任何制动都可引起喉部血管神经损伤
手术时间	3 ~ 5 h	4 ~ 6 h
估计失血量	100 ~ 200 mL	150 ~ 250 mL
术后护理	术后饮食采用鼻饲法，气管套管 2 周后拔出，术后 1 周可以发声	保持呼吸道通畅，保持吸入器湿化，保持外管固定内管通畅
病死率	< 1%	< 1%
并发症	术后出血：1%	术后出血：1%
疼痛评分	2 分	2 分

二、患病人群特征

患者多有吸烟史、饮酒史。长期接触有毒化学物质及放射性核素、空气污染等。

三、麻醉要点

1. 术前准备

（1）由于大多数患者喉部解剖异常给气管插管带来不便，术前应做纤维喉镜或间接喉镜检查。对预计插管困难者不宜快速诱导。

（2）麻醉前无气道梗阻，但使用镇痛药及诱导药物后可立即出现明显梗阻，应有所准备。

2. 术中麻醉　麻醉选择为全身麻醉。喉切除创伤大、范围广、刺激强。注意术中镇痛，减少血流动力学紊乱。喉切除患者多长期吸烟或患有慢性支气管炎，术中应及时吸除气道分泌物，注意吸引时间不宜过长。有气道梗阻的病例，先于局部麻醉下气管造口，经气管造口插管，采用静吸复合麻醉。

3. 术后注意　术毕需更换气管造口的专用导管，但这种导管多不能与麻醉机相连，故更换前呼吸功能应恢复完全，必要时拮抗残余肌松作用。

第九章

整形外科手术麻醉

第一节　面部整形手术麻醉

一、整容手术和颈部提升术

1. 外科要点　口气管插管；气管导管固定于口角；眼眶周围的手术易产生眼球后血肿，需注意眼心反射（oculocardiac reflex，OCR）。如果术中使用激光，应使用特殊防火材质的气管内导管插管和敷料、手术室内所有人员佩戴激光防护眼镜、激光应与氧气隔离以防着火、安装烟雾吸引系统。术者经常使用大容量含肾上腺素的局部麻醉药。

2. 麻醉要点

（1）术前准备

①呼吸系统：术前应仔细检查评估呼吸道情况。

②心血管系统：术前应进行完善的心血管系统的评估，尤其是高血压。多数手术中术者会使用含肾上腺素的局部麻醉药，能增加患者发生高血压、心律失常和冠脉痉挛的风险。其次，需评估患者术中是否适用控制性降压技术（尤其是在整容手术中）。术前完善心电图检查。

③血液系统：近期有无使用阿司匹林/NSAIDS史。术前完善全血细胞学常规检查。

④术前用药：必要时，联合使用降压药、催眠药和镇静药。术前使用激素（地塞米松）也能减少术后疼痛和恶心呕吐及水肿的发生率。

（2）术中麻醉

①麻醉方式：多在全身麻醉下进行，使用气管内插管或喉罩通气。有些也可在异丙酚/氯胺酮麻醉监护下进行。对于患有高血压或术后恶心呕吐高风险的患者，还可在联合使用局部麻醉药的麻醉监护下完成。

②气管插管：采用预成型气管内导管，如果术中使用激光，需采用特殊材质的适用激光手术的气管导管，套囊用生理盐水密闭。在监测面神经的术中需避免适用肌肉松弛药。术中可能需要使用控制性降压技术。

（3）术后恢复：术后呕吐容易造成血肿形成，因此推荐预防性使用止吐药。拔管前进行充分的口咽腔吸引，确保喉部的纱布填塞物已经取出。平稳的苏醒期间应保持血压平稳。

二、鼻整形术

手术特点：术中鼻咽部出血会进行咽部填塞；鼻腔内会使用血管收缩药。

麻醉原则见耳鼻喉手术麻醉章节。

三、耳成形术

麻醉原则见耳鼻喉手术麻醉章节。

第二节 非面部整形手术麻醉

一、隆乳术、乳房缩小整形术和乳房提升术

1. 外科要点 术中患者可能会处于坐位以便术者观察乳房对称性。

2. 麻醉要点

（1）术前准备

呼吸系统：如果患者术前主诉呼吸困难、干咳和发热，需考虑肺纤维化的可能。术前完善胸部x线片、血气分析和肺功能检查。

心血管系统：如果患者接受过化疗，可能会出现心肌病和慢性心功能不全。术前完善心电图、超声心动图检查。

神经系统：注意术前已经存在的胸长神经损伤，如翼状肩。

骨骼肌肉系统：避免在手术侧进行静脉输液和进行无创血压监测。

血液系统：如果患者接受过化疗，需注意是否存在白细胞减少、血小板减少和贫血。术前完善血常规和血小板计数检查。

肝/肾功能：化疗药甲氨蝶呤会造成肝功能、肾功能不全。术前完善血肌酐和肝功能检查。

在术者完成患者手术标记后，术前可静脉给予咪达唑仑镇静。

（2）术中麻醉：①常规麻醉诱导。如果术中采用神经刺激器，需避免使用肌肉松弛药。进行喉气管表面麻醉可减少体位改变时的呛咳。

术中术者会调整患者至坐位，需注意监测血氧饱和度和血压，以防气胸的发生。

（3）术后恢复：进行敷料包裹时需注意患者出现呛咳、血压增高，尽量避免手术部位出血的风险。

二、手臂提升手术

1. 外科特点 保持双侧手臂可以自由移动，消毒铺单。

2. 麻醉要点

（1）术前准备：多数患者术前已经接受过胃分流手术，体重显著减小。若术前伴有病理性肥胖，建立静脉输液通路将会很困难。可考虑在下肢或颈部进行静脉穿刺。

（2）术中麻醉

①麻醉诱导：对于健康的患者可采用常规麻醉方案。对于病理性肥胖患者需注意反流误吸风险，麻醉诱导时采用快速序贯诱导。如果下颌和颈部活动度受限，可采用坐位清醒纤维支气管镜插管。

②麻醉维持：药物剂量按照瘦体重指数计算。肥胖患者控制性机械通气推荐采用大潮气量和高吸氧浓度。摆放体位时需注意放置衬垫防止压伤。手术结束前预防性使用止吐药。

三、腹壁成形术

1. 术前准备 接受该类手术的患者主要分为健康人群和病理性肥胖人群。很多患者有安非他明、可卡因或甲状腺激素的使用史和伴有食管裂孔疝。以下处理原则适用于病理性肥胖的患者。

呼吸系统：病理性肥胖患者会出现氧耗和二氧化碳生成增多，功能残气量、肺活量、吸气量和动脉血氧分压降低。这些改变在患者处于仰卧位时进一步加重。年轻患者在出现低氧血症时表现为肺泡过度通气，老年患者则不会，而是表现为二氧化碳潴留。患者可能伴有低肺泡通气综合征（Pickwickian syndrome）和睡眠呼吸暂停。肥胖患者多数伴有食管裂孔疝、胃食管反流和胃酸增多，肺误吸的风险增高。可以预防性使用术前用药：术前晚和术前60 ~ 90min口服或静脉注射雷尼替丁，联合非颗粒性抑酸药（枸橼酸钠口服）。静脉注射甲氧氯普胺联合使用H_2受体阻滞药。术前完善胸片，行血气分析和肺功能检查。

心血管系统：心排血量和血容量的增加会造成左心室肥大和心律失常发生率增加。很多患者术前可能服用芬氟拉明和（或）苯丁胺进行减肥。需注意这些患者是否伴有肺动脉高压（如呼吸困难、发绀、心电轴右偏和胸部 X 线片改变）和心脏瓣膜疾病。术前完善心电图和胸部 X 线片检查。

代谢系统：患者多伴有糖尿病、高胆固醇血症、高三酰甘油血症、肝功能异常、血浆叶酸与 B_{12} 降低、胆石症和肾结石的概率增加。术前检查是否存在电解质异常。

血液系统：真性红细胞增多症提示患者存在慢性低氧血症。术前完善 Hb/Hct 检查。

2. 术中麻醉

（1）麻醉诱导：对于健康的患者可采用常规麻醉方案。对于病理性肥胖患者需注意反流误吸风险，麻醉诱导时采用快速序贯诱导。如果下颌和颈部活动度受限，可采用坐位清醒纤维支气管镜插管。

（2）麻醉维持：药物剂量按照瘦体重指数计算。肥胖患者控制性机械通气推荐采用大潮气量和高吸氧浓度。术中多使用肾上腺素局部浸润以减少失血，推荐使用异氟烷，因其是在使用肾上腺素下最不易引起心律失常的吸入麻醉药。注意：咪达唑仑在肥胖患者体内半衰期较非肥胖患者延长，但吸入麻醉药和镇痛药的半衰期在两组人群体内相当。

3. 术后恢复　注意减少呛咳和呕吐；手术结束前 20min 预防性给予止吐药（甲氧氯普胺和昂丹司琼）。维持身体弯曲体位可以减少手术伤口处的张力。监测患者呼吸次数滴定给予小剂量的镇痛药。术中注意脂肪栓塞风险。术后疼痛管理可以采用硬膜外镇痛。

四、吸脂术

1. 外科特点　患者 ASA 分级多为Ⅰ或Ⅱ级。术前要求患者维持稳定体重至少 6 个月到 1 年。术中多注射含利多卡因和肾上腺素的肿胀液。脂肪抽吸量大的患者术后需要严密监测生命体征（Hct 降低、肺水肿等）。术中需限制输液量。

2. 麻醉要点

（1）术前准备

呼吸系统：术前需排查患者有无呼吸受限症状，因为术后伤口的包扎及疼痛会引起患者限制性通气。

心血管系统：术前患有慢性心功能不全或二尖瓣脱垂的患者不能接受大量脂肪抽吸手术。很多患者术前可能服用芬氟拉明和（或）苯丁胺进行减肥。需注意这些患者是否伴有肺动脉高压（如呼吸困难、发绀、心电轴右偏和胸部 X 线片改变）和心脏瓣膜疾病。所有控制体重的药物需要在术前至少停药 2 周。

神经系统：确保术前神经系统检查正常。术中注射的肿胀液会引起术后麻木的感觉。

血液系统：含肾上腺素的肿胀液能引起血管收缩，至少减少 2% ~ 8% 的血液丢失。即使是大量脂肪抽吸手术，也很少需要术中输血。术前完善 Hct 检查。

（2）术中麻醉：脂肪抽吸量不大的手术使用局部麻醉即可完成。有些部位的手术可以采用区域阻滞（如腰部麻醉、硬膜外麻醉），但需注意由于外周血管扩张引起的失血量增多和脂肪栓塞风险增高。全身麻醉可以提高患者舒适度并可进行全身各部位的吸脂，术中注意确保气道安全。

麻醉常规诱导。静脉给予激素（地塞米松）可以减少术后水肿和缓解脂肪栓塞。

麻醉常规采用吸入麻醉药和（或）异丙酚泵注维持。依手术需求决定是否加用肌肉松弛药。预防性给予止吐药甲氧氯普胺和昂丹司琼。手术部位在胸部、背部或上腹部，需仔细监测呼吸功能。

第三节　颅面部整形手术麻醉

一、面部骨折修复术

1. 外科特点　手术中需使用经鼻 RAE 导管插管；咽部填塞；围术期使用皮质醇激素来减轻水肿。

2. 麻醉要点

（1）术前准备：了解多发伤情况，如头颅闭合伤、脊髓损伤、胸部损伤（含气胸和心肌挫伤、胸腔内出血）。舌部或咽部的软组织损伤能造成气道管理困难，需考虑先在局部麻醉下行气管切开或清醒气管插管。在下颌或上颌骨骨折时，最好选择经鼻气管插管。在颧骨或鼻骨骨折固定的患者应清醒后拔管。术中使用面神经监测时，需避免使用肌肉松弛药。通常情况麻醉医生是在急诊室见到该类患者，一般都需要在疾病诊断明确前做出气道管理的合理决策。该类患者需按照饱胃和可疑已经误吸的原则处理。对于伴脑脊液鼻漏或鼻咽部损伤的患者，需避免使用经鼻盲探气管插管，以免加重损伤。可考虑局部麻醉下进行清醒经口气管插管。

①呼吸系统：仔细评估呼吸相关损伤和误吸风险，必要时放置胸腔闭式引流管。术前完善胸部 x 线片检查。

②心血管系统：闭合性胸部创伤患者可能伴有心肌挫伤、心脏压塞和主动脉撕裂等。术前完善心电图检查。

③神经系统：详细记录患者的神经系统症状。出现持续性脑脊液鼻漏或气颅的患者可能伴有脑膜炎，头颅损伤的患者多伴有颅内压升高。颅骨基底部骨折患者不能进行经鼻气管插管和放置胃管。出现脑脊液耳漏或鼻漏的患者不推荐使用加压面罩给氧，以免增加气颅的风险。术前完善头颅和颈部放射学检查。

④骨骼肌肉系统：面部损伤患者多伴有颈椎损伤。如果不能排除颈椎损伤，在插管时需保证头颅正中位置或使用纤维支气管镜插管。

⑤血液系统：上颌骨骨折失血量较多，术中推荐使用自体血回输。术前完善 Hct 检查。

⑥术前用药：创伤患者需按饱胃处理，避免使用术前用药。可选择预防性使用枸橼酸钠和（或）静脉注射甲氧氯普胺和（或）静脉注射雷尼替丁。

（2）术中麻醉

麻醉诱导：一旦怀疑存在插管困难，需考虑纤支镜引导清醒气管插管。上颌骨骨折患者最好选择经口气管插管，这样便于鼻咽部的探查。眼眶、颧弓或鼻部骨折患者一般不会出现气道管理困难。在进行气管插管前最好与外科医生沟通最佳插管路径。

创伤后由于软组织水肿和血液积聚，呼吸道和鼻腔的堵塞会逐渐加重。面部骨折的范围需明确清楚，尤其是发生在面中部时，这些患者应避免经鼻气管插管。下颌骨折可造成通往口咽的路径困难。牙槽不稳定型骨折通常在急诊室就需要紧急缝合。如果是面部创伤复杂需考虑先行气管切开。

常规麻醉维持方案。如果术中进行面神经监测，则避免使用肌肉松弛药。必要时采取控制性降压技术。预防性使用止吐药（如静脉注射甲氧氯普胺和昂丹司琼）。

伴有困难气道或下颌骨折的患者需在完全清醒后再拔除气管导管。拔管时可使用换管器。拔管前需确保咽部填塞物已完全取出，口咽部已完全吸引干净。拔管前放置胃管。如果是多发伤或大面积软组织损伤患者，需考虑转入 ICU 延迟拔管。

3. 术后恢复　由于气道受限（术前和术后手术部位水肿 / 误吸 / 手术相关损伤），通常需要转入 ICU 延迟拔管。

二、Lefort 截骨术

麻醉要点：患者下颌通常是固定的，术中需采用经鼻气管插管，在截骨过程需将收缩压控制在 100mmHg 以下。

三、颌骨截骨术 / 颏成形术

1. 外科特点　患者术后张口受限，拔管前应取出咽部填塞物，进行充分的口、鼻咽部吸引。

2. Lefort 截骨术、颌骨截骨术和颏成形术的麻醉要点

（1）术前准备

①呼吸系统：术前进行全面仔细的气道评估，由于先天畸形，常会伴有困难气道问题。选择最安全的插管路径。接受颌骨手术的患者多伴有阻塞性睡眠呼吸暂停。

②心血管系统：术前评估患者是否符合控制性降压技术的适应证。

③血液系统：颌骨截骨手术中推荐使用自体血回收。

（2）术中麻醉：一旦怀疑存在插管困难，需考虑纤支镜引导清醒插管。一般采用经鼻气管插管。

常规麻醉维持方案。预防性使用止吐药。

伴有困难气道或下颌固定的患者需在完全清醒后再拔除气管导管。拔管前取出咽部填塞物，进行充分的口、鼻咽部吸引。拔管前放置胃管。

第四节　功能重建手术麻醉

一、显微游离皮瓣重建术

1. 外科特点　需要多个手术小组配合完成手术；术中避免低体温；术中使用抗凝药；如果术中需要进行神经刺激，避免使用肌肉松弛药。

2. 麻醉要点

（1）术前准备

①呼吸系统：喉部接受过放疗的患者可能会发生肺及邻近器官的病理性改变，如肺炎、肺纤维化。烧伤的患者会因烟雾吸入造成水肿、炎症和纤毛运动丧失。乳腺癌的患者因术前已接受过化疗，可能出现肺纤维化、肺间质改变和胸腔积液。术前完善胸部X线片、肺功能检查，必要时联合呼吸科会诊。

②心血管系统：心脏区域接受过放疗的患者可能会发生心脏及邻近器官的病理性改变，如动脉硬化加重、心肌纤维化、心包和瓣膜疾病加重。乳腺癌患者接受阿霉素治疗，可能引起心肌损伤和慢性心功能不全。

③血液系统：接受化疗的患者会伴有骨髓抑制。术前需完善血常规分类计数和血小板计数检查。

（2）术中麻醉

①麻醉诱导：烧伤患者避免使用琥珀酰胆碱。建立有创血压监测，便于术中血气监测。

②麻醉维持：术中注意保温以防止外周血管收缩造成的移植皮瓣血管灌注不良。手术中会进行局部抗凝或全身抗凝。也可使用右旋糖酐进行血液稀释。

（3）术后恢复：平稳苏醒可避免术野伤口撕裂。术毕一般转入ICU进一步观察皮瓣的灌注情况。

二、显微再植手术

1. 外科特点　显微手术时间较长；术中使用止血带；术中多进行抗凝。

2. 麻醉要点

（1）术前准备

①消化系统：所有患者均按饱胃处理。麻醉诱导前30 ~ 60min预防性静脉注射甲氧氯普胺和雷尼替丁。

⑦代谢系统：50%的创伤患者是醉酒患者，需考虑麻醉药物减量、多尿、血管舒张和低温等因素的存在。

③神经系统：面部和头皮损伤的创伤患者需评估是否存在头部或颈椎损伤。

（2）术中麻醉：由于该类手术时间较长，首选全身麻醉。除非需要清醒气管插管，均采用快速序贯麻醉诱导。颈椎骨折或面部损伤的患者需要纤支镜引导下清醒气管插管。

常规麻醉维持方案。注意松开止血带后的再灌注改变。

需要在患者完全清醒后再拔除气管插管。

三、乳房重建手术

手术特点为术中患者可能会处于坐位以便术者观察乳房对称性。

四、胸壁重建手术

1. 外科特点　需要注意皮瓣的灌注是否良好；正中胸骨劈开后对于呼吸运动功能的影响。

2. 麻醉要点

（1）术前准备

①呼吸系统：化疗会造成肺纤维化。对使用过博来霉素的患者避免吸入氧浓度超过 30%，以防进一步的肺纤维化和肺水肿。术前完善胸部 X 线片、血气分析和肺功能检查。

②心血管系统：化疗会引起心肌损伤和慢性心功能不全。术前完善心电图、超声心动图检查。

③神经系统：注意有无胸长神经损伤，表现为翼状肩。

④骨骼肌肉系统：避免在手术侧进行静脉输液和进行无创血压监测。

⑤血液系统：接受过化疗的患者可能存在骨髓抑制。术前完善血常规、血小板计数、凝血功能、Hb/Hct 检查。

⑥肝肾功能：甲氨蝶呤能引起肝肾功能不全。碱性磷酸酶升高提示骨转移可能。术前完善电解质、BUN、Cr、肝功能检查。

⑦消化系统：他莫昔芬能引起术前恶心呕吐和脱水。

（2）术中麻醉

①麻醉诱导：避免在手术侧进行静脉输液和进行无创血压监测。

②麻醉维持：常规用药。术中注意保温和维持全身灌注良好。

术中术者会调整患者至坐位，需注意监测血氧饱和度和血压，以防气胸的发生。

手术结束后进行敷料包裹时需注意避免患者出现呛咳导致的皮瓣出血的风险。

五、压疮重建术

1. 手术特点　该类手术的患者多为瘫痪患者，伴有脊髓损伤。

2. 麻醉要点

（1）术前准备

①一般状况：瘫痪患者肋间肌肌力减弱，容易发生肺不张、反流性食管炎、通气 / 血流灌注比例失衡和低氧血症。术前完善肺功能检查、动脉血气分析。

②心血管系统：脊髓损伤位于 $T_{7\sim10}$ 或以上的患者伴有自主反射亢进。表现为脊髓损伤部位以下的刺激引起的发作性高血压和心动过缓。严重高血压可引起肺水肿、心肌缺血和脑出血。T_4 或更高部位的脊髓损伤可引起全身麻醉诱导或区域阻滞后的血压下降。

③神经系统：伴有自主反射亢进的脊髓损伤患者会表现为头痛、水肿、面部潮红或晕厥。

④骨骼肌肉系统：长期制动会引起骨骼肌发育不良，骨质疏松。

⑤消化系统：注意便秘和饱胃。

（2）术中麻醉

①麻醉方式：通常采用气管内插管全身麻醉。如果皮瓣游离部位和移植部位都位于下半身且手术时间较短，可以选择区域阻滞。腰麻与硬膜外麻醉可以降低自主反射亢进的发生率。

②麻醉诱导：推荐使用非去极化肌松药。

③麻醉维持：术中使用肌松药。慢性肾功能不全的患者避免使用主要经肾排泄的药物。备用直接动脉血管扩张药和 α 肾上腺素受体阻滞药。瘫痪患者术中易发生低温。术中应注意保温和维持体液平衡以减少外周血管收缩。

④麻醉苏醒：注意充盈的膀胱或直肠能诱发自主反射亢进。

六、烧伤手术的麻醉

1. 外科特点　以游离皮片移植、削痂、筋膜切除或清创最多见。

2. 麻醉要点

（1）术前准备

①呼吸系统：对于上呼吸道烧伤的患者（如鼻毛烧焦）需尽早气管插管。上呼吸道的吸入性热损伤及治疗采用的液体复苏易引起上呼吸道水肿，是造成气管插管困难的原因。下呼吸道烧伤的患者会出现肺水肿和 ARDS。烧伤患者呈现高代谢状态，二氧化碳生成增加。推荐使用压力控制通气和高水平 PEEP 支持呼吸。严重烧伤还会导致肺和胸壁顺应性下降，功能残气量降低，出现高二氧化碳血症和高铁血红蛋白血症。因此术前应完善动脉血气分析与胸部 X 线片检查。

②心血管系统：烧伤导致的代谢率增高使心输出量增加，血循环儿茶酚胺水平增加，心率增快。

③神经系统：麻醉前仔细评估神经功能。

④骨骼肌肉系统：肌肉损伤后乙酰胆碱受体敏感性增加，使患者对非去极化肌松药敏感性增加。使用去极化肌松药琥珀酰胆碱可导致致命性的血钾升高。烧伤面积大于 5% 的患者在烧伤后 24 h 内，烧伤面积大于 10% 的患者在烧伤后至少 1 年内应避免使用琥珀酰胆碱。

⑤血液系统：烧伤及烧伤后的大量输液会引起凝血功能的改变。术前应完善 Hb/Hct; 电解质和凝血功能检查。

⑥输液通路：烧伤患者静脉通路建立困难。推荐建立中心静脉通路。烧伤患者转运患者过程中需严密监测心肺功能。

（2）术中麻醉

①麻醉诱导：需评估患者液体复苏效果。选择对循环影响较小的麻醉药物。如果面部烧伤，推荐纤支镜引导清醒插管。将气管内导管用牙线牢固固定在牙齿上。

②麻醉维持：机械通气参数设定为高分钟通气量、高吸气压联合 PEEP。术中术者使用含肾上腺素的纱布能减少血液丢失，但肾上腺素的全身循环吸收能引起心动过速和心律失常，因此避免使用氟烷或地氟烷，推荐使用异氟烷和七氟烷。

③麻醉苏醒：需考虑镇痛药的合理使用。如果术中采用大容量液体复苏，需注意气道水肿。拔管前需确保患者气道安全。

第十章

合并呼吸系统疾病患者的麻醉

第一节　术后呼吸系统并发症的概述

1. 术前评估的意义　术后呼吸系统并发症与心血管并发症一样常见，不仅造成死亡率的升高，还延长住院时间。术前评估和进一步检查（肺功能）的目的在于识别不宜手术或高风险的患者，并通过围术期的优化治疗来减少术后并发症。常见的呼吸系统并发症包括慢性阻塞性肺病、哮喘、呼吸道感染、间质性肺病与肺血管疾病。

2. 术后呼吸　系统并发症的危险因素　术后呼吸系统并发症的发生与以下危险因素有关。患者因素包括术前存在的呼吸系统疾病、吸烟、肥胖、年龄 >60 岁、充血性心力衰竭和 ASA Ⅱ级以上。手术因素包括急诊手术、胸部和上腹部手术、大血管手术、头颈部手术、神经外科手术、全身麻醉和全身麻醉时间过长（>2.5 h）。低蛋白血症也是危险因素（白蛋白 <3.5 g/dl）。

术前呼吸困难程度与术后呼吸系统并发症有关。根据患者平地行走的情况将呼吸困难分成 5 级：0 级以正常速度平地行走无呼吸困难；Ⅰ级想走多远就能走多远；Ⅱ级行走受限，走 1 ~ 2 个街区需要休息；Ⅲ级稍微用力就呼吸困难；Ⅳ级休息时也呼吸困难。Ⅳ级呼吸困难的患者开胸手术后死亡率高达 56%。

腹部手术术后呼吸系统并发症的 7 个独立危险因素是：①术前肺功能提示呼气相异常，FVC%+FEV_1/FVC%<150%，FVC<20 mL/kg，应用支气管扩张药后 FEV_1/FVC<50%；②心力衰竭，心绞痛；③意识混乱；④明显肌无力；⑤血气显示低氧血症、二氧化碳潴留；⑥代谢性酸碱失衡；⑦术后卧床≥ 36 h。

预测术后呼吸衰竭（术后机械通气 >48 h 或需要重新插管进行机械通气）的多变量风险指数模型包括 7 个独立危险因素：手术类型（从高到低依次为腹主动脉瘤、开胸手术、神经外科手术、上腹部手术、外周血管手术、颈部手术、急诊手术）；低白蛋白血症；BUN 升高；生活不能自理；COPD 和高龄（≥ 70 岁）。2007 年，美国外科医生协会 NSQIP 的预测术后呼吸衰竭风险模型则包括 5 个独立危险因素：手术类型、急诊手术、生活不能自理、脓毒血症和 ASA 高分级。

术后肺炎的高危因素同上，还包括全身麻醉、输血、长期应用类固醇激素与吸烟饮酒史。

3. 减少围术期呼吸系统并发症的措施　吸气肌强化锻炼能减少 CABG 术后肺部并发症和缩短住院时间。术前针对呼吸系统的治疗措施（包括戒烟、应用抗生素控制感染、支气管扩张药、体位引流、胸部理疗或超声雾化）能明显降低术后死亡率和呼吸系统相关的并发症。吸烟与呼吸系统疾病的关系已经很明确，但只有戒烟 8 周以上才能减少术后肺部并发症。被动吸烟的儿童术后更容易出现肺部并发症。荟萃分析表明麻醉方法和疼痛控制能改善术后呼吸系统预后。区域阻滞能减少肺炎、呼吸抑制的发生。对儿童预防性应用支气管扩张药并不能减少不良事件的发生。

第二节　合并慢性阻塞性肺病的麻醉处理

一、概述

慢性阻塞性肺病（chronic obstruction pulmonary disease，COPD）是麻醉中最常见的肺部疾病。其发病率随着年龄的增加而增多，男性多于女性，与吸烟有关。肺功能显示呼气受阻是主要特点。病理改变包括慢性支气管炎、肺气肿、肺间质破坏、肺弹性缺失与小气道闭合。慢性支气管炎的定义是：至少连续2年，每年持续3个月以上的咳嗽咳痰。以支气管痉挛为主的患者喘息明显，称作慢性喘息性支气管炎。反复感染诱发支气管痉挛，肺内分流增加，出现低氧血症。随着病情进展，导致慢性二氧化碳潴留。肺气肿的定义：末梢支气管远端肺泡破坏，肺过度充气和扩张。肺泡毛细血管被破坏，导致肺高压。有些患者出现肺大疱。

COPD的危险因素：吸烟；呼吸道感染；粉尘职业暴露与遗传因素，如1-抗胰蛋白酶缺乏。

二、麻醉要点

1. 术前准备　术前肺功能检查结果不能可靠预测非胸科手术后的呼吸系统并发症。因此对接受非胸科手术的COPD患者术前行肺功能检查仍存争议。肺功能检查和血气分析能用于预测肺切除后的肺功能。麻醉前需要实施肺功能检查的指征包括：①吸空气时有低氧血症；②血气中碳酸氢盐>33mEq/L或二氧化碳分压>50mmHg；③有呼吸衰竭病史；④拟行肺叶切除；⑤呼吸系统疾病造成的严重呼吸急促；⑥难以根据临床表现评估肺功能；⑦需要肺功能检查鉴别呼吸疾病的性质；⑧确定支气管扩张药的反应；⑨可疑肺动脉高压。严重COPD患者还应通过临床检查与超声心动明确右心室功能。

术前戒烟可降低COPD患者术后呼吸系统并发症。停止吸烟12 h血液中碳氧血红蛋白水平就开始下降。肝酶功能在戒烟6周后恢复正常。

2. 术中麻醉　麻醉选择以外周神经阻滞或区域阻滞优选。神经阻滞可辅助小剂量滴定镇静药，但应避免镇静药引起的通气抑制。椎管内麻醉平面不宜超过T_6避免麻醉平面过高造成的呼吸抑制。全身麻醉中挥发性吸入麻醉药快速入肺，具有支气管扩张效应。但地氟烷刺激呼吸道导致分泌物增多不宜用于COPD患者。笑气因空腔扩大效应可能导致肺泡或大疱破裂出现张力性气胸，因此应慎用。吸入麻醉药有抑制缺氧性肺血管收缩保护机制的效应，会加重肺内分流，因此麻醉时应提高吸入氧浓度。吸入气体湿化或采用低流量麻醉有利于防止呼吸道黏膜干燥。小潮气量（6 ~ 8 mL/kg）通气辅以低吸气流速可减轻肺泡内湍流形成，因而利于维持通气/血流比。低呼吸频率（6 ~ 8/min）通气利于减少气体残留从而避免肺膨胀阻碍静脉回流。以下征象表明存在肺内气体残留：①呼吸末二氧化碳曲线两次呼吸间基线不能维持，而是至下次呼吸前逐渐升高；②呼气相二氧化碳不能到零；③逐渐出现呼末正压（PEEP）；④随PEEP增加血压下降。

3. 术后恢复　术后保证肺容量尤其是功能残气量是减少呼吸系统并发症的基础。应引导患者进行有效的咳嗽。深呼吸锻炼、用力呼吸、胸部理疗与正压呼吸等肺扩张的锻炼都有助于减少呼吸系统并发症。虽然尚无证据表明椎管内镇痛在减少呼吸系统并发症方面优于静脉镇痛，在胸部、上腹部、大血管手术后仍推荐椎管内镇痛。FEV_1/FVC低于预计值的50%的严重COPD患者，术后需要一段时间的呼吸机支持，呼吸参数的设定应维持PaO_2在60 ~ 100mmHg，调节$PaCO_2$维持pH为7.35 ~ 7.45。

第三节　合并哮喘的麻醉处理

一、概述

哮喘发病率为5% ~ 7%，呈逐年上升的趋势。病理生理特点是吸入致敏物引起肥大细胞脱颗粒释放化学介质，或副交感神经系统过度兴奋引起的可逆性支气管痉挛。临床表现为咳嗽、喘鸣和呼吸困难。肺功能检查FEV_1明显降低。

二、麻醉要点

1. 术前准备　术前应明确哮喘的严重程度，当前治疗的有效性以及手术前是否需要进一步治疗。根据FEV_1占预计值的比例将哮喘分为轻度哮喘（又称无症状哮喘，FEV_1占预计值的65% ~ 80%）、中度哮喘（FEV_1 占预计值的 50% ~ 64%）、重度哮喘（FEV_1 占预计值的 35% ~ 49%）与哮喘持续状态（FEV_1 占预计值低于 35%）。术前评估应从哮喘的发病年龄、诱发因素、是否需要插管机械通气、过敏原、咳嗽性质、咳痰的性质、目前用药及麻醉史几方面进行。胸部听诊可闻哮鸣音。拟行大手术的哮喘患者应行支气管扩张治疗前后的肺功能对比检查。通气或氧合有问题的患者还应行血气分析。

抗炎药与支气管扩张药一直用到麻醉诱导前。术前的抗胆碱药根据患者情况决定。大手术麻醉前应额外追加糖皮质激素。麻醉前达到无哮鸣音，呼吸容量环中呼气峰值达预计值 80% 以上较理想。

2. 术中麻醉　哮喘患者麻醉诱导与维持的目标是防止机械刺激造成的支气管痉挛。局部麻醉与区域阻滞的使用可以避免气管插管与机械通气的刺激。全身麻醉诱导使用丙泊酚优于硫苯妥钠。氯胺酮带来的平滑肌松弛对降低哮喘患者的气道阻力非常有益。患者意识消失后即可使用吸入麻醉加深至满足气管插管为减轻气管插管刺激，可静脉注射利多卡因或利多卡因喷喉。阿片类药物也能减轻气管插管的刺激，通常选择短效阿片药。对哮喘的患者，喉罩不如气管插管控制气道更可靠。气管插管后浅麻醉或支气管痉挛导致的高气道压不易鉴别，可追加肌松药鉴别。浅麻醉造成的气道压升高可被肌松药缓解，而支气管痉挛造成的气道压升高不能被肌松药缓解。麻醉中应选择引起组织胺释放少的药物。肌松拮抗不会导致支气管痉挛。机械通气应选择慢的吸气流速防止气体残留。注意气体的湿化与加温。深麻醉下拔管可防止支气管痉挛的发生。拔管时可静脉注射利多卡因或预先使用支气管扩张药。术中哮喘发作，应与导管受压打折、浅麻醉、支气管插管、误吸、肺水肿、肺栓塞及气胸相鉴别。

第四节　合并急性上呼吸道感染的麻醉处理

1. 概述　急性上呼吸道感染 95% 的病例表现为细菌性或病毒性鼻炎、咽喉炎。急性上呼吸道感染与术后并发症的研究集中在小儿麻醉病例。急性上呼吸道感染伴全身症状者行择期手术，尤其是气道手术，术中术后不良事件增多，建议暂缓手术。早产儿与父母吸烟的上呼吸道感染患儿术后呼吸系统并发症增加。上呼吸道感染数日或数周病情稳定或好转的患儿手术不用推迟。由于气道高反应需要 6 周以上的时间恢复，因此延期手术的时间定为上呼吸道感染 4 周后并不能减少不良事件。

2. 麻醉要点　麻醉中应注意湿化气道，减少呼吸道分泌物与尽量避免对敏感气道的刺激。与气管插管相比，喉罩不易导致支气管痉挛。围术期预防性使用支气管扩张药可降低支气管痉挛的发生率。术后易出现支气管痉挛、喉痉挛、肺不张、气道梗阻与氧饱和度下降。术后早期低氧血症应及时吸氧治疗。

第五节　合并少见的呼气受阻疾病的麻醉处理

包括支气管扩张、气管狭窄、囊性纤维化、原发纤毛功能不良与闭塞性细支气管炎。总的麻醉原则同 COPD。支气管扩张的呼气受阻与 COPD 相似。为保护健肺，麻醉应使用双腔支气管插管进行肺隔离。由于这类患者合并慢性鼻窦炎，因此应避免经鼻插管。

气管狭窄病例多因长期气管插管造成。成人气管管腔 5mm 以下出现呼吸困难的症状。手术切除狭窄病变一般选择气管插管，手术暴露气管远端后手术台上插管通气。高频通气可用于狭窄严重的病例。

囊性纤维化是基因突变导致的上皮细胞氯离子转运障碍的多靶器官疾病。肺囊性纤维化表现为支气管扩张、COPD 与鼻窦炎。麻醉的原则与 COPD、支气管扩张相同。手术应在感染控制，分泌物较少的情况下实施。对肝功能异常的患者要使用维生素 K 治疗。多使用吸入麻醉。术前药避免使用抗胆碱药并做好术中气道湿化。术中应注意清理呼吸道分泌物。

原发纤毛功能不良呼吸道表现为先天的呼吸道黏膜纤毛运动受损，出现慢性鼻窦炎、反复的肺部感染与支气管扩张。慢性鼻窦炎、器官转位与支气管扩张的三联症又称 Kartagener 综合征。术前应积极控制感染。由于鼻窦炎的存在应避免使用鼻插管与鼻咽通气道。

第六节　合并限制型肺病的麻醉处理

限制型肺病的特点是肺顺应性下降，肺容量下降，而气体流速正常，包括肺疾病导致的限制与肺外疾病导致的限制。急性肺疾病导致的限制即肺水肿，病因包括 ARDS、误吸、神经源性的水肿、高海拔、肺复张、阿片中毒、呼吸道梗阻负压性水肿与充血性心力衰竭。慢性肺疾病导致的限制即肺间质病，包括过敏性肺炎、结节病、肺泡蛋白沉积、肺淋巴管肌瘤病、嗜酸性肉芽肿与药物相关的肺纤维化。肺外疾病导致的限制包括胸壁、胸膜与纵隔疾病。病因包括胸廓畸形、胸骨畸形、连枷胸、气胸、纵隔肿物、纵隔气肿、胸膜炎与神经肌肉疾病。肺外限制还包括腹水、肥胖、妊娠等情况。

第七节　合并急性肺水肿的麻醉处理

急性肺水肿的患者病情危重，择期手术应推迟。并积极纠正原发的心肺疾病。应使用机械通气和 PEEP 纠正低氧血症。因为肺顺应性减低，增加了机械通气压力和容量伤的概率。因此选择小潮气量（Tv4 ~ 8 mL/kg）、高频率（RR14 ~ 18/min）的通气模式，维持气道压力不超过 30 cmH_2O。

第八节　合并肺间质病的麻醉处理

肺间质病的特点是肺纤维化与肺血管床减少进而导致的肺动脉压升高、肺心病、呼吸困难和心动过速。术前评估呼吸困难和低氧血症的程度，积极治疗肺高压和右心功能不全。肺活量低于 15 mL/kg 提示病情严重。合理使用治疗原发病用药如糖皮质激素和免疫抑制药。控制感染、减少分泌物与控烟是术前管理的基本措施。由于患者功能残气量小，耐受缺氧的能力很差。术中应积极给氧。为防止机械通气造成的压力伤与容量伤应采用低潮气量高频率的通气模式。

第九节　合并外源性限制型肺病的麻醉处理

外源性限制型肺病系各种外部因素导致的肺受压、膨胀受限与肺容量减少。对于纵隔巨大肿物造成的气管压迫，要通过 CT 与纤维支气管镜检查明确压迫程度。一些压迫明显的病例可能通过术前放疗减轻压迫。这类患者的麻醉风险大，术中肿物压迫气道造成的困难可能导致灾难性的缺氧。肿物对腔静脉、心脏的压迫还会造成严重的低血压，甚至心搏骤停。

对于限制型肺病，麻醉诱导与维持的药物并无特殊。纵隔巨大肿物的麻醉诱导与气管插管的方法应根据气道受压程度决定。经常会采用坐位诱导。实施有创血压监测。术中推荐保留自主呼吸。由于腔静脉压力高，术中出血增加。在肿物活检手术的病例，由于可能出现的术后气道梗阻，应做好再次插管的准备。

第十节　呼吸系统疾病的诊断性操作的麻醉处理

呼吸系统疾病的诊断性操作主要包括纤维支气管镜检查与纵隔镜检查。支气管镜检查可局部麻醉下完成，也可采用镇静技术或全身麻醉。纤维支气管镜活检的禁忌是凝血障碍。纵隔镜检查的实施多在全身麻醉下实施，纵隔镜操作可能导致气胸、出血、静脉气栓与喉返神经损伤。手术中纵隔镜对右无名动脉的压迫可能造成右颈动脉供血障碍与右上肢无脉. 因此，纵隔镜检查推荐右桡动脉刺测压。

第十一节 合并肺栓塞的麻醉处理

肺栓塞临床表现不特异，需要与心肌梗死、心包炎、充血性心力衰竭、COPD、气胸、肺炎、带状疱疹、夹层动脉瘤与肋骨骨折等疾病鉴别。超声心动检查可以见到右心房、右心室的急性扩张，肺动脉高压，甚至见到肺动脉血栓。同时也有助于对主动脉夹层、心肌梗死与心脏压塞等情况进行鉴别。D-dimer 的升高是肺栓塞的有力证据。胸部 CT 检查也能提供可靠的依据。肺动脉造影仍然是肺栓塞诊断的金标准。

治疗手段包括抗凝、腔静脉滤器置入、溶栓、血流动力学支持与手术取栓。

麻醉重点在于保证重要器官功能，避免心肌抑制药物的使用。行有创血压监测，必要时行肺动脉插管。磷酸二酯酶抑制药米力农或氨力农用于这类患者不仅增强心肌收缩还能降低肺动脉压。麻醉中避免缺氧、低血压与可能造成肺动脉压升高的因素。肺动脉内膜剥脱手术中为便于手术中血栓的顺利吸出，可采用正压呼吸。

脂肪栓塞多见于长骨骨折后的 12 ~ 72 h，长骨骨折的患者出现低氧血症、意识障碍与颈肩胸部位的出血点应高度怀疑脂肪栓塞。治疗的重点是管理 ARDS。皮质激素对预防脂肪栓塞有效。

第十二节 合并终末期肺病的麻醉处理

一、概述

终末期肺病的最终治疗手段是肺移植，指征包括 COPD、囊性纤维化、原发性肺纤维化、原发性肺动脉高压、支气管扩张及艾森曼格综合征。

接受肺移植手术的患者术前应戒烟 6 ~ 12 个月。术前应准确评估术中肺动脉急剧升高后右心室功能的耐受程度，其他重要器官的功能也应在术前充分评估。

术中术后管理的要点包括：术中严格无菌操作；置入肺动脉导管；避免组织胺释放药物的使用；插管选择支气管插管；单肺通气期间会出现明显的低氧血症；术中应有降低肺动脉压的措施；可出现支气管痉挛；吻合口裂开与感染、排斥造成的呼吸衰竭同样致命。

肺移植的生理效应包括：术后 3 ~ 6 个月内明显改善的肺功能；氧合恢复正常；肺血管阻力与肺动脉压恢复正常；心排血量增加；体力活动耐受增强。由于没有神经支配，咳嗽反射消失，排痰能力下降，对二氧化碳的通气反应变迟钝。

肺移植的并发症包括肺水肿、支气管吻合口裂开、吻合口狭窄、感染、急性排斥与慢性排斥。

二、麻醉要点

临床工作还会遇到接受肺移植手术后的患者。对这类患者麻醉医生要在麻醉前考虑如下问题：①移植肺的功能；②手术可能出现的感染与排斥；③免疫抑制药对其他器官的影响；④其他器官疾病对移植肺的影响；⑤手术范围与步骤。

由于咳嗽反射消失、排痰能力下降，肺部感染的风险增加，因此，这类患者的麻醉尽量选择椎管内麻醉。操作中应强调无菌技术。椎管内麻醉中实施预扩容易导致移植肺间质水肿，因此应谨慎使用。

全身麻醉中使用 TEE 利于进行容量管理与心脏功能的评价。麻醉药宜选择短效药，以保证患者呼吸功能的迅速恢复及时拔管。免疫抑制药与肌肉松弛药有相互作用。由于免疫抑制药对肾功能的影响，可能会造成部分肌肉松弛药的排泄延缓。术后常规进行肌松拮抗。麻醉中，气管插管的位置应远离吻合口，必须使用支气管插管的情况下，支气管插管应尽量选择固有肺一侧，避免对移植肺支气管吻合口的牵拉。

第十一章

血液科手术麻醉

随着医学科学技术的快速进步，血液系统疾病患者的生存期明显延长，因并发外科系统疾病、创伤或妊娠而需手术治疗的机会增加。由于血液系统疾病的种类繁多，其病理生理和临床表现具有特殊性，使这些患者的麻醉选择和管理难度增加。麻醉医师必须了解各种血液系统疾病，掌握疾病的病理生理改变及对机体各器官、系统的影响；了解患者手术前疾病状态及治疗情况；评估实施手术和麻醉的风险；并与血液科医师、手术医师及输血科医师通力合作，做好充分的术前准备。麻醉医师须综合考虑患者全身情况、血液病的特点、手术的种类及创伤大小，制定相应的麻醉计划和措施，以提高围手术期安全性，使麻醉手术顺利进行。

第一节　血液系统疾病概述

一、血液系统疾病的概念

血液系统疾病指原发（如白血病）或主要累及（如缺铁性贫血）血液和造血器官的疾病，以血液、造血器官以及出、凝血机制的病理变化为其主要表现特征。传统上将血液系统疾病分为原发性和继发性：原发性血液病是指血液、造血器官和出、凝血机制本身的异常；继发性血液病则指人体其他各个系统和器官的疾病所造成的血液学异常，如慢性肝病、慢性肾病、慢性感染、结缔组织病和恶性肿瘤等。

血液系统与人体其他组织、器官和系统有着极大的不同，它包括血液和造血器官，血液以液体和血细胞状态不停地在体内循环，灌注着每一个组织和器官的微循环。可以说，人体的各个组织和器官内都有血液存在，血液与之存在着特殊的解剖和生理关系，从而也确定了如果血液或造血器官发生了疾病，各个组织和器官都可能出现病理变化。

二、血液系统疾病分类及常见的血液病

血液系统疾病的病种多，种类杂，现分类如下：

（一）红细胞疾病

包括各类急、慢性贫血。贫血原因众多，如红细胞生成和成熟障碍、脱氧核糖核酸（DNA）合成障碍、血红蛋白合成障碍、红细胞破坏过多及红细胞丢失过多等。

1. 缺铁性贫血　指缺铁引起的小细胞低色素性贫血及缺铁相关的异常。

2. 巨幼细胞性贫血　是由叶酸、维生素 B_{12} 缺乏或某些药物影响核苷酸代谢导致细胞核脱氧核糖核酸（DNA）合成障碍所致的贫血。

3. 溶血性贫血　①遗传性球形细胞增多症是一种红细胞膜异常的遗传性溶血性贫血；②红细胞葡萄糖-6-磷酸脱氢酶缺乏症是红细胞内戊糖磷酸途径遗传性缺陷导致的溶血性贫血；③镰状细胞贫血和地中海贫血是遗传性血红蛋白病所致的溶血性贫血；④自身免疫性溶血性贫血是免疫识别功能紊乱，自身抗体吸附于红细胞表面而引起的一种溶血性贫血。

（二）粒细胞疾病

如粒细胞缺乏症、粒细胞增多症、中性粒细胞分叶功能不全（Pelger-Huet 畸形）、惰性白细胞综

合征及类白血病反应等。

（三）单核细胞和巨噬细胞疾病

如炎症性组织细胞增多症、恶性组织细胞病等。

（四）淋巴细胞和浆细胞疾病

1. 各类淋巴瘤：起源于淋巴结和淋巴组织，是最早发现的血液系统恶性肿瘤。
2. 急、慢性淋巴细胞白血病。
3. 多发性骨髓瘤：是浆细胞的恶性肿瘤。

（五）造血干细胞疾病

如再生障碍性贫血、阵发性睡眠性血红蛋白尿、骨髓增生异常综合征、骨髓增殖性疾病以及急性非淋巴细胞白血病等。

1. 再生障碍性贫血　简称再障，通常指原发性骨髓造血功能衰竭综合征。

2. 阵发性睡眠性血红蛋白尿　是一种获得性造血干细胞良性克隆性疾病。

3. 骨髓增生异常综合征　是一组异质性疾病，起源于造血干细胞，以病态造血，向急性白血病转化的风险高为特征，表现为难治性一系或多系细胞减少的血液病。如难治性贫血、环形铁粒细胞性难治性贫血、慢性粒单细胞白血病等。

4. 骨髓增殖性疾病　指分化相对成熟的一系或多系骨髓细胞不断地克隆性增殖所致的一组肿瘤性疾病。包括：①真性红细胞增多症；②慢性粒细胞白血病、慢性中性粒细胞白血病、慢性嗜酸性粒细胞白血病等；③原发性血小板增多症；④原发性骨髓纤维化症等。

5. 急性非淋巴细胞白血病　是一类造血干细胞的恶性克隆性疾病。

（六）脾功能亢进

是一种综合征，临床表现为脾大，一种或多种血细胞减少而骨髓造血细胞相应增生；脾切除后症状缓解。

（七）出血性及血栓性疾病

如血管性紫癜、血小板减少性紫癜、凝血障碍性疾病、弥散性血管内凝血以及血栓性疾病等。

1. 血管壁异常的出血性疾病　①遗传性出血性毛细血管扩张症；②家族性单纯性紫癜；③过敏性紫癜；④药物性紫癜等。

2. 血小板异常的出血性疾病　①特发性血小板减少性紫癜；②血小板消耗过度导致的弥散性血管内凝血；③原发性出血性血小板增多症；④遗传性血小板无力症；⑤继发性血小板功能缺陷，如尿毒症等。

3. 凝血异常的出血性疾病①血友病；②遗传性凝血酶原缺乏症；③肝病性凝血障碍；④维生素 K 缺乏症等。

4. 抗凝及纤维蛋白溶解异常　主要为获得性疾病如：①肝素使用过量；②香豆素类药物过量；③蛇咬伤、水蛭咬伤；④溶栓药物过量；⑤抗因子Ⅷ、Ⅸ抗体形成等。

5. 血栓性疾病　以血栓形成和血栓栓塞两种病理过程所引起的疾病，称为血栓性疾病。血栓形成是血液有形成分在血管内形成栓子，造成血管部分或完全堵塞，相应部位血供障碍。血栓栓塞是血栓脱落，随血流移动堵塞某些血管。动脉血栓引起相应组织和（或）器官缺血、缺氧、坏死，静脉血栓引起瘀血、水肿。多为存在高凝或血栓前状态的基础疾病，如动脉粥样硬化、糖尿病、肾病、妊娠、易栓症、近期手术及创伤、长期使用避孕药等。

三、血液系统疾病常见的症状和体征

血液系统疾病众多，但涉及的常见症状主要有贫血、出血、发热和肝脾、淋巴结肿大。

（一）贫血

贫血是血液系统疾病的常见症状。各种贫血综合征如缺铁性贫血、巨幼细胞性贫血、溶血性贫血等都以贫血为共同表现。造血干细胞疾病如再生障碍性贫血、阵发性睡眠性血红蛋白尿、骨髓增生异常综合征以及急性非淋巴细胞白血病等也常以贫血为首发表现。其他系统和器官的疾病如慢性肝病、肾病、感染及恶性肿瘤等均可引起贫血。贫血引起的症状与组织和器官慢性缺氧及缺氧导致的代偿有关。皮肤、黏膜苍白是贫血患者的共同体征。严重的贫血可有活动后乏力、心悸和气促，长期严重贫血可引起贫血性心脏病。

（二）出血

出血由机体止血和凝血功能障碍所引发，可表现为自发性出血或受伤后难止的出血。有出血倾向的疾病称为出血性疾病，通常皮肤、黏膜出血是其共同的表现，如瘀点、紫癜、瘀斑或血肿，也可表现为鼻出血、齿龈出血和月经过多等。毛细血管异常、血小板数量或质量异常及凝血机制障碍等均可引起出血。严重者可引起内脏出血，如血尿、消化道出血和颅内出血，颅内出血可致死。造血干细胞的多种疾病常可影响止血和凝血功能，可引起出血倾向的临床表现。

（三）发热

发热是血液系统疾病的常见症状，常是淋巴瘤、白血病、恶性组织细胞病及粒细胞缺乏症等的首发表现。可以是因为粒细胞减少、免疫功能减退引起的病原体感染所致；也可能是血液系统疾病本身引起的非感染性发热。如淋巴瘤和恶性组织细胞病可以有不明原因的长期发热，霍奇金淋巴瘤常引起特征性周期热。

（四）淋巴结、肝、脾肿大

淋巴结、肝、脾肿大是血液系统疾病的常见体征。多见于造血系统肿瘤的浸润或骨髓病变引起的髓外造血，如淋巴瘤、淋巴细胞白血病和粒细胞白血病等。溶血性贫血尤其是血管外因素的（即红细胞被单核－巨噬细胞系统破坏，以遗传性溶血性贫血多见，主要是脾破坏红细胞），以及脾功能亢进等都可致脾脏肿大。

四、血液系统疾病的治疗

（一）病因治疗

针对致病因素的治疗，使患者脱离致病因素的作用。

（二）维持血液成分及其功能正常

1. 补充治疗　如补充叶酸或维生素 B_{12} 治疗营养性巨幼细胞性贫血；补充铁剂治疗缺铁性贫血；补充维生素 K，促进肝脏合成凝血因子Ⅱ、Ⅶ、Ⅸ、Ⅹ等。

2. 造血细胞因子的应用　如慢性再生障碍性贫血时应用雄激素刺激造血；使用红细胞生成素治疗肾性贫血；用粒系集落刺激因子和血小板生成素促进造血系统恶性肿瘤化疗后粒细胞和血小板减少的恢复等；α 干扰素治疗毛细胞白血病、慢性粒细胞性白血病、低恶度非霍奇金淋巴瘤和多发性骨髓瘤等。

3. 脾切除　去除体内最大的单核－巨噬细胞系统的器官，减少血细胞的破坏与潴留，从而延长血细胞的寿命。脾切除对遗传性球形细胞增多症所致的溶血性贫血有确切疗效。

4. 成分输血治疗　如严重贫血或失血时输注红细胞；血小板减少有出血危险时补充血小板；血友病 A 有活动性出血时补充凝血因子Ⅷ。

5. 抗生素的使用　白细胞减少有感染时予以有效的抗感染药物治疗。

（三）去除异常血液成分和抑制异常功能

1. 抗肿瘤化学治疗　是对造血系统恶性肿瘤的主要治疗方法。

2. 放射治疗　使用放射线杀灭白血病或淋巴瘤细胞。

3. 诱导分化　1986 年我国科学家发现全反式维 A 酸、三氧化二砷能诱导早幼粒白血病细胞凋亡并使其分化成正常成熟的粒细胞，但不影响正常组织和细胞，这是特异性去除白血病细胞的新途径。

4. 治疗性血液成分单采　通过血细胞分离器，选择性地去除血液中某一成分，可用以治疗骨髓增殖性疾病、白血病等。用血浆置换术可治疗巨球蛋白血症、某些自身免疫病、同种免疫性疾病及血栓性血小板减少性紫癜等。

5. 免疫治疗 用于免疫机制介导的血液病，如原发性再生障碍性贫血、自身免疫性溶血性贫血、特发性血小板减少性紫癜等。免疫治疗包括应用肾上腺皮质激素、抗胸腺细胞球蛋白、抗淋巴细胞球蛋白及环孢素等。

6. 抗凝及溶栓治疗 如弥散性血管内凝血（DIC）时为防止凝血因子进一步消耗，采用肝素抗凝。血小板过多时为防止血小板异常聚集，可使用双嘧达莫等药物。一旦血栓形成，可使用尿激酶、组织纤溶酶原激活物（t-PA）等溶栓，以恢复血流通畅。

（四）造血干细胞移植

造血干细胞移植包括异基因骨髓移植、同基因骨髓移植、自身骨髓移植、周围造血干细胞移植及脐血移植。通过去除异常的骨髓造血组织，植入健康的造血干细胞，重建造血与免疫系统。这是可能根治造血系统恶性肿瘤和遗传性疾病等的综合性治疗方法。

（五）基因治疗和分子靶向治疗

随着肿瘤细胞生物学和遗传学的飞速发展，一系列与造血系统恶性肿瘤发病机制密切相关的基因、受体、抗原及细胞内关键物质相继被发现，引发了基因治疗和分子靶向治疗。以伊马替尼和美罗华为代表的分子靶向治疗药物分别在慢性粒细胞性白血病、急性淋巴细胞白血病、慢性淋巴细胞白血病、霍奇金和非霍奇金淋巴瘤的治疗中展现出良好的前景。

第二节 术前评估及准备

因为血液系统疾病病种多，病情多样；患者常并存贫血、出凝血障碍或感染等病情；往往继发心、肺、脑、肾等重要器官的病理生理改变；长期应用激素或接受放、化疗；常有体质虚弱，营养不良和免疫功能降低等；故许多患者对麻醉和手术的耐受性显著下降。术前麻醉医师应获取患者病史、体检、化验及各种检查资料；了解病情及治疗情况；结合现病史、既往病史、治疗用药等对患者的全身状况和各个器官的功能状态做出评估。

一、红细胞疾病

红细胞疾病多以贫血为主要症状。贫血可因为其病因的不同、严重程度的不同而影响术前的评估。划分贫血程度的标准如下：血红蛋白 >90 g/L 与低于正常参考值下限之间为轻度贫血；血红蛋白在 60 ~ 90 g/L 为中度贫血；血红蛋白在 30 ~ 60 g/L 为重度贫血；血红蛋白 <30 g/L 为极重度贫血。轻度的、短期的、治疗效果好的病患其循环和呼吸系统的代偿和耐受能力好。严重贫血致携氧能力降低，对缺氧耐受性差。

（一）术前评估

对这类疾病的评估要注意以下几方面：

1. 神经系统 贫血引起的缺氧可导致中枢神经组织损害，有头昏、头痛、记忆减退和注意力不集中等表现。小儿可有哭闹不安、躁动。儿童生长发育迟缓、智力低下。影响中枢神经的药物应酌情减量。

2. 皮肤黏膜 皮肤黏膜苍白是贫血的主要表现，溶血性贫血时，可出现皮肤黏膜黄染，当存在缺氧和二氧化碳蓄积时也不会出现发绀。

3. 呼吸系统 轻度贫血者在活动后易出现呼吸加快、加深，严重者平静状态下也可能有气短、甚至端坐呼吸。

4. 循环系统 贫血造成组织缺氧，机体产生相应的代偿作用，心肌收缩力增加、心率增快、循环时间加速和心排血量增多。随着贫血的加重，心脏负荷亦加重。贫血患者活动后出现心悸、心率加快。贫血愈重，活动量愈大，症状愈明显。重度的慢性贫血可引起心脏代偿性扩大、心律失常和心功能不全，即贫血性心脏病。病情严重者长期卧床，常不能耐受快速或大量输血补液，容易并发心力衰竭。麻醉前因严重贫血、血清蛋白降低及毛细血管通透性增加，易造成组织水肿。

5. 泌尿系统　贫血患者由于代偿引起肾血管收缩、肾缺氧而致肾功能改变，尿比重减低，重症者可出现蛋白尿和氮质血症。溶血性贫血出现血红蛋白尿和含铁血黄素尿，重者可出现游离血红蛋白堵塞肾小管，进而引起少尿、无尿、急性肾衰竭。

6. 易感染　贫血导致组织缺氧、粒细胞功能障碍而易于感染。自身免疫性溶血性贫血常用肾上腺皮质激素治疗，此类患者抗感染能力降低。

（二）术前准备

1. 病因　治疗术前针对贫血发病原因积极治疗。如缺铁性贫血予以补铁及导致缺铁原发病的治疗，自身免疫性溶血性贫血采用肾上腺皮质激素治疗等。巨幼细胞性贫血多见于恶性贫血和叶酸缺乏，择期手术应推迟，待叶酸和维生素 B_{12} 得到纠正，一般需 1 ~ 2 周后方能手术。

2. 输血治疗　对严重贫血者，可输红细胞纠正贫血，改善机体缺氧状态；采取分次小量成分输血以防心力衰竭。慢性贫血的患者机体已有了良好的代偿，即使血红蛋白 60 g/L 也能耐受小手术。通常应将血红蛋白补充到 70 g/L 以上。老年或合并心血管疾病的患者术前血红蛋白最好大于 100 g/L，以防止术中出血引起心、脑、肾缺血。麻醉前应尽量改善全身情况，提高手术麻醉耐受力。

二、粒细胞疾病

（一）粒细胞缺乏症

外周血中性粒细胞绝对计数，成人低于 2.0×10^9/L 时，大于 10 岁儿童低于 1.8×10^9/L，小于 10 岁儿童低于 1.5×10^9/L 时，称为中性粒细胞减少；严重者低于 0.5×10^9/L 时，称为粒细胞缺乏症。

1. 术前评估　粒细胞缺乏症患者易发生感染和出现疲乏、无力、头晕及食欲减退等非特异性症状。常见的感染部位是呼吸道、消化道及泌尿生殖道，严重者可出现高热、黏膜坏死性溃疡及重症脓毒症或脓毒性休克。粒细胞严重缺乏时，感染部位不能形成有效的炎症反应，常无脓液，X 线检查可无炎症浸润阴影；局部穿刺可无脓液。

2. 术前准备　未经治疗的重症患者原则上不作择期手术，除非急诊手术，如急性阑尾炎、宫外孕、急性胆囊炎、消化道穿孔、肠梗阻或软组织脓肿等。术前应作好充分准备：①术前检查白细胞总数、分类、了解既往白细胞数及骨髓检查结果。一般手术要求中性粒细胞应大于 1.0×10^9/L，中等手术至少大于 1.5×10^9/L。如果中性粒细胞大于 2.0×10^9/L，或白细胞大于 4.0×10^9/L，则患者可耐受各种手术；②了解既往对粒细胞减少的治疗及反应。如果是自身免疫性粒细胞减少和免疫介导机制所致的粒细胞缺乏，术前用糖皮质激素等免疫抑制剂治疗，围手术期应加大原有的激素用量，避免肾上腺皮质功能不全或危象；③重症患者粒细胞低，又必须行手术治疗时，术前可给予重组人粒细胞集落刺激因子（G-CSF）75 ~ 150 μg/d，皮下注射，可迅速提高中性粒细胞计数，或术前输白细胞以增强免疫力。

（二）粒细胞增多症

粒细胞增多症是指年龄大于 1 个月的儿童和各年龄组成人外周血中性杆状核和分叶核粒细胞计数大于 7.5×10^9/L 和小于 1 个月的婴儿大于 26×10^9/L。中性粒细胞增多症是根据白细胞总数 × 中性粒细胞百分比计数出的绝对值升高，而并非是根据白细胞分类计数时中性粒细胞百分比增高。中性粒细胞增多见于多种疾病如感染、创伤、肿瘤、内分泌紊乱及变态过敏反应等。粒细胞增多症无特异性临床表现。

术前麻醉医师应了解患者可能出现暂时性毛细血管阻塞，使局部血流量减少而引起局部缺血，如引起心肌的再灌注损伤和梗死等。最常见的并发症为心、脑、肾、脾及肺栓塞等。

三、单核细胞和巨噬细胞疾病

（一）反应性组织细胞增多症

反应性组织细胞增多症是一种单核巨噬细胞系统的良性疾病，多与感染、免疫调节紊乱性疾病、结缔组织病、亚急性细菌性心内膜炎和免疫抑制等有关。患者因原发病不同而临床表现各异，大多数患者有发热，以高热居多；常有肝脾肿大、淋巴结肿大和皮疹。如疾病累及中枢神经系统和呼吸系统，可产生相应的症状和体征。出现严重肝损害或并发弥散性血管内凝血（DIC）时，可引发多部位出血。

术前麻醉医师应关注原发病带来的病理生理变化及临床损害。术前应积极治疗相关疾病。

（二）恶性组织细胞病

恶性组织细胞病是单核–巨噬细胞系统中组织细胞的恶性增生性疾病。临床表现以发热、肝脾淋巴结肿大、全血细胞减少和进行性衰竭为特征。恶性组织细胞浸润是本病病理学的基本特点，可累及全身大多数器官组织。发热是最突出的表现，体温可高达4℃以上。贫血也是较常见症状之一，急性型早期即出现贫血，呈进行性加重；出血以皮肤瘀点或瘀斑为多见，还可出现鼻出血、血尿、呕血或便血。肝、脾、淋巴结肿大多见，脾肿大可达下腹。晚期患者乏力、食欲减退、消瘦、衰弱，全身衰竭非常显著。

术前评估发热、贫血、出血及全身状态。术前积极处理严重贫血或出血，给予成分输血和止血药物。有感染时应用抗生素控制感染，使之可耐受手术。对于行联合化疗的患者，注意化疗药物对全身的影响。使用激素者围手术期应增加剂量。

四、淋巴细胞和浆细胞疾病

（一）淋巴瘤

淋巴瘤起源于淋巴结和淋巴组织，是免疫系统的恶性肿瘤，分为霍奇金淋巴瘤和非霍奇金淋巴瘤。

（二）急、慢性淋巴细胞白血病

1. 急性淋巴细胞白血病　是由于未分化或分化很差的淋巴细胞在造血组织（特别是骨髓、脾脏和淋巴结）无限增殖所致的恶性血液病。小儿多发，轻者可表现为发热、上呼吸道感染、皮疹等症状，重者有贫血、出血，肝脾淋巴结肿大，纵隔淋巴结肿大或胸腺浸润，出现呼吸困难、咳嗽等症状，中枢神经系统浸润出现颅内压增高等。

2. 慢性淋巴细胞白血病　是影响 β 淋巴细胞系的恶性肿瘤，在骨髓内产生大量不成熟的淋巴细胞，抑制骨髓的正常造血，并且通过血液在全身扩散，导致患者出现贫血、出血、感染及器官浸润等。

（三）多发性骨髓瘤

多发性骨髓瘤是浆细胞的恶性肿瘤。

五、造血干细胞疾病

如再生障碍性贫血、阵发性睡眠性血红蛋白尿、骨髓增生异常综合征、骨髓增殖性疾病以及急性非淋巴细胞白血病等。

（一）再生障碍性贫血

再生障碍性贫血，简称再障，是原发性骨髓造血功能衰竭综合征。主要表现为骨髓造血功能低下、全血细胞减少和贫血、出血和感染。免疫抑制治疗有效。

1. 术前评估　①重型再生障碍性贫血起病急、进展快、病情重，有严重的贫血、难以控制的感染及出血。发热常在39℃以上，以呼吸道感染最常见；皮肤可有出血点或大片瘀斑、口腔黏膜血疱、鼻出血、眼结膜出血等；深部脏器出血可见呕血、咯血、便血、血尿、眼底出血和颅内出血，后者常危及患者的生命。②非重型再生障碍性贫血起病和进展较缓慢，贫血、感染和出血的程度较重型轻，也较易控制。久治无效者可发生颅内出血。

2. 术前准备　重症急性期患者原则上不应进行择期手术。再生障碍性贫血的患者常常是三系均减少，术前应根据病情纠正贫血、补充血小板并防止感染。纠正贫血应输浓缩红细胞，不输全血，最好使血红蛋白 >60 g/L，大手术应在 100 g/L 以上，对有发生心力衰竭风险的患者应控制输液速度。术前有出血倾向、血小板 $< 50 \times 10^9$/L 者，可输注血小板，使血小板 $>50 \times 10^9$/L，以减少围手术期出血。建议输入去白细胞的红细胞和血小板，拟行造血干细胞移植的患者应输入辐照后的红细胞和血小板。

（二）阵发性睡眠性血红蛋白尿

阵发性睡眠性血红蛋白尿（paroxysmal nocturnal hemoglobinuria，PNH）是一种获得性造血干细胞良性克隆性疾病。由于红细胞膜有缺陷，红细胞对激活补体异常敏感。临床上表现为与睡眠有关、间歇发作的慢性血管内溶血和血红蛋白尿，可伴有全血细胞减少或反复血栓形成。

1. 术前评估 ① PNH 患者发生血红蛋白尿可伴乏力、胸骨后及腰腹疼痛、发热等。睡眠时，呼吸中枢敏感性降低，酸性代谢产物积聚，所以血红蛋白尿常与睡眠有关，早晨重，下午轻。此外，感染、月经、输血、手术、情绪波动、饮酒、疲劳或服用铁剂、维生素 C、阿司匹林、氯化铵等，也都可引起血红蛋白尿，诱发溶血性贫血危象。② PNH 患者可有血细胞减少，红细胞减少呈现不同程度的贫血，中性粒细胞减少可致各种感染，血小板减少可有出血倾向。③ PNH 患者可有血栓形成，可能与溶血后红细胞释放促凝物质及补体作用于血小板膜,促进血小板聚集有关。肝静脉血栓形成（Budd-Chian综合征）较常见，其次为肠系膜、脑静脉和下肢深静脉。

2. 术前准备 PNH 通常为慢性贫血，术前血红蛋白 60 ~ 80 g/L 以上的患者小手术一般不需输血。

遇严重贫血者术前应输血提高血红蛋白的水平，以维持组织氧供，并可防止发生急性溶血。术前输血尚能抑制红细胞生成，间接减少补体敏感的红细胞，减轻血管内溶血。应注意的是 PNH 的患者应避免输入全血，以免提高补体水平，诱发或加重溶血，可输入洗涤红细胞或去白细胞红细胞。对于血小板减少的 PNH 患者，围手术期需输入血小板时，也应去除白细胞和血浆，以免诱发急性溶血。

（三）骨髓增生异常综合征

骨髓增生异常综合征是造血干细胞增殖分化异常所致的造血功能障碍。主要表现为外周血全血细胞减少、骨髓细胞增生、成熟和幼稚细胞有形态异常，即病态造血。部分患者可转化成为急性白血病。常见的症状有贫血、中性粒细胞减少导致感染、血小板减少引起出血，可伴有脾肿大。术前应做相应处理，防治感染、纠正严重贫血和血小板减少。

（四）骨髓增殖性疾病

1. 真性红细胞增多症 是一种原因未明的造血干细胞克隆性疾病。

2. 慢性粒细胞白血病、慢性中性粒细胞白血病、慢性嗜酸性粒细胞白血病等 是发生在多能造血干细胞上的恶性骨髓增生性疾病（获得性造血干细胞恶性克隆性疾病），主要涉及髓系。外周血粒细胞显著增多并有不成熟性。病程发展缓慢，几乎所有的患者均有脾脏肿大，也常伴有肝肿大，而淋巴结肿大极为罕见。有乏力、食欲减退、体重减轻、腹痛及皮肤容易青紫等。晚期血小板逐渐减少，并出现贫血。急性变后预后极差，往往在数月内死亡。

慢性粒细胞白血病治疗后可长期生存，需行手术治疗的机会相对多。围手术期应注意的是虽然其血小板数量正常或增高，但血小板的功能异常，常有出血倾向，可导致出血或血肿，术中可能遇到难以控制的出血，术前应备血小板制剂和新鲜冰冻血浆。

3. 原发性血小板增多症 是骨髓增生性疾病，其特征为出血倾向及血栓形成，外周血血小板持续明显增多，功能不正常。由于本病常有反复出血，故也称为出血性血小板增多症。出血常为自发性、反复发作，以胃肠道出血常见，也可有鼻出血、齿龈出血、血尿、呼吸道出血及皮肤凝斑。有时可因手术后出血不止而被发现。偶有脑出血，引起死亡。血栓发生率较出血少。有动脉或静脉血栓形成。静脉以脾、肠系膜及下肢静脉为血栓好发部位。下肢血管栓塞后，可表现肢体麻木感、疼痛、甚至坏疽。肠系膜血管血栓形成可致呕吐、腹痛。肺、肾、肾上腺或脑内如发生栓塞可引起相应临床症状，成为致死的原因。脾大见于 80% 以上的病例，一般为轻到中度肿大，少数患者有肝肿大。

原发性血小板增多症的患者，术前应用烷化剂、抗血小板药物治疗，或用血小板单采技术，使血小板降至（200 ~ 300）$\times 10^9$/L 再行手术，以减少围手术期深静脉血栓形成的危险。围手术期发生心、肺、肾、肾上腺或脑等重要器官血栓或出血是本病的主要致死因素。文献报道 1 个月内有过脑、肺栓塞，或下肢深静脉血栓者，术后复发率达 40%，麻醉手术的危险性极大。对并发下肢深静脉血栓者，术前应安放血栓过滤器。

4. 原发性骨髓纤维化症　为原因不明的骨髓弥漫性纤维增生症，常伴有髓外造血（或称髓外化生），主要在脾，其次在肝、淋巴结等。脾脏显著增大。骨髓活检证实纤维组织增生是其特点。早期有乏力、低热、盗汗、体重减轻等代谢亢进症状，或出现腹胀、纳差、左上腹或中上腹饱胀、脾大等症状。进展期和晚期多数患者出现心悸、气促、出血和骨痛等。脾脏肿大，可呈巨脾，质地坚硬。巨脾引起上腹部或全腹明显饱胀或肿块下坠感，并发脾周围炎或脾梗死时出现脾区持续性疼痛甚至剧痛。少数病例可因高尿酸血症并发痛风及肾结石，也有并发肝硬化者。因肝及门静脉血栓形成，可导致门静脉高压症。严重贫血和出血为本症的晚期表现。术前主要是改善贫血，注意肝肾功能。

（五）急性非淋巴细胞白血病

急性非淋巴细胞白血病是造血干细胞的恶性克隆性疾病。

六、出血性疾病

（一）血管壁异常的出血性疾病

1. 遗传性出血性毛细血管扩张症　是遗传性血管壁结构异常所致的出血性疾病，患者部分毛细血管、小血管壁变薄，局部血管扩张，扭曲。常见于口腔、鼻黏膜、手掌、指甲床和耳部及消化道。临床上以病变部位自发性或轻伤时反复出血为特征，多表现为鼻出血及牙龈出血。内脏出血以呕血、黑便为多见，也可有咯血、血尿、月经过多、眼底或颅内出血等。病变累及肝脏可因流经肝动静脉瘘的血流量增多而出现肝肿大，动－静脉瘘的分流可产生高动力循环状态，并可产生高排性充血性心力衰竭，可因肺的动静脉瘘而引起低氧血症、继发性红细胞增多症。

术前无特殊处理，对症治疗。常因反复出血而继发贫血，需补铁治疗，严重者需输血。

2. 血管性紫癜　过敏性紫癜、药物性紫癜等，出现各种出血表现，还应注意肾脏损害。

（二）血小板异常的出血性疾病

血小板异常可导致出血倾向，轻者皮肤黏膜出血，重者内脏、甚至颅内出血。血小板异常的原因很多，手术前要了解血小板异常的病因、相关疾病的治疗，有助于术前评估和术前准备。血小板减少可能是再生障碍性贫血、白血病、放疗及化疗后的骨髓抑制等使血小板生成减少；与免疫反应等有关的因素可使血小板破坏过多，如特发性血小板减少性紫癜；弥散性血管内凝血使血小板消耗过度。原发性血小板异常较为少见，如遗传性血小板无力症、巨大血小板综合征等，多需输浓缩血小板治疗，应尽量避免外伤和手术。获得性血小板异常较为多见，与抗血小板药物、感染、尿毒症、肝病及系统性红斑狼疮等有关，需根据病因进行术前纠正。

血小板异常患者的术前准备主要是减少围手术期出血的风险。功能良好的血小板计数 $>80\times10^9/L$，手术时出血的机会小；低于 $50\times10^9/L$，伤口有渗血可能；小于 $<20\times10^9/L$ 则常有严重出血。通常术前血小板计数 $<50\times10^9/L$ 时，应考虑输注血小板，最好能达到 $80\times10^9/L$ 以上。但有些疾病的产妇血小板低于 $50\times10^9/L$，也能耐受手术，而不一定输注血小板，如特发性血小板减少性紫癜。血小板计数在（50 ~ 100）$\times10^9/L$ 之间者，应根据是否有自发性出血或创面渗血决定是否输血小板。血小板异常的患者如术中出现不可控的创面出血，即使血小板计数正常，也是输血小板的指征。一般每单位血小板可使成人的血小板数量增加约（2 ~ 3）$\times10^9/L$。我国规定 1 单位血小板由 200 mL 全血制备，血小板含量 $\geqslant 20\times10^{10}$。对于药物引起血小板功能低下的，如继发于抗血小板治疗者，如果实施较大创伤的手术，术前应停药数天，如氯吡格雷、阿司匹林应停用一周。当发现有血小板功能减退时，成年患者输注 2 ~ 5U 血小板，就可使出血异常获得纠正。

（三）凝血异常的出血性疾病

1. 血友病。

2. 遗传性凝血酶原缺乏症：是一种罕见的凝血因子遗传性缺陷。临床表现为程度不同的出血症状，出血倾向的严重性与血浆凝血酶原活性含量有关。杂合子一般无出血症状，少数患者偶有鼻出血、拔牙后出血略多于正常人等症状。纯合子和双重杂合子患者有较严重的出血倾向。鼻出血、月经过多、皮肤瘀斑、血尿、拔牙后出血、创伤或手术后出血较常见。

七、血栓性疾病

一些遗传性疾病可导致血栓疾病，如遗传性抗凝血酶缺陷症常发生静脉血栓形成；遗传性蛋白C缺陷症和遗传性蛋白S缺陷症以静脉血栓多见；异常纤维蛋白原血症主要为静脉血栓形成。

获得性易栓症常见的有抗磷脂血栓形成综合征。临床上表现有复发性静脉血栓栓塞和动脉栓塞。其他可见于骨髓增殖性疾病、恶性肿瘤、系统性红斑狼疮、心脑血管疾病、糖尿病及高脂血症等。

血栓性疾病的术前准备主要是控制和治疗原发疾病，评估原发病与手术麻醉的风险。血栓性疾病通常用抗凝治疗，常应用抗血小板药物、抗凝药物及溶栓药物。

八、常用治疗方法对患者影响的评估

许多血液系统疾病在治疗时，应用化疗、放疗、免疫治疗及造血干细胞移植等，且常将这些治疗方法联合应用。这些治疗的不良反应对机体的影响较大，产生心肺毒性、血液毒性、神经毒性、肝肾功能损害及免疫力下降等，并可能会给麻醉和围手术期处理带来更大的危险。术前要全面评估，术中加强监测，注意麻醉方法和麻醉药物的影响，尽量避免加重对患者心、肺、肾、造血及神经的损害。

（一）化学治疗对机体的不良反应

1. 胃肠道反应　最常见，主要表现为恶心呕吐、腹痛、腹泻。严重者导致全身营养状况低下和水电解质紊乱，降低患者对麻醉的耐受性。

2. 心脏毒性　以阿霉素最常见，可引起心肌损害，重者可出现进行性心力衰竭，甚至死亡。这种心肌损害早期可有多种心电图改变、心律失常，还可出现心包炎、心肌缺血、心肌梗死等。表阿霉素的心脏毒性比阿霉素轻。术前应注意心脏功能的检查与评估。

3. 肺毒性　可表现为呼吸困难、胸闷、干咳。胸部X线或CT可见肺底或弥漫性肺间质病变。其他表现还可有肺泡出血、胸膜渗出、支气管痉挛等。重者出现呼吸功能障碍、低氧血症。

4. 肝脏不良反应　化疗药可引起肝功能损害，导致药物性肝炎、静脉闭塞性肝炎及慢性肝纤维化等。术前要注意进行肝功能的评估。

5. 泌尿系统损害　大部分化疗药经肾脏排泄，容易导致肾脏和膀胱的毒性反应，可出现急性肾损害，表现为肾功能障碍、出血性膀胱炎等。

6. 骨髓抑制　主要为粒细胞减少和血小板降低，增加麻醉手术的出血和感染风险。

7. 神经毒性　化疗药常可引起神经的毒性作用，不同的药物可表现不同的症状。多种药物的联合应用，或联合放疗与免疫治疗可增加神经不良反应的发生。可能有头痛、精神症状、记忆减退、嗜睡及耳鸣等。也有周围神经损害导致感觉减退、腱反射消失。麻醉前应注意评估，避免椎管内麻醉和神经阻滞麻醉加重神经损害。

8. 内分泌紊乱　化疗药可导致内分泌功能紊乱，如高血糖、高血脂及高尿酸、高钾血症、高磷及低钙血症。也可能引起甲状腺。肾上腺功能异常。

（二）免疫治疗

免疫治疗的方法包括应用细胞毒性药物（常用环磷酰胺、甲氨蝶呤、长春新碱、硫唑嘌呤、麦考酚酸酯等）及非细胞毒性药物（如皮质类固醇、环孢素、他克莫司、雷帕霉素、单克隆抗体等）。其常见的不良反应有：

1. 细胞毒性作用　消化道反应致恶心呕吐、食欲下降；骨髓抑制致白细胞、血小板减少和贫血。

2. 肝肾毒性作用　肝肾是药物代谢和排泄的器官，受损后常见有转氨酶、胆红素、血肌酐和尿素氮升高。

3. 感染　免疫功能抑制后，机体易发生细菌、真菌、病毒等感染，并增加复杂多重感染的可能。

（三）放射治疗对机体的不良反应

1. 皮肤损伤　可引起放射性皮炎，毛细血管扩张和皮下组织纤维化，表现为局部水肿，常可并发感染，发生放射性蜂窝组织炎。严重者可发生皮肤坏死、溃疡，且不易愈合。术前访视、麻醉操作前应注意检查穿刺部位的皮肤。

2. 心脏损伤　放射治疗淋巴瘤，行胸部照射时，可出现放射性心肌损伤、心包炎等。麻醉前应予以注意和评估。

3. 肺脏损伤　放射性肺损伤可发生肺充血、肺泡纤维蛋白渗出增多或透明膜形成，最后形成肺间质纤维化。存在肺损伤的患者，麻醉和围手术期呼吸管理难度增加，易出现肺部并发症。

4. 肾脏损伤　肾脏对放疗的耐受性低，肾脏接受放疗的患者易致肾损伤，可出现血尿，术前应对肾功能做出评估。

5. 骨髓抑制和淋巴组织损伤　骨髓和淋巴组织对放射线高度敏感。放疗患者可使血细胞普遍减少，出现贫血、血小板减少及白细胞降低。

6. 消化道损伤　放射性消化道损伤可使食管、胃肠道黏膜充血、水肿甚至坏死。表现为食管炎、恶心、呕吐、腹痛、腹泻或便秘等。进一步导致胃肠综合征、水电解质紊乱、蛋白丢失，加重患者的营养障碍。

7. 神经系统损伤　根据放射部位的不同，引起中枢及外周神经损伤。中枢神经系统主要表现为恶心呕吐、头痛、记忆力下降及癫痫发作等。放疗可能导致放射性脊髓损伤，可能在放疗后数月至数年内发生。应注意评估，避免麻醉加重损伤。

8. 头颈部放疗　接受头颈部放射治疗的患者，因咽喉部结构僵硬，宜作为困难气道处理。

（四）造血干细胞移植常见的并发症

1. 各种感染　以巨细胞病毒引起的感染最严重，可表现为间质性肺炎、肠炎、视网膜炎等。间质性肺炎可快速进展为呼吸困难、低氧血症和血流动力学改变。

2. 肝血管闭塞病　主要因肝血管和窦状隙内皮的细胞损害导致血管病变，临床特征是出现体重增加、黄疸、肝肿大、腹腔积液等。重者呈进行性肝脏功能衰竭。

3. 移植物抗宿主病　是最严重的并发症，可出现皮肤病变、消化道症状、肝功能损害，急性重症者可致死。

第三节　麻醉选择

一、麻醉方法选择及注意事项

根据对患者的全面评估、手术部位及手术时长等，选择适当的麻醉方法。对于无出凝血功能障碍的患者，麻醉方法的选择无特殊禁忌，可选用局部麻醉、神经阻滞麻醉、椎管内麻醉和全身麻醉。

有出凝血障碍者在没有做好充分的术前准备情况下，不宜选择椎管内麻醉，以避免硬膜外血肿，引起神经损伤，甚至截瘫。有报道对未诊断的血友病患者实施硬膜外阻滞，出现血肿导致永久性截瘫。有出凝血障碍患者如何进行区域阻滞麻醉，目前没有明确的指南、建议或指导方针，其应用应基于个体患者围手术期并发症和手术转归风险与收益而决断。许多临床实践证明，许多出血性疾病，如血小板减少性紫癜、血友病、血管性血友病等，在积极的术前准备下，输注血小板或凝血因子，达到正常标准后，选用连续硬膜外阻滞仍属安全，一般均可安全进行麻醉和手术。如果腰麻能满足手术要求，建议用细的穿刺针，避免反复多次穿刺，以减少硬膜外血肿的发生。通常情况下，在无出血顾虑以及凝血功能正常的前提下，椎管内麻醉安全的血小板计数在 80×10^9/L 以上，且血小板质量应正常。一些研究表明在血小板计数（50 ~ 80）$\times 10^9$/L 时，成功实施神经阻滞麻醉，未出现血肿等并发症。但目前仍未明确神经阻滞麻醉的最小安全血小板计数。

拟行椎管内麻醉时还应考虑其他风险：如多发性骨髓瘤可能使椎体骨质破坏而压迫神经，术前详细了解神经系统的症状和体征；腰背部接受放疗的患者，因为皮肤受损、组织水肿、易出血等，应放弃硬膜外麻醉；放化疗加重免疫功能的抑制，增加感染机会，应严格遵守无菌操作技术，术后观察肢体感觉和运动的恢复；放化疗对心脏有不良反应，麻醉中发生低血压、心律失常等的风险大，不适当的麻醉处理可能会出现严重事件，高平面（胸$_4$以上）的硬膜外麻醉阻滞心交感神经，应慎用。

选用气管内插管全身麻醉时应注意操作手法轻柔，保护口咽部黏膜。黏膜的损伤可增加出血和感染。有的易出血患者黏膜损伤后出血不止。选择喉罩可减少黏膜损伤的机会，但也应选用大小合适的号码，用润滑剂涂抹，轻柔操作，避免黏膜下血肿的发生。颌面、颈部放疗的患者，麻醉前要检查口咽、张口、颞颌关节的功能情况，一般认为宜作为困难气道处理。一些白血病患者，如单核细胞白血病和淋巴细胞白血病能引起扁桃体、咽喉部增殖肿胀，造成气管插管困难，并有出血危险。对于白血病、淋巴瘤等可能有纵隔肿块的患者，应注意肿块对气管、支气管及上腔静脉的压迫。压迫严重者全身麻醉诱导给肌松剂后可能出现气道完全梗阻，必要时应清醒插管，气管导管要插到狭窄部位以下。

对于时间不长的浅表手术可以选择局部麻醉复合镇静和镇痛的麻醉方法。如咪达唑仑、丙泊酚或依托咪酯，与芬太尼类镇痛药或氯胺酮复合应用。术前要严格禁食，术中常规吸氧、监测呼吸，出现舌后坠和呼吸抑制时，要托下颌开放上呼吸道或人工辅助通气。

二、麻醉药物的选择

常用的全身麻醉药物、镇痛药、肌松药及局部麻醉药都可用于血液系统疾病的患者。具体麻醉药物的选择和使用剂量应根据患者病情、心血管功能、肝肾功能和手术大小等仔细考虑。

许多血液病患者因疾病本身或放化疗的影响，存在心、肺、肝或肾功能障碍，应选择对心血管抑制轻的药物及对肝肾毒性小的药物。可选用依托咪酯、咪达唑仑、芬太尼等。瑞芬太尼、阿曲库铵、顺式阿曲库铵不经肝肾代谢，可安全用于肝肾功能差的患者。

出血性疾病或有出血倾向的患者还应考虑药物对凝血功能的影响。一些文献报道局部麻醉药可以抑制血小板的功能，从而抑制凝血功能。硬膜外阻滞麻醉时局部麻醉药经硬膜外腔部分吸收入血，减少血小板黏附、聚集和释放，抑制凝血功能。有报道利多卡因和布比卡因均可影响血小板的功能和纤溶系统；左旋布比卡因对血小板也有一定的抑制作用，且与剂量相关。但未见临床应用局部麻醉药导致出凝血异常的报道。丙泊酚有抑制血小板聚集的作用，曾有报道与脂肪乳剂有关，但也有报道是丙泊酚本身抑制了血小板的功能。因此有凝血障碍患者长时间的全身麻醉手术应避免长时间、大剂量地使用丙泊酚。咪达唑仑也有抑制血小板聚集的作用。氟烷和七氟烷可抑制血小板功能，且有剂量相关性。而临床常用浓度的异氟烷、恩氟烷、地氟烷和氧化亚氮对凝血功能几乎没有影响。阿片类药物和肌松剂对凝血基本没有影响。神经安定镇痛药，吩噻嗪类药对凝血机制有影响，应防止过量。有报道个别患者使用氟哌利多后发生白细胞减少或粒细胞缺乏症，吩噻嗪类药物对血液病患者的降压作用也较正常人明显。非甾体抗炎药（NSAID）是围手术期常用的解热镇痛药，其中非选择性 NSAID 对血小板聚集有明显影响，禁用于血小板异常患者；而选择性 COX2 抑制剂则影响明显小。

三、激素的应用

许多血液系统疾病在治疗中常应用肾上腺糖皮质激素。如果患者长期应用激素，可致正常的下丘脑－垂体－肾上腺系统的功能受抑制，在围手术期的应激作用下，有出现肾上腺皮质功能不全的风险。

通常围手术期需要补充肾上腺皮质激素，以预防肾上腺皮质功能不全，提高手术麻醉安全性。如果是短小的手术，可以只在手术当天静脉补充氢化可的松 50 ~ 100 mg 即可。如果拟实施较大的手术，可于手术前一晚静脉补充氢化可的松 50 ~ 100 mg，手术当日补充 100 ~ 200 mg，并持续用至术后 1 ~ 2 天。遇手术创伤大，术中出血多，循环不稳定的患者应加大激素的用量，术日氢化可的松 100 ~ 200 mg，每 6 ~ 8 小时重复应用。也可以使用其他激素，如甲泼尼松 20 ~ 40 mg 或地塞米松 10 ~ 20 mg。

第十二章

门诊患者手术麻醉

20 世纪初，一位美国麻醉医师 Ralph Waters 在艾奥瓦州 Sioux 市开设了一家门诊麻醉诊所，为牙科及小型外科手术提供麻醉，这即是现代独立门诊麻醉中心的雏形。门诊手术麻醉的正式发展是在 1984 年，当年美国麻醉医师学会门诊麻醉分会（society for ambulatory anesthe-sia，SAMBA）成立，毕业后的门诊麻醉专科训练制度也开始建立。在过去的 40 年中，随着微创手术技术的提高以及速效、短效麻醉药物和麻醉技术的发展，发达国家门诊手术发展迅速，门诊手术占所有择期手术量的比例从 10% 上升到 70% 以上。门诊手术给患者、医疗服务提供者、第三方付款者和医院都带来诸多益处，可以将医院资源消耗减到最低。

门诊手术的优点包括：患者乐于接受，尤其是老年人和儿童；不需要依赖医院的病床；使择期手术的安排具有弹性；并发症发生率和死亡率低；感染的发生率低；呼吸系统并发症的发生率低；能及时治疗更多的患者；减少等待手术的患者数量；总的手术花费较少；术前检查和术后用药更少。有研究表明，97% 接受过门诊手术的患者愿意再次接受门诊手术，而手术后需要住院的患者仅占 1%，需要再次就诊者不足 3%。然而，一些特殊的术后处理常需患者短期住院。输血或静脉输注抗生素一般在手术当天完成，而现代护理学的发展很快会使在家中接受输血或静脉使用抗生素成为可能，对门诊手术将更有促进作用。

第一节　门诊手术患者的选择

适合门诊进行的外科手术应该是对术后生理的影响尽可能小、并发症尽可能少的手术。由于外科手术技术的迅速发展和微创外科技术的进步，现在已经有很多种类的手术可以在门诊开展，如微创甲状腺切除术、阴式子宫切除术、异位输卵管妊娠切除术、卵巢囊肿切除术、腹腔镜胆囊切除术、腹腔镜下肾上腺切除术、脾切除术和肾切除术、子宫切除术等。与传统的住院手术相比，门诊手术能够促进恢复，降低医疗费用。术后可能发生外科并发症的患者或需要进行大量输液、长时间固定不动和非胃肠道使用镇痛治疗的患者则应住院治疗。

一、手术时间

最初，门诊手术时间限制在 90min 之内，因为早期的研究表明，手术和麻醉时间是术后并发症和延迟出院以及术后急诊再入院的强预测指标。但近年来，3 ~ 4 h 的外科手术也已经逐渐成为门诊手术的常规操作。

二、患者的特点

大多数日间手术患者应该为 ASA Ⅰ ~ Ⅱ级，然而随着麻醉和手术技术的进步，越来越多的“医学上稳定”的 ASA Ⅲ级（甚至一些Ⅳ级）患者，只要在术前病情得到良好控制达 3 个月及以上，麻醉手术并发症发生率也可以降到很低。Warner 等进行的一项大型前瞻性研究中，24% 的门诊手术患者是 ASA Ⅲ级，而这些患者的并发症发生率并不比 ASA Ⅰ或Ⅱ级者更高。因此，不要孤立地看患者的 ASA 分级，应综合手术的类型、麻醉技术等因素，判断患者是否适合行门诊手术。

尽管有人质疑年龄过大或过小的患者（大于 70 岁和小于 6 个月）是否可以接受门诊手术，但单纯年龄并不能作为门诊患者选择的障碍。众多研究均未发现门诊麻醉后恢复时间或并发症发生率与年龄相关，甚至所谓的极高龄患者（大于100岁）也不应仅仅因为其年龄就拒绝为其行门诊手术。早产婴儿（妊娠时间小于37周）在全身麻醉下接受微创手术后，呼吸暂停的风险增高，但对于多大年龄后就不再有这种高风险至今尚无定论。

因此，由于能够接受门诊手术的患者和手术的范围不断扩大，患者的情况越来越复杂，术前评估和术前准备应更加予以重视，以减少不必要的住院和推迟手术。术前评估对减少患者的焦虑以及确保合理的术前用药是必要的，术前评估可在麻醉科门诊进行。

三、门诊手术的禁忌证

因术后并发症增加而不适于门诊手术的情况主要有：

1. 可能威胁生命的严重疾病，并且未得到有效的控制（如不稳定性心绞痛、症状性哮喘）。
2. 病理性肥胖伴有呼吸系统功能或血流动力学改变。
3. 药物治疗：单胺氧化酶抑制剂、急性药物滥用。
4. 婴儿早产，孕龄加出生后年龄不足60周。
5. 患者在手术当晚没有成人负责照顾的患者。
6. 适合门诊手术的手术操作见（表12–1）。

表12–1　适合门诊手术的手术操作

专科	手术类型
牙科	拔牙术、牙齿修复术、面部骨折
皮肤科	皮肤病损切除术
普外科	活检术、内窥镜手术、肿块切除术、痔切除术、疝修补术、腹腔镜手术、静脉曲张手术
妇产科	子宫颈活检术、扩张和诊刮术、宫腔镜、腹腔镜、息肉切除手术、输卵管结扎术、阴式子宫切除术
眼科	白内障摘除术、睑板腺囊肿切除术、鼻泪管探查术、斜视矫正术、测眼压
骨科	前交叉韧带修复术、关节镜、拇囊炎切开术、腕管松解术、金属机械拆除、麻醉下手法复位
耳鼻喉科	腺样体切除术、喉镜检查、乳突切除术、鼓膜切开术、息肉切除、鼻中隔形成术、扁桃体摘除术、鼓室成形术
疼痛科	化学性神经交感切除术、硬膜外阻滞术、神经阻滞术
整形科	基底细胞癌切除术、唇裂修补术、吸脂术、乳房整形术、耳成型术、瘢痕切除术、鼻整形术、植皮术
泌尿外科	膀胱手术、包皮环切术、膀胱镜检查、碎石术、睾丸切除术、前列腺活检术、输精管吻合术

第二节　术前评估

一、术前访视

由于接受门诊手术的患者病情日趋复杂，术前评估也越来越重要。各医院都应该根据自己的条件制定术前评估方法。在麻醉医师访视患者之前使用计算机问卷的方法省时又有效。计算机化的问卷或列表可以使病史采集过程自动化，标出可能存在的问题，提出进一步检查的建议。外科医师也可以利用这一系统，选择实验室检查，又可作为病史摘要提供给麻醉医师。

术前访视的另一个重要原因是减少患者的焦虑。有研究证明，术前麻醉医师对患者的访视比应用巴比妥类药物能更有效地减少患者的焦虑。外科医师或麻醉医师派发有关手术和麻醉知识的小册子、录音和影像资料也可以减少患者的焦虑。

二、术前评估

术前评估的目的是发现患者并存的疾病及需要进行的进一步诊断和治疗，确定需应用的特殊麻醉方法以及识别出麻醉手术后并发症风险高的患者。在所评估的病史、体格检查和实验室检查中，病史是最重要的。研究表明，单纯从病史中取得的资料就可以作出 86% 的诊断，经体格检查后可以得出另外 6% 的诊断，仅有 8% 的诊断需要进行实验室检查或是放射学检查。长期药物治疗的患者（如服用降血压药物、抗精神病类药物、抗凝药等），有些近期用药能显著影响麻醉管理，应引起重视。

全身麻醉下施行浅表手术的“健康”患者，男性患者一般无须行实验室检查，女性患者只需要进行血红蛋白或是血细胞比容检查。对患有高血压、糖尿病等慢性疾病的患者，需要检查血糖和电解质。难以解释的血红蛋白低于 10 g/dl 者，应做进一步检查，减少围手术期并发症发生率和死亡率。椎管内麻醉或神经阻滞，术前应检查出凝血功能。拟在全身麻醉下行无明显出血风险的“健康”择期手术患者，术前进行的实验室检查见（表 12-2）。

表 12-2 不同年龄患者推荐的实验室检查

年龄	男性	女性
≤ 40	无	妊娠试验（不能排除妊娠时）
40 ~ 49	心电图	血细胞比容、妊娠试验
50 ~ 64	心电图	血细胞比容或血红蛋白
65 ~ 74	血红蛋白或血细胞比容	血红蛋白或血细胞比容
	心电图、血浆尿素氮、血糖	心电图、血浆尿素氮、血糖
≥ 75	血红蛋白或血细胞比容、心电图	血红蛋白或血细胞比容、心电图
	血浆尿素氮、血糖、胸片	血浆尿素氮、血糖、胸片

三、术前禁食指南

为减少术中误吸的危险，常规要求患者在术前至少禁食 6 ~ 8 h。在禁食一夜后，50% 的患者有中到重度的饥饿感，44% 的患者有中到重度的口渴感，14% 的年轻女性患者血糖浓度显著降低。而研究表明，清流质在胃内存留的半衰期是 10 ~ 20min，如果在择期手术前 2 h 口服清流质，麻醉诱导时胃内容物的容量比禁食的患者更少。禁食的门诊患者，手术前 2 h 口服 150 mL 水不会增加胃内容量。甚至在手术前 2 ~ 3 h 口服 150 mL 咖啡或橙汁也不会对成人的胃内容量和 pH 值产生明显影响。同样，与常规禁食相比，儿童随意饮用清流质直至手术前 2 h，最后一次饮水限制在 240 mL 以内，可以既减少患儿的饥饿感和口渴感而又不会对胃内容物产生任何不良影响。术前口服 3 mL/kg 苹果汁能减少胃内容量和酸度，爱好饮用咖啡的患者在术日晨饮用咖啡还可减少术后头痛的发生率。美国一项全国性调查表明，69% 的麻醉医师已经改变了他们的 NPO 方案，允许儿童术前饮用清流质，41% 的麻醉医师改变了他们对成人的禁饮方案。除非患者有胃排空延迟或术前应用阿片类药物，否则不宜禁食 10 ~ 16 h。加拿大麻醉医师协会也推荐在择期手术 3 h 之前不限制患者饮用清液体，对术前禁食、禁水的要求变得不再非常严格。重要的是，麻醉诱导前充足的体液（术前 2 ~ 3 h 饮清流质或静脉输注液体）可显著降低术后疼痛、眩晕、口渴、恶心等不良反应的发生率。延长禁食时间只会增加患者的不适而没有益处。

四、术前准备

良好的术前准备使门诊手术更安全，更容易被患者和医务人员接受。术前准备的目的是减少门诊手术的风险、改善手术的预后和减少患者及其家属对整个手术经过的恐惧感。术前准备包括使用药物或非药物的方法减少患者焦虑、使用药物减少术后并发症的风险。

（一）非药物准备

由于将要接受麻醉的患者可出现心理紧张、焦虑，患者焦虑水平在手术前1周就开始升高，直至确信已经顺利恢复时才会恢复到正常水平。焦虑的原因最常见的是由于患者担心会在手术中发生疼痛、手术后不能醒来以及手术后的疼痛、恶心和呕吐。过于焦虑会导致术后恢复减慢、镇痛药和镇吐药用量增加。良好的术前访视与准备则可以减少或避免患者焦虑状态。研究表明，术前与麻醉医师充分沟通过的患者术后恢复较快而且镇痛药用量较少。

术前的非药物准备具有经济、无不良反应、患者乐于接受等许多优点，如患者能主动配合，通过术前指导，术后疼痛也能相应下降。术前访视的时间也很关键，研究显示，只有术前在手术室外进行的访视才能明显减轻焦虑，术前通过录像资料对围手术期事件进行解说也可有效减轻焦虑。通过游戏性的书籍、小册子、电视节目进行术前教育对小儿患者尤其有益，可以减轻患儿的焦虑和手术后的行为改变，特别是对于1～4岁的儿童更为有效。术前准备还应该包括：用书面和口头的方式告知患者到达时间和地点、合适的穿戴、禁食的要求、手术后发生的变化、术后对驾驶车辆的限制，以及需要一位成人在围手术期护送和陪伴患者。

（二）药物准备

门诊患者使用术前药物的主要指征与住院患者相同，包括解除焦虑、镇静、镇痛、遗忘、降低迷走神经张力、预防术后恶心呕吐和吸入性肺炎。但门诊患者在术后要回到家中，故术前用药不能影响术后的恢复及出院。合理地选择术前药能减少术中麻醉药的用量和降低术后恶心呕吐的发生率，减少术后不良反应，从而加快出院。

1. 抗焦虑和镇静药　作为术前用药使用时，镇静－催眠药能减少焦虑和术中麻醉药的用量，故而能改善术后的恢复。最常用的药物是巴比妥类和苯二氮䓬类药物，随着剂量的增加，会产生抗焦虑、镇静的效果，甚至使意识丧失。巴比妥类在门诊麻醉中并不常用。目前苯二氮䓬类药是最常用的药物，丙泊酚也有减少焦虑的特性。

详细药物用法用量见上文。

2. 镇痛药　具体如下。

（1）阿片类镇痛药：除非患者有急性疼痛，否则不推荐常规使用阿片类镇痛药作为术前用药。术前联合使用阿片类药物会增加术后恶心呕吐的发生率，导致门诊术后出院延迟。诱导前静脉注射阿片类药物可以迅速控制手术前的焦虑，减少麻醉诱导药的用量，提高术后镇痛效果。但是，如果主要目标是减轻焦虑，则应当使用镇静抗焦虑药物。

（2）非甾体类抗炎药（NSAIDs）：围手术期使用NSAIDs已经得到了广泛的研究。在控制急性疼痛方面，其效果尚不及阿片类药物，但作为辅助药则具有增强阿片类药效、减少其用量的效果。如与阿片类药物以及区域麻醉合用作为平衡镇痛的一部分，NSAIDs能改善早期恢复、减少并发症、使患者离院时间提前。对于很多小手术，术前使用NSAIDs能减少术后阿片类药物的用量。为将手术区出血的可能性以及胃黏膜和肾小管的毒性减至最小，以高选择性的环氧合酶-2（COX-2）抑制剂代替经典的非选择性NSAIDs已成为围手术期NSAIDs选择的趋势。

3. 预防恶心和呕吐的药物　术后恶心呕吐（PONV）是全身麻醉后常见的并发症，也是患者对门诊手术经历不满意的原因之一。影响术后恶心呕吐发生率的因素很多，包括患者的体型、健康状态、性别、是否怀孕、月经周期、手术类型、麻醉时间、术前容量情况、麻醉药和镇痛药、术后的低血压和年龄等（表12-3）。Apfel等把女性、不吸烟、晕动症或PONV病史以及术后阿片类镇痛药的使用定为最主要的风险因素，具备0、1、2、3、4个预测因素的患者出现PONV的概率分别为10%、20%、40%、60%和80%。PONV风险评估及防治指南见图12-1。Eberhart等把手术时间大于30min、年龄大于3岁、斜视手术、PONV史或直系亲属PONV史定为儿童PONV的主要风险因素，具备0、1、2、3、4个预测因素的患者出现PONV的概率分别为9%、10%、30%、55%和70%。

表 12–3 与围手术期恶心呕吐相关的常见因素

患者相关因素：年龄、性别、已有疾病（如糖尿病）晕动症或 PONV 病史、吸烟史、焦虑水平以及并发疾病（如病毒感染、胰腺疾病）
麻醉相关因素：术前用药、阿片类镇痛药、诱导和维持麻醉药、拮抗药、胃胀、体液容量不足、残留交感神经阻断
手术相关因素：手术操作、手术时间、胃肠道积血、强迫经口进食、阿片类镇痛药、过早活动（体位性低血压）和疼痛

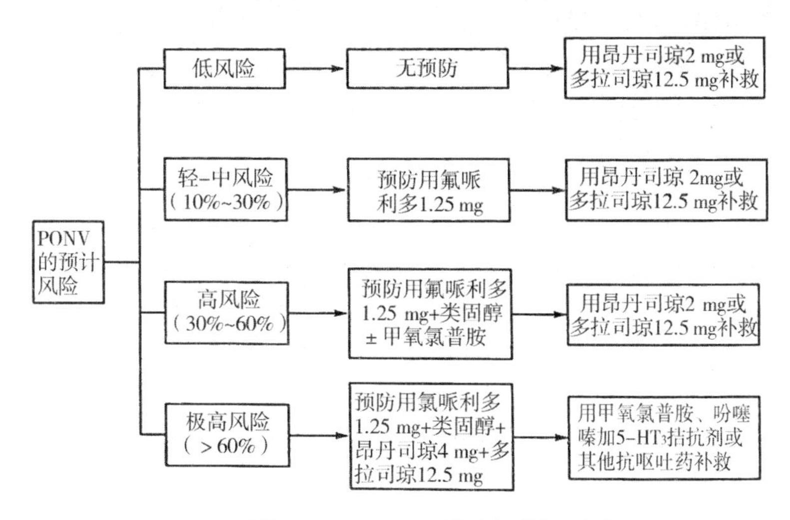

图 12–1 PONV 风险评估及防治

（1）丁酰苯类药物：以氟哌利多为代表，因有拮抗多巴胺受体的作用而具镇吐效果，主要用于预防和治疗 PONV。门诊麻醉的研究表明，不管是儿童还是成人，小剂量氟哌利多都有很好的止吐效果。大剂量的氟哌利多（大于 20 μ g/kg）能加强术后的镇静，可能会延迟患者恢复和离院的时间。小于 10 μ g/kg 剂量的氟哌利多与大剂量在止吐方面同样有效而不会延长恢复时间。所以麻醉诱导后应选择最低有效剂量的氟哌利多预防呕吐。

（2）酚噻嗪类药物：酚噻嗪类药物的镇吐效应机制也是阻断多巴胺受体的化学作用区。异丙嗪用于治疗恶心和呕吐已有多年，尤其是治疗阿片类药物导致的恶心和呕吐。常用剂量是 0.5 ~ 1.0 mg/kg，在斜视手术中，异丙嗪 0.5 mg/kg 静脉注射或肌内注射用于控制儿童各种原因的术后呕吐，效果明显优于氟哌利多。但异丙嗪能导致低血压和恢复期的昏睡状态，延迟离院时间，还可能产生锥体外系症状，故门诊很少应用这类抗吐药。

（3）胃动力药：甲氧氯普胺（胃复安）和多潘利酮（吗丁啉）都能增加胃和小肠动力，增加食管括约肌的张力。胃复安 20 mg（或是 0.2 mg/kg）静脉注射能有效预防 PONV。由于胃复安是短效药物，应在手术即将结束时使用以保证术后早期的效果。联合使用胃复安（10 ~ 20 mg ，iv）和小剂量氟哌利多（0.5 ~ 1.0 mg,iv）比单用氟哌利多（1 mg）更有效。

（4）抗胆碱能药物：传统使用抗胆碱能药物的目的是减少唾液分泌、降低迷走神经张力。东莨菪碱的中枢神经作用能有效地控制晕动病。术前使用贴皮制剂能有效减少术后恶心和呕吐的发生，但必须在术前 8 h 使用；而且不良反应较多，包括口干、嗜睡、散瞳和神志模糊；也不宜用于 60 岁以上的患者，从而限制了东莨菪碱贴剂在门诊麻醉中的应用。

（5）抗组织胺药物：苯海拉明和羟嗪是作用于呕吐中枢和前庭传导通路的抗组织胺类药物，可用于预防术后恶心和呕吐。其在预防和治疗晕动病及接受中耳手术患者的术后恶心呕吐方面尤为有效，也能成功地减少斜视手术后的呕吐。在麻醉诱导时给予羟嗪 0.5 mg/kg，能在手术后 24 h 内明显减少呕吐，而不会延迟离院时间。

（6）5– 羟色胺拮抗剂：昂丹司琼是高度选择性的 5–HT_3 受体拮抗剂，常用于治疗化疗导致的恶心和呕吐，成人半衰期约 3.5 h，儿童较短而在老年人较长（平均 7.9 h）。昂丹司琼通过阻滞中枢和外周的 5-HT$_3$ 受体而有效地预防门诊手术后的恶心和呕吐。由于昂丹司琼的时效很短，所以应在临近手术结束前使用，以减少在恢复室的镇吐药用量。小剂量的昂丹司琼（1 ~ 2 mg）与较大剂量（4 ~ 8 mg）相比，用于预防患者离院后的 PONV 效果较差。0.625 mg 氟哌利多与 4 mg 昂丹司琼相比，二者的疗效和离院时间相同，但氟哌利多的性价比更高。昂丹司琼 4 mg 用于控制术后恶心呕吐的效果优于胃复安。8 mg 的效果优于氟哌利多 1.5 mg 和胃复安 10 mg。但昂丹司琼的价格限制了在门诊麻醉中的常规应用。

头痛是其最重要的不良反应，还可能引起腹泻、便秘、镇静和一过性的肝酶轻度升高，但没有其他镇吐剂的镇静、烦躁以及锥体外系效应。

另一项研究比较了昂丹司琼和安慰剂的效果，无效时采用胃复安 20 mg 静脉注射或羟嗪 25 mg 静脉注射补救，结果昂丹司琼减少术后恶心的效果与安慰剂相似。

（7）其他化合物：地塞米松 4 ~ 8 mg 静注可高效预防 PONV，单独或与其他药物联合使用均有效。吸氧对于减少门诊术后 PONV 似乎无效。

（8）非药物技术：针灸和指压疗法可复合用于预防 PONV，并具有一定疗效。对于术前使用阿片类药物接受妇科小手术的患者，针灸可以明显减少术后的恶心和呕吐。

4. 预防误吸　预防性用药防止吸入性肺炎是门诊手术麻醉有争议的话题。早期研究表明，门诊患者误吸的风险较高，因为多数门诊患者胃内容物大于 25 mL，pH 值小于 2.5。而近期研究表明，与择期手术患者相比，门诊禁食患者误吸的风险并不增加。对于没有特殊风险的患者，误吸的发生率小于 1/35000，不主张常规应用制酸药物。对于有明显误吸风险的患者（如妊娠、硬皮病、膈疝、放置鼻胃管和病理性肥胖），术前应使用 H_2 受体拮抗剂。

（1）H_2 受体拮抗剂：H_2 受体拮抗剂可通过减少胃酸分泌而有效升高胃液 pH 值，降低胃内容物容量。西咪替丁在服用后 60 ~ 90min 起效，至少维持 3 h。与西咪替丁相比，雷尼替丁的保护时间长，不良反应少，经静脉给药起效时间快，保护效果更好。雷尼替丁的药效是西咪替丁的 4 ~ 6 倍，但消除半衰期相似（2 ~ 3 h）。新型 H_2 受体拮抗剂有法莫替丁和尼扎替丁，法莫替丁的作用强度是雷尼替丁的 7.5 倍、西咪替丁的 20 倍。

（2）质子泵抑制剂：奥美拉唑抑制胃 H^+-K^+-ATP 酶产生胃酸，半衰期 0.3 ~ 2.5 h。代谢产物同样具有活性，能同 H^+-K^+-ATP 酶进行不可逆的结合。在术前夜用奥美拉唑 80 mg，胃内容量不变而胃内容物的 pH 值升高。奥美拉唑与西咪替丁一样，也抑制细胞色素 P450，减少依赖细胞色素 P450 代谢的药物代谢。

（3）术前禁食禁饮指南（NPOV 指南）：见前述。

第三节　麻醉方法

在选择门诊手术麻醉方法时要考虑麻醉的质量、安全性、效率、设备和药物的费用等。理想的门诊麻醉方法应该包括起效迅速平稳、能在手术中提供遗忘和镇痛功能、恢复期短、不良反应少。另外，不同麻醉医师和患者的偏好也决定麻醉方法的选择。各种麻醉方法均可用于门诊手术，各有优缺点，目前尚无统一而理想的门诊麻醉方法。全身麻醉仍是患者和手术医师最偏好的技术。尽管椎管内阻滞是下肢和下腹部手术的常用麻醉技术，但因其术后残留运动和交感神经阻滞，用于门诊手术可能延迟出院。外周神经阻滞可使术后阿片类镇痛药的用量减至最低，因此越来越多的门诊病例接受局部神经阻滞联合静脉镇静，即所谓的监测下麻醉（monitored anesthesia care，MAC）。门诊麻醉所需的麻醉、监护和复苏设备与住院患者一样。标准的门诊手术术中监测包括胸前听诊器、心电图、无创血压、脉搏氧饱和度，全身麻醉需进行呼气二氧化碳监测。

一、全身麻醉

全身麻醉在国外是最常用的门诊麻醉方法，国内也渐趋增多。在制定麻醉方案时，除了要考虑术中的管理外，还要考虑患者在恢复室的特点、术后恶心呕吐及疼痛治疗。全身麻醉药物的选择对于患者术后在PACU的留治时间影响很大，甚至还决定患者能否在手术后当天离院。

少数短于15min的小儿手术，不需要在术中静脉用药以及静脉输液（如鼓膜切开术和眼科检查），可不建立静脉通路。但手术时间较长、禁食时间超过15 h的患儿，应该建立静脉通路以便于维持体液容量和血糖的稳定及围手术期用药。小儿门诊麻醉诱导时是否允许患儿家长在场虽然有争议，但越来越多的麻醉医师持赞同观点。美国约50%的麻醉医师允许患儿家长于麻醉诱导时在场，绝大多数家长能保持冷静和支持，使麻醉诱导顺利进行。但必须选择适当的家长，之前对他们进行必要的解释和宣教，并能在医师的要求下及时离开。

此外，术后的一些并发症，比如嗜睡和头晕，常常与脱水有关。使用加温湿化器以及被动保温保湿装置能进一步减少在手术中的体液和热量的丢失。

（一）麻醉药物

随着中短效静脉麻醉药、吸入麻醉药、肌松药和镇痛药越来越多，短小手术变得更加安全，也更易于为门诊患者所接受。全身麻醉诱导一般使用起效快的静脉麻醉药，丙泊酚由于恢复质量高，已经基本取代了巴比妥类和苯二氮䓬类药物用于麻醉诱导。而最常用的麻醉维持方法是联合使用吸入麻醉药及氧化亚氮。氧化亚氮和溶解度低的吸入麻醉药（如七氟烷或地氟烷合用）使全身麻醉的起效和恢复更加迅速。虽然既往有研究表明氧化亚氮的使用与术后恶心呕吐有关，但近来的研究又否定了氧化亚氮的这种不良反应。

1. 丙泊酚：已成为门诊麻醉诱导的较好选择。丙泊酚的消除半衰期是1 ~ 3 h，其苏醒质量比其他绝大多数的静脉麻醉药都好，术后发生PONV的机会较少，并有镇吐作用。丙泊酚诱导后使用吸入麻醉药维持，术后恢复时间比用硫喷妥钠或依托咪酯短。在儿童中的恢复时间差别也很明显：丙泊酚诱导的患儿的恢复时间、离院时间均明显短于氟烷和硫喷妥钠诱导的患儿，且术后恶心的发生率也低。丙泊酚引起的静脉注射痛和不适感的发生率较高，注射前即刻给予利多卡因（成人40 mg，iv）或混合给予可减轻疼痛。选择较粗大的静脉或事先给予阿片类药物也可减轻丙泊酚注射痛。

2. 吸入麻醉药：门诊麻醉维持中应用也非常广泛。这些药物的摄取和消除迅速，因此麻醉深度容易调节，使得患者恢复快、出院早。地氟烷和七氟烷是较新型的卤代烃类吸入麻醉药，血气分布系数低，恢复更加迅速，因此更适合门诊麻醉使用。与地氟烷不同，七氟烷没有气道刺激性，可以进行平稳的吸入诱导。当儿童需要迅速诱导时，吸入诱导是首选的方法。在老年患者中，七氟烷诱导比丙泊酚诱导血流动力学更加稳定。吸入麻醉药麻醉恢复早期的呕吐发生率比丙泊酚高，而延迟出现的PONV多与术后应用阿片类药物有关。从降低成本的角度考虑，吸入麻醉药物维持优于丙泊酚、阿片类药物技术。

门诊手术麻醉中氧化亚氮使用的问题一直存在争论，原因是一般认为使用氧化亚氮后呕吐发生率较高。但很多研究表明氧化亚氮能成功用于门诊手术麻醉，麻醉维持加用氧化亚氮能减少吸入麻醉药的用量，恢复更迅速，成本更低。尽管氧化亚氮因增加中耳内压力和胃肠道内压力，有增加术后呕吐发生率的风险，但大量腹腔镜手术患者的研究表明，丙泊酚－氧化亚氮麻醉患者比单纯丙泊酚麻醉患者恢复略快，术后呕吐没有差异，从而认为氧化亚氮不是术后恶心呕吐的根本原因，仍可作为门诊手术吸入麻醉的选择药物之一。

3. 氯胺酮：是一种独特的具有镇静镇痛作用的静脉麻醉药，既可以用于麻醉诱导又可以用于麻醉维持。但氯胺酮有明显的“拟精神病”作用，术后早期PONV发生率高。小剂量（10 ~ 20 mg，iv）氯胺酮可在丙泊酚诱导麻醉中用以替代强效阿片类药物。门诊手术中辅助静注氯胺酮75 ~ 150μg/kg可减少骨科手术后的阿片类药物的用量。

4. 咪达唑仑：尽管门诊也有采用咪达唑仑（0.2 ~ 0.4 mg/kg，iv）进行麻醉诱导，但与丙泊酚相比，它起效慢，恢复也较迟。所以，若采用咪达唑仑行麻醉诱导，手术结束时应给予氟马西尼拮抗，患者术后可及时苏醒。

5. 依托咪酯：依托咪酯（0.2 ~ 0.3 mg/kg）也被用于较短门诊手术的全身麻醉诱导和维持。由于其不良反应如PONV发生率高、肌阵挛以及短暂性肾上腺皮质功能抑制，其应用应限于临床上需要血流动力学稳定的患者。

6. 阿片类镇痛药：麻醉诱导期间使用阿片类镇痛药可降低气管内插管引起的自主神经反应，麻醉维持中给予镇痛药则可以减少或消除术中疼痛刺激引起的自主神经反应。芬太尼是最常用的阿片类药物。阿片类药物能减少术中镇静药物的用量，使恢复更加迅速，还能减少丙泊酚注射时的疼痛和不自主运动反应。小剂量强效镇痛药（芬太尼 1 ~ 2μg/kg、阿芬太尼 15 ~ 30μg/kg、苏芬太尼 0.15 ~ 0.3μg/kg）能减轻喉镜置入及气管内插管时的心血管反应。与吸入麻醉相比，麻醉中使用短效镇痛药物时，患者恢复较快。阿芬太尼起效迅速，作用时效较短，尤其适合于门诊麻醉。

瑞芬太尼是一种超短效的阿片类镇痛药。全凭静脉麻醉时，瑞芬太尼比芬太尼能更好地抑制手术刺激产生的反应，麻醉诱导时给予 1μg/kg 瑞芬太尼较芬太尼能更有效地抑制喉镜和气管内插管所致的血流动力学反应。值得注意的是，使用瑞芬太尼时，术后较早就需要使用镇痛药。

半合成的阿片激动拮抗剂（如布托啡诺、纳布啡）因对呼吸的抑制作用更小，在门诊手术中可能比强效的阿片受体激动剂更好，但需注意这些药物的镇痛效果有封顶效应。全身麻醉中非甾体类抗炎药不能提供很好的镇痛作用。

7. 肌松药：短时间的浅表手术，一般不需要使用肌肉松弛剂，部分患者需要使用超短效的肌松药帮助完成气管内插管或在手术中提供肌松。去极化肌松药琥珀酰胆碱在门诊麻醉中一般用于完成气管内插管和提供短时间的深度肌松。麻醉后肌痛是常见的并发症，而且肌痛可能比手术本身的疼痛更加强烈，持续时间一般 2 ~ 3 d，也可达 4 d 以上。非去极化肌松药米库氯铵，可以取代琥珀酰胆碱用于气管内插管，而且不引起术后肌痛。米库氯铵的恢复时间比琥珀酰胆碱长 15min，但一般情况下并不需要进行拮抗。单次注射米库氯铵 0.15 mg/kg，起效时间约为 3.5min，使用更大的剂量，起效会更快。罗库溴铵起效时间与琥珀酰胆碱接近，也可用于气管内插管。

即使是短小手术，使用短效的非去极化肌松药（如顺式阿曲库铵、米库氯铵）后神经肌肉阻滞也能很快逆转。所以，性价比较高的方案为使用琥珀酰胆碱进行气管内插管，随即在维持期少量（4 ~ 8 mg）追加米库氯铵。这一肌松药方案可使短小腹腔镜手术后肌松拮抗药的使用减至最小。

8. 拮抗药：尽管阿片类药物有严重的不良反应，但由于拮抗剂纳洛酮可引起恶心呕吐、肺水肿甚至心律失常，故并不常规用于拮抗。氟马西尼能迅速逆转苯二氮䓬类药物的中枢作用，是高度特异性的药物，但价格昂贵，也不适于常规使用；而且使用氟马西尼拮抗后，有可能会发生再镇静现象。中效的非去极化肌松药常需要拮抗，最常使用的是新斯的明和艾宙酚。拮抗剂可影响术后恶心呕吐的发生率，使用新斯的明较使用艾宙酚患者恶心呕吐的发生率高。

（二）气道管理

气管内插管会导致术后咽喉痛、声嘶。除非存在误吸的高危因素，一般门诊手术患者多不需要进行气管内插管。喉罩的并发症要远少于气管内插管，故喉罩的应用越来越多。

喉罩可以在没有使用肌松剂的情况下顺利放置，免除插管时所需要的肌松药。与气管内插管相比，它对心血管的刺激小，咳嗽发生率较低，麻醉药的需要量减少，声嘶和咽喉痛也减少。使用喉罩能使患者迅速恢复到基础状态，但喉罩不能保护气道防止异物进入，不能用于有反流、误吸危险及有上呼吸道出血的患者。

二、区域麻醉

区域麻醉与局部麻醉在门诊手术中已经使用很久，区域麻醉可以避免全身麻醉的很多并发症，减少术后护理的工作量，缩短术后恢复时间，在手术后早期能提供完善的镇痛。

硬膜外麻醉、脊麻、骶管阻滞、臂丛及其他周围神经阻滞、局部浸润麻醉均可用于门诊手术。完成神经阻滞的时间比全身麻醉诱导时间长，并有一定比例的阻滞不完善，所以建议在麻醉准备室完成区域阻滞以避免不必要的手术等待时间。当采用区域麻醉时，患者术后的疼痛较少，在符合其他离院的标准时，手术肢体可能仍有麻木。此时，该肢体必须用吊带充分保护，避免引起伤害。

（一）脊麻

脊麻简便、效果确切，但并发症较多。最常见的并发症是脊麻后头痛（PDPH）和背痛。虽然使用更细（≤ 25 g）的笔尖式穿刺针后头痛的发生率有所减少，但增加了麻醉失败率。

在门诊麻醉中通常使用短效局部麻醉药（如利多卡因）以保证麻醉时效的可控性和可预测性。一般推荐使用等比重的利多卡因（2%）或联合使用轻比重的利多卡因和小量的阿片类药物。芬太尼能加强感觉阻滞而不会对运动阻滞造成影响，加快患者的完全恢复，但皮肤瘙痒的发生率升高。门诊麻醉中也可以使用布比卡因进行脊麻，但仅限于手术时间在 2 h 以上的手术。在患者离院前，必须保证运动功能已经完全恢复。要重视脊麻后低血压，一旦发生应及时处理。婴儿脊麻后低血压的发生率低于成人。

脊麻穿刺针的大小和外形对减少脊麻后头痛很重要。Sprotte 和 Whitacre 穿刺针比 Quincke 针对腰部硬膜的损伤小，可进一步减少硬膜穿刺后头痛的发生率。小于 27 g 的穿刺针会增加穿刺的难度，使阻滞失败率增加，且在脊麻穿刺时常需用导引针。小于 45 岁的患者脊麻后头痛的发生率高于 45 岁以上的患者。

脊麻后应进行及时随访，明确有无严重的头痛发生。如果卧床休息、镇痛药、口服补液不能有效解除患者的头痛，应该将患者收入院进行静脉补液治疗或硬膜外腔注射自体血或生理盐水治疗。由于门诊患者在手术后的活动量多于住院患者，有时会成为选用脊麻的顾虑，但卧床休息并不能减少脊麻后头痛的发生率，有报道早期走动还可减少脊麻后头痛的发生。

（二）硬膜外麻醉

硬膜外麻醉起效较慢，有局部麻醉药注入血管和蛛网膜下隙的危险，与脊麻相比，感觉阻滞不全的发生率较高。硬膜外麻醉的主要优点是可以随着手术时间的延长而延长麻醉时间。硬膜外麻醉所需要的操作时间比脊麻长，但硬膜外麻醉的操作可以在麻醉准备室进行，而且正常情况下可以避免硬膜穿刺后头痛。

在门诊麻醉中使用脊麻联合硬膜外麻醉时，先在蛛网膜下隙注入小剂量的局部麻醉药产生低位的感觉阻滞，术中根据需要由硬膜外导管加入局部麻醉药。优点是既效果确切、起效时间快，又能够延长麻醉时间。

（三）骶麻

骶麻常用于儿童脐以下的手术或与全身麻醉联合应用，对控制手术后的疼痛也有良好效果。局部腑醉药可采用 0.175% ～ 0.25% 的布比卡因 0.5 ～ 1.0 mL/kg。儿童常在全身麻醉后再进行骶麻，注射局部麻醉药后，可适当减浅全身麻醉的深度。由于骶麻对全身情况干扰轻，控制术后疼痛的效果较好，患儿可以提前活动，能更早离开医院。

（四）外周神经阻滞

上肢可以采用臂丛神经阻滞，下肢手术如膝关节镜手术和前交叉韧带修补术，可以用股神经、闭孔神经、股外侧皮神经和坐骨神经阻滞，术后的镇痛效果良好，患者也乐于接受。足部手术采用踝部阻滞、腘窝部坐骨神经阻滞能提供有效的术后镇痛。

（五）局部浸润技术

在所有适于门诊患者的麻醉技术中，用稀释局部麻醉药液做手术部位局部浸润是减轻术后早期疼痛最简便、最安全的方法，也可降低整体费用。

三、清醒镇静

很多患者在局部麻醉或区域阻滞麻醉下手术时都要求镇静，并且要求对手术没有记忆。清醒镇静是指通过药物或非药物，或联合使用两种方法，对意识水平的浅抑制，保留患者维持呼吸道通畅和对躯体刺激及语言指令做出反应的能力。而深度镇静的定义是：通过药物或非药物或者联合使用两种方法，产生的一种可控制的意识抑制状态，保护性反射部分丧失，不能对语言指令做出有意识的反应。对不适合做门诊全身麻醉的患者，可以在局部麻醉或区域阻滞辅以镇静的状态下进行，但镇静后有发生更多并发症的危险。在一项 10 万例麻醉的研究中，监护下麻醉（MAC）的死亡率最高（10 000 例麻醉中发生

209 例死亡）。

MAC 指麻醉医师对接受局部麻醉的患者或接受诊断或治疗操作的患者进行监护，在监护的过程中可能使用镇痛药、镇静—抗焦虑药或其他药物。常用于成人镇静的药物有：苯二氮䓬类（减少焦虑和产生遗忘）、阿片类（用于止痛）及小剂量的静脉或吸入全身麻醉药（用于镇静）。苯二氮䓬类药物如咪达唑仑或静脉全身麻醉药丙泊酚可以单独用于镇静，神经阻滞效果不完善或疼痛明显的手术，常加用阿片类药物。

儿童通常联合使用多种药物以达到镇静，包括口服咪达唑仑、苯巴比妥，以及合用经黏膜枸橼酸芬太尼。氯胺酮能提供镇静镇痛和遗忘，可以通过静脉、口服、直肠、肌内注射给药。一般肌内注射 2 mg/kg，口服氯胺酮 5 mg/kg，与口服咪达唑仑的起效时间相似，但是口服咪达唑仑的患儿离院时间早于氯胺酮。

成人最常用静脉输注法，最常用的药物为丙泊酚，尽管单次剂量给药可能起效更快，但小剂量输注能精确调节镇静深度，输注速度在 25 ~ 100Vg/（kg・min）时能产生剂量依赖性的镇静作用。眼震和对语言的反应是重要的监护指标，在使用咪达唑仑镇静时，确定药物剂量达到要求的有效体征是患者上睑下垂超过瞳孔的一半；或是失去对话兴趣，回答语调变得单调。

镇静时必须进行适当的监测和做好复苏的准备。监测标准与全身麻醉相同，特别注意氧饱和度和二氧化碳监测。镇静时所用的药物都可能导致低氧，患者应常规吸氧。经常同患者对话以监测患者的镇静水平和意识状态，可以更好地确定患者的镇静状态，当患者发生疼痛或不适时，可以补充其他药物。应提前告知患者将要发生的刺激（注射局部麻醉药、置入内窥镜、止血带充气），患者对意料之中的刺激的反应程度要小于意外的刺激。

四、快通道麻醉的实施

门诊麻醉的目标是快速、安全地为实施治疗或诊断性操作创造满意的条件，同时确保快速、可预期的恢复，并将术后并发症降至最低。精确地使用短效药物能使患者直接从手术室安全转送至工作强度较小的恢复区，其中的许多患者在术后 1 h 内就可出院，节约了医疗成本。门诊术后绕过 PACU 被称为“快通道”。

更短效、速效的麻醉药（如丙泊酚、七氟烷、地氟烷、瑞芬太尼）可促进全身麻醉后的早期恢复，预先给予非阿片类镇痛药（如局部麻醉药、氯胺酮、NSAIDs 等）和抗呕吐药（如氟哌利多、甲氧氯普胺、5-HT_3 拮抗剂和地塞米松）将减少门诊术后并发症，加快术后恢复。基于 EEG 原理的麻醉深度监测（如 BIS、AEP、NACOTREND、熵指数）可改善麻醉质量，避免麻醉过深对机体造成的不良影响，也能减少麻醉过浅造成的全身麻醉知晓，从而加速全身麻醉后苏醒，缩短实际住院时间。在 MAC 技术下完成手术（如浅表手术和内镜操作），可以显著降低医疗成本、提高患者满意度，但 MAC 技术的成功不仅依赖于麻醉医师，也与术者术中有效的浸润麻醉和轻柔操作有关。脊麻后延迟离院的主要原因是运动和交感阻滞残留，导致行走受限和无法排便。可通过小剂量利多卡因联合芬太尼腰麻技术来减少上述反应，加速术后恢复、缩短在院时间。与传统恢复途径相比，快通道患者可提前 30 ~ 90 h 出院，而不影响患者安全或对手术的满意度。使用短效、速效全身麻醉药和阿片类镇痛药以及 MAC 技术和小剂量脊麻技术. 可使几乎所有门诊患者从“快通道”中受益。

第四节　麻醉后处理

一、术后多模式镇痛途径

疼痛使恢复复杂化、延迟门诊术后出院。所以，门诊术后多模式镇痛对于加速患者早期恢复也很关键。在多模式镇痛药配方中加入小剂量氯胺酮（75 ~ 150μg/kg）可改善骨科手术后的疼痛和预后。

乙酰唑胺（5 mg/kg，iv）可减少二氧化碳气腹腹腔镜手术后的牵涉痛。

门诊手术后，必须在患者出院前口服镇痛药控制疼痛。尽管强效速效阿片类镇痛药常用于治疗恢复早期的中、重度疼痛，但它们增加 PONV 的发生率，导致门诊手术后出院延迟。强效 NSAIDs（如双氯芬酸）的使用可有效减少门诊手术后对口服阿片类镇痛药的需求，促进早日出院。由于 COX-2 抑制剂（如塞来考昔、罗非考昔或伐地考昔）对血小板功能无潜在的负面影响，其使用也日益普遍。临床中，口服罗非考昔（50 mg）、塞来考昔（400 mg）或伐地考昔（40 mg）作为术前用药，是改善术后镇痛、缩短门诊术后出院时间的简单而有效的方法。

多模式镇痛方式中常规使用局部麻醉药也是加快术后恢复的关键措施。MAC 技术中采用局部麻醉药伤口周围浸润作为围手术期镇痛或全身麻醉和区域阻滞的辅助，可为患者提供良好的镇痛。单纯的伤口浸润也可显著改善下腹部、肢体，甚至腹腔镜操作后的术后疼痛。腹腔镜手术后肩痛发生率较高，据报道，这种疼痛可通过膈下给予局部麻醉药来减轻。关节镜下膝关节手术后，关节腔内注入 30 mL0.5% 的布比卡因可减少术后阿片类药物的需求，使行走和离院更早。随着未来门诊进行的手术操作更加复杂，要求麻醉医师必须不断提高术后镇痛技术和方法的有效性。

二、PONV 的防治

围手术期管理中引入多模式途径防治 PONV 可促进恢复、改善手术结局、提高患者满意度。性价比最高的预防用药是联合小剂量氟哌利多（0.5 ～ 1.0 mg）和地塞米松（4 ～ 8 mg）。对于 PONV 高风险者，加用 5-HT_3 拮抗剂（如昂丹司琼、格拉司琼等）或电针灸则防治效果更佳。除了药物预防方法，保证充足体液也可显著减少 PONV 的发生。

三、患者的恢复

门诊手术麻醉的恢复分为三个阶段，即早期、中期和晚期。早期和中期恢复在医院内完成，而晚期恢复可在患者家中进行。早期恢复指的是从停止麻醉到患者恢复保护性反射和运动能力的阶段。此阶段，患者应被送入麻醉后恢复室，严密监测生命体征和脉搏氧饱和度，吸氧，有可能需要使用镇静、镇痛、和镇吐药。中期恢复阶段，患者在躺椅上接受照顾，逐渐开始活动、饮水、上厕所，准备离开。晚期恢复是从患者回家开始，到完全恢复正常生活、重新开始工作为止。

除了 PACU 外，常设“第二阶段恢复室”。术后患者在此区域内停留直至能够耐受饮水、行走和独自活动。所有镇静患者和部分全身麻醉后的患者，在手术室内能够坐立、呼吸恢复良好，便可进入“第二阶段恢复室”。

患者离院前应以口头或书面形式告知患者术后注意事项。患者术后至少 24 h 不能驾驶车辆，不能操作电动工具或是做出重要的决定。至少 24 h 内还可能会感到头痛、头昏、恶心、呕吐、肌肉痛和伤口疼痛，让患者对可能发生的问题有充分的认识，如果回家后发生上述症状，其紧张的程度会较轻。术后症状一般在术后 24 h 内消失，但是如果症状持续，要与随访医师取得联系。医院必须建立随访制度，很多医院在术后的第一天通过电话对患者进行随访以了解患者恢复情况。

对独居、监护人不能满足其需要、交通不便、经济受限而又需要观察的患者，应为其保留病床。

决定患者能否安全离开医院的标准包括生命体征稳定，定向力恢复，可以活动而不感到头晕、疼痛，PONV 轻微和手术部位出血很少。可以用下列评分系统来评价患者是否可以离院（表 12-4）。一般情况下，如果评分超过 9 分，并有人护送，患者就可以离开。

持续的术后疼痛和恶心呕吐是推迟离院的常见原因。严重的术后疼痛与长时间手术有关，后者还会延长患者在 PACU 或第二阶段恢复室内的停留时间。在术前需判断发生术后严重疼痛的可能，酌情进行预防性镇痛处理。

接受区域阻滞麻醉的患者在离院时必须符合全身麻醉后患者离院的标准，还必须恢复感觉、运动、本体感觉以及交感神经功能。椎管内阻滞的患者离院时运动功能必须已经完全恢复。

表 12-4　改良麻醉后离院评分系统

生命体征（血压和心率）	疼痛
2= 术前数值变化 20% 范围内	2= 轻微
1= 术前数值变化 21% ~ 40%	1= 中等
0= 变化超出术前数值的 41% 以上	0= 严重
运动功能	
2= 步态稳定 / 没有头晕	2= 轻微
1= 需要帮助	1= 中等
0= 不能行走 / 头晕	0= 严重
恶心呕吐	
2= 轻微	
1= 中等	
0= 严重	

对门诊手术患者是否需要恢复进饮和排便后才能离院仍存在争议。如果患者不断呕吐且不能进饮当然不能出院。有研究发现，儿童在出院前饮水可使呕吐的发生率增加 50% 以上，而在医院内接受 8 h 静脉输液替代进饮的患儿出院回家后，无人因为脱水而重新人院。因此，充分补液的门诊患儿可安全回家，而无须证实此时能否耐受口服液体。能否自行排尿对出院也具有重要影响，不能排便和尿潴留可能由疼痛、阿片类镇痛药、腰麻或硬膜外麻醉、抗胆碱作用的药物以及尿道自主神经延迟阻滞引起。门诊麻醉应尽量使用短效局部麻醉药。

参考文献

[1] 艾登斌，帅训军，姜敏．简明麻醉学．第2版．北京：人民卫生出版社，2016.
[2] 孙增勤．实用麻醉手册．第6版．北京：人民军医出版社，2016.
[3] 张励才．麻醉解剖学．北京：人民卫生出版社，2016.
[4] 卿恩明，赵晓琴．胸心血管手术麻醉分册．北京：北京大学医学出版社，2011.
[5] 郭曲练．普外科及泌尿外科手术麻醉．北京：人民卫生出版社，2011.
[6] 李德爱．临床疼痛药物治疗学．北京：人民卫生出版社，2015.
[7] 韩济发，樊碧发．疼痛学．北京：北京大学医学出版社，2012.
[8] 古妙宁．妇产科手术麻醉．北京：人民卫生出版社，2014.
[9] 吴新民．产科麻醉．北京：人民卫生出版社，2012.
[10] 傅志俭．疼痛诊疗技术．北京：人民卫生出版社，2014.
[11] 杨爱民．眼科全身麻醉实施的浅议．民营科技，2016（7）：28.
[12] 张欢．临床麻醉病例精粹．第2版．北京：北京大学医学出版社，2014.
[13] 房晓．浅谈麻醉药物的管理和使用．中国现代药物应用，2016，10（8）：289-290.
[14] 邓小明，姚尚龙，于布为，等．现代麻醉学．北京：人民卫生出版社，2014.
[15] 何星颖，宁慧杰．精准医学在麻醉学领域中的应用探讨．继续医学教育，2016，30（11）：87-88.
[16] 崔苏扬．脊柱外科麻醉学．第2版．江苏凤凰科学技术出版社，2016.
[17] 刘菊英，熊良志．麻醉学临床见习指导．北京：科学出版社，2016.
[18] 马智聪，范俊伯．临床麻醉学实习指南．太原：山西经济出版社，2016.
[19] 邵建林，彭沛华，刘曼．麻醉学本科临床实践规范化培训手册．上海：上海世界图书出版公司，2016.
[20] 张鸿飞．麻醉学要点精编以问题为基础的综合解析．北京：北京大学医学出版社，2016.
[21] 吴新民．麻醉学高级教程精装珍藏本．中华医学电子音像出版社，2016.
[22] 魏萍．临床医技新编．昆明：云南科技出版社，2016.
[23] 喻田，王国林．麻醉药理学．北京：人民卫生出版社，2016.
[24] 刘海艳．临床麻醉技术与疼痛学．长春：吉林科学技术出版社，2016.
[25] 郑宏．整合临床麻醉学．北京：人民卫生出版社，2015.
[26] 黄亨，栾永．麻醉学简介．中国实用乡村医生杂志，2017，24（1）：3-5.